Gerhard Schmidt

Selektion in der Heilanstalt 1939-1945

Neuausgabe mit ergänzenden Texten

herausgegeben von Frank Schneider

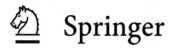

Springer

Prof. Dr. Dr. Frank Schneider
Klinik für Psychiatrie, Psychotherapie und Psychosomatik,
Universitätsklinikum Aachen
Pauwelsstraße 30
52074 Aachen
fschneider@ukaachen.de

Gedruckt mit Unterstützung der
Deutschen Gesellschaft für Psychiatrie,
Psychotherapie und Nervenheilkunde
(DGPPN), Berlin.

ISBN 13 978-3-642-25469-7   Springer Verlag Berlin Heidelberg New York

Der Text „Selektion in der Heilanstalt 1939-1945" ist erschienen in:
Gerhard Schmidt: »Selektion in der Heilanstalt 1939 – 1945«. Stuttgart: Evangelisches Verlagswerk GmbH, 1965.,
und als Taschenbuch mit dazugehörigem Nachwort in:
Gerhard Schmidt: »Selektion in der Heilanstalt 1939 – 1945«. Frankfurt am Main: Suhrkamp Taschenbuch, 1983.

Der Text »Das unerwünschte Buch« der 1. Sektion ist erschienen in:
Felix Böcker , W. Weig (Hrsg.): »Aktuelle Kernfragen in der Psychiatrie«. Heidelberg, Berlin, New York: Springer, 1988.

Der Text »Vom Rassenmythos zum Rassenwahn und Selektion« der 2. Sektion ist erschienen in:
»Der Nervenarzt« (1985), Band 56, Seite 337-347.

Der Nachruf »In memoriam Professor Dr. Gerhard Schmidt 1904-1991« der 3. Sektion ist erschienen in:
»Der Nervenarzt« (1992), Band 63, Seite 255-256.

Bibliografische Information der Deutschen Nationalbibliothek
Die Deutsche Nationalbibliothek verzeichnet diese Publikation in der Deutschen Nationalbibliografie; detaillierte
bibliografische Daten sind im Internet über http://dnb.d-nb.de abrufbar.

Springer Medizin
Springer-Verlag GmbH
ein Unternehmen von Springer Science+Business Media
springer.de

© Springer-Verlag Berlin Heidelberg 2012

Planung: Renate Scheddin, Heidelberg
Projektmanagement: Katrin Meissner, Heidelberg
Umschlaggestaltung: deblik Berlin
Satz: medionet Publishing Services Ltd

SPIN: 86007432

Gedruckt auf säurefreiem Papier   26/2126 – 5 4 3 2 1 0

Geleitwort

Gerhard Schmidt: Ein Vorbild in der Aufarbeitung der Geschichte der deutschen Psychiatrie

Die Psychiatrie in der Zeit des Nationalsozialismus zählt zu den dunkelsten Kapiteln der Geschichte unseres Fachgebietes. Psychiater und die Vertreter ihrer Verbände haben in dieser Zeit ihren ärztlichen Auftrag, die ihnen anvertrauten Menschen zu heilen und zu pflegen, vielfach missachtet und eigenständig umgedeutet.

Die Psychiatrie war verführbar und hat verführt, hat geheilt und vernichtet. Sie hat sich nicht mehr dem einzelnen Menschen verpflichtet gefühlt, sondern hat im Namen eines angeblichen Fortschritts, den man in der Befreiung einer ganzen Gesellschaft von Fürsorgelasten sah, in der Verbesserung der Erbanlagen eines Volkes und schließlich in der »Erlösung der Menschheit vom Elend«, massenhaft Menschen misshandelt und getötet – und unliebsame Kolleginnen und Kollegen aus ihren Ämtern gedrängt. Über 360.000 Menschen wurden auf Grundlage des »Gesetzes zur Verhütung erbkranken Nachwuchses« von Medizinern selektiert und zwangssterilisiert. Über 6.000 starben bei den Eingriffen.

Rückdatiert auf den Überfall Deutschlands auf Polen, den Kriegsbeginn am 1. September 1939, befahl Hitler die sogenannte »Euthanasie«-Aktion. Ihr und den nach ihrer offiziellen Beendigung sich anschließenden weiteren Phasen der Krankentötungen sollten bis zum Kriegsende – und noch einige Wochen darüber hinaus – mindestens 250.000 bis 300.000 psychisch, geistig und körperlich kranke Menschen zum Opfer fallen.

Am 26. November 2010 gedachte die Deutsche Gesellschaft für Psychiatrie, Psychotherapie und Nervenheilkunde (DGPPN) in einer Gedenkveranstaltung zur Psychiatrie im Nationalsozialismus der Opfer nicht zu rechtfertigender Forschung, der Menschen, die zwangssterilisiert wurden, der ermordeten psychisch kranken Menschen und derjenigen Psychiater, die zur Emigration gezwungen worden sind (Schneider, 2011). Die wissenschaftliche Fachgesellschaft bat in der Veranstaltung alle Opfer und Angehörigen um Entschuldigung für das Unrecht und Leid, welches ihnen von deutschen psychiatrischen Verbänden und von Psychiatern zugefügt wurde.

Zuvor hatte die DGPPN in ihrer Mitgliederversammlung am 26.11.2009 bereits § 1 ihrer Satzung geändert. Darin heißt es nun: »Die DGPPN ist sich ihrer besonderen Verantwortung um die Würde und Rechte der psychisch Kranken bewusst, die ihr aus der Beteiligung ihrer Vorläuferorganisationen an den Verbrechen des Nationalsozialismus, an massenhaften Krankenmorden und Zwangssterilisierungen erwachsen«.

In der Vergangenheit wurde in unserer Gesellschaft nur in geringem Ausmaß und nicht systematisch die Rolle der psychiatrischen Fachgesellschaften und der Psychiater in der Zeit der nationalsozialistischen Gewaltherrschaft diskutiert und problematisiert. Dieses Wissen um unsere Vorläuferorganisationen ist zu gering, verschleiert und nimmt zu Opfern und Tätern kaum Stellung.

Schon unmittelbar nach dem Krieg geschah, was auch in vielen anderen Bereichen in Deutschland geschah. Es wurde verdrängt. Die psychiatrischen Fachgesellschaften, wie die Psychiater, haben sich nicht zu dem bekannt, was geschehen ist. Dafür empfinden wir heute Scham und sind fassungslos. Eine der ganz wenigen Ausnahmen war Prof. Dr. Gerhard Schmidt (1904 – 1991). Der ehemalige Direktor der Nervenklinik Lübeck hielt schon am 20. November 1945 einen Rundfunkvortrag über die Verbrechen an psychisch Kranken und geistig Behinderten – aber sein Buchmanuskript darüber fand trotz vieler Versuche 20 Jahre lang keinen Verleger. Ich hatte es vor vielen Jahren gelesen, ein Buch, das mich außerordentlich stark geprägt hat. Psychiater des Nachkriegsdeutschlands aber fürchteten wohl, dem Wiederaufbau und dem – noch immer – guten Ruf der deutschen Psychiatrie insgesamt mit der Veröffentlichung der Einzelheiten der Verbrechen einen schlechten Dienst zu erweisen. Eine falsche, eine fatale Sichtweise.

Gerhard Schmidt, der im Juni 1945 zum kommissarischen Direktor der Heil- und Pflegeanstalt Egelfing/Haar bei München bestellt wurde, beschrieb in dem Buch »Selektion in der Heilanstalt 1939 – 1945« etwas, was er dort vorgefunden hatte: Das Töten von Patienten der Klinik, von Kindern und Erwachsenen, durch Medikamente und durch Verhungern.

Karl Jaspers schreibt in einem Geleitwort 1965, dass das Buch einen zuverlässigen Tatsachenbericht gibt, Begriffe klärt und reinigt und gegen die rational verführenden Erwägungen zur Rechtfertigung dieses Tötens den Sinn der Humanität aufrecht erhält. »Ist es selber ein Beispiel der ärztlichen Denkungsart in ihrer reinen Form des uneingeschränkten Wissenwollens, des Willens, den Menschen als einzelnem bedingungslos zu helfen, der unbeirrbaren Verantwortung.«

Zunächst fast 20 Jahre lang war das Buch unerwünscht. Die wissenschaftliche Gemeinschaft hat versagt, sich zu der eigenen Verantwortung zu bekennen. Erst 1965 konnte das Buch erscheinen. Gerhard Schmidt hat diesen Weg in seinem Text »Das unerwünschte Buch« beschrieben.

Die erstmals vergebene Wilhelm-Griesinger-Medaille der Deutschen Gesellschaft für Psychiatrie und Nervenheilkunde wurde 1986 an Gerhard Schmidt verliehen. Eine fast vergessene, viel zu späte und seltene Sternstunde der Gesellschaft.

Im Zuge der Auseinandersetzung mit der eigenen Vergangenheit hat die DGPPN die Neuauflage des Buches »Selektion in der Heilanstalt 1939 – 1945« initiiert und unterstützt. Das Buch von Gerhard Schmidt ist eines der Wichtigsten der deutschen Psychiatrie überhaupt: Es zeigt, welche Macht Psychiatrie ausüben kann. Psychiaterinnen und Psychiater sollen keine Werturteile über Menschen fällen, wir lehren, forschen, behandeln, begleiten und heilen. Die unantastbare Menschenwürde ist immer die Würde des einzelnen Menschen und kein Gesetz und kein Forschungsziel dürfen uns dazu anleiten, diese zu missachten. Wir haben gelernt, gerade auch aus dem Versagen heraus.

In dem nun vorliegenden Band haben wir neben dem Haupttext, »Selektion in der Heilanstalt 1939 – 1945« mit dem Vorwort von Karl Jaspers von 1965, dem Nachwort von Gerhard Schmidt zur zweiten Auflage 1983 auch weitere Texte zusammengestellt. Dies betrifft den Festvortrag von Gerhard Schmidt anlässlich der Verleihung der Wilhelm-Griesinger-Medaille 1986, in dem er zur Geschichte der Veröffentlichung des Buches, die Teil der damals misslungenen Aufarbeitung der eigenen Geschichte ist, berichtet. Auch ist aufgenommen ein Beitrag von Gerhard Schmidt »Vom Rassenmythos zu Rassenwahn und Selektion«, in welchem er die Geschehnisse, denen er in Egelfing begegnet ist, in einen größeren Kontext stellt. Ein Nachruf zu Gerhard Schmidt, verfasst von H. Dilling (Lübeck), schließt das Buch ab.

Aachen, im Oktober 2011
Frank Schneider

Literatur

Frank Schneider (2011) Psychiatrie im Nationalsozialmus. Erinnerung und Verantwortung. // Psychiatry under National Socialism. Remembrance and Responsibility. Springer, Berlin, Heidelberg

Inhaltsverzeichnis

Selektion in der Heilanstalt

1939-1945

Geleitwort

Geleitwort[1]

Gern rühme ich dieses Buch über den nationalsozialistischen Geisteskranken- und Kindermord. Es gibt einen zuverlässigen Tatsachenbericht, klärt und reinigt die Begriffe, hält gegen die rational verführenden Erwägungen zur Rechtfertigung dieses Tötens den Sinn der Humanität aufrecht. Es ist selber ein Beispiel der ärztlichen Denkungsart in ihrer reinen Form des uneingeschränkten Wissenwollens, des Willens, dem Menschen als einzelnen bedingungslos zu helfen, der unbeirrbaren Verantwortung.

Man weiß vom Geisteskrankenmord. Wie er konkret vor sich ging, darüber ist nicht sehr viel bekannt. Hier wird aus unmittelbaren Quellen anschaulich berichtet, wie die Opfer sich verhielten, wie die ausführenden Menschen, das Pflegepersonal und die Ärzte – in bereitwilliger Durchführung, in widerstrebendem Gehorsam oder im Widerstand. Das alles wird konkret deutlich. Man sieht, was Menschen zu tun möglich ist, welche Motivationen sich sonst verbergen, die nur zur Auswirkung kommen, wenn eine Staatsmacht befiehlt. Man erlebt schaudernd, was Menschen erdulden müssen, wie sie in solchen Situationen reagieren. Viele, die zur Ermordung transportiert werden, wissen nichts, viele ahnen das Unheimliche, einige wissen. Bei der Durchführung wird die Aktion auf verschiedene Organe verteilt, so daß die meisten, die nur eine besondere ihnen übertragene Funktion erfüllen, für das Ganze sich nicht verantwortlich fühlen. Die Gewissen regen sich wohl, doch beruhigen sie sich. Elementare Menschenliebe bricht in seltenen Fällen durch und erreicht zuweilen die Rettung von zur Tötung bestimmten Opfern.

Gerhard Schmidt hat das Verdienst, Tatsachen und Berichte gesammelt zu haben in der Übergangszeit von 1945, als er für Bayrische Irrenanstalten zum Ordnen im Chaos bestellt war. Die Aufgabe in dieser Situation enthielt eine Überforderung. Aber wenn es unmöglich war, sie sofort zu erfüllen, so blieb etwas anderes: eine unersetzliche Dokumentation. Was er damals in Erfahrung gebracht hat, wäre heute nicht nachzuholen. Er legt es in diesem Buche vor, das dadurch ein einzigartiges historisches Dokument wird. Neu ist vor allem der exakte Bericht über den raffiniert erdachten und durchgeführten Kindermord. Das Schreckliche soll der Erinnerung zugänglich bleiben. Die Geschichte soll nicht vergessen.

Zum anderen bringt der Autor eine Klärung der Begriffe, die zur Rechtfertigung dieser Morde benutzt wurden (Gnadentod, Euthanasie usw.). Sie gehen zurück auf den Psychiater Hoche und den Juristen Binding, beide getragen von dem professoralen und nationalen Hochmut jener Zeiten. 1920 erhoben sie in einer Broschüre die Forderung, »lebensunwertes Leben« zu vernichten. Was sie dachten, wurde zwanzig Jahre später verwirklicht, zwar auf ganz andere Weise als sie es gemeint hatten, aber begründet in den Prinzipien, die jene damals hochangesehenen, intelligenten und seelendummen Professoren ahnungslos aufgestellt haben, die den Fluch der Nachwelt auf ihren Namen zogen.

Gerhard Schmidt stellt in den Mittelpunkt die Grundfrage: Kann ein Mensch durch eine von ihm errichtete Instanz entscheiden, ob gewisse Arten von Menschen (Kranke, Rassen) wegen ihrer Eigenschaften, wegen ihrer Untauglichkeit zu möglichen Zwecken, wegen ihrer Belastung für den Staat und die Wirtschaft, wegen ihrer Minderwertigkeit nicht leben sollten? Hier gibt es nur ein Entweder-Oder. Die Grundentscheidung, in der das Bewußtsein des Menschseins sich ausspricht, ist zwar erst im Abendlande auf dem Grunde des biblischen Menschenbildes zu voller Klarheit gelangt. Hier aber ist der Mensch sich seines Menschseins

---

[1] Bereits erschienen in:
Gerhard Schmidt: »Selektion in der Heilanstalt 1939 – 1945«. Stuttgart: Evangelisches Verlagswerk GmbH, 1965.,
und als Taschenbuch in:
Gerhard Schmidt: »Selektion in der Heilanstalt 1939 – 1945«. Frankfurt am Main: Suhrkamp Taschenbuch, 1983.

selber ganz bewußt geworden. Er anerkennt in jedem einzelnen Menschen die Menschheit, der Mensch ist das Wesen, das nie gleichgültig, nie nur Mittel ist, sondern immer Selbstzweck bleibt. Wohl verfügt der Mensch über die Materie, über Pflanzen und Tiere, aber nicht über den Menschen. Er hat das Bewußtsein seiner Einzigartigkeit in der Welt, für sich selbst und für jeden andern Menschen. Aber in seiner Einzigartigkeit weiß er zugleich sich klein: er hat sich nicht selbst geschaffen, er begreift nicht seine Herkunft. Sein Anspruch, über das Leben von Menschen zu verfügen, ist auch Verrat seines eigenen Menschseins.

Dies alles wird dem Leser in der ärztlichen Denkungsart dieses Buches vorgetragen. Der echte Arzt kennt keine Illusionen. Ihm zeigen sich die menschlichen Realitäten unverhüllt. Er ist geschult in kritischer Erforschung der Tatsachen und in der bestimmten, methodisch bewußten Erfahrung der Grenzen des Wissens. Er kennt das äußerste Unheil. Ihn hält aufrecht allein der Wille zu helfen, wo er kann, und zwar dem einzelnen Menschen, der ihm anvertraut wird. Kann nun nicht aus seiner Humanität selber angesichts unerträglichen und unheilbaren Leidens die Frage entstehen: soll er dem Verlangen des unsäglich Leidenden nachgeben, ihn zu töten? Soll er der ihrer selbst nicht mehr bewußten Kreatur im Sterben zu Hilfe kommen? Eindeutig ist das Gebot »Du sollst nicht töten«. Eindeutig ist das Strafgesetzbuch. Darf der seiner humanen Verantwortung bewußte Arzt es damit erledigt sein lassen: Soll er den Kranken seinen unerträglichsten Leiden einfach überlassen, bis er stirbt? Könnte in der Euthanasie, diesem in der Sprache der Nazimörder verkehrten Wort, doch eine Wahrheit stecken? Der Autor dieses Buches berührt nur die Frage. Wie handelt der Arzt, wenn sein Patient in unerträglichen Schmerzen auf den Tod zugeht? »Wir haben heute die Mittel, ihm die Schmerzen zu nehmen«, sagt er. Da aber stößt er auf die Grenze: Wie, wenn die Spritze, die die Schmerzen nimmt, schließlich eine so hohe Dosis braucht, daß sie zur tödlichen Spritze wird? Der Arzt kann es nicht mehr mit Sicherheit abschätzen. Unser Verfasser geht nicht näher darauf ein. Das Problem ist nicht lösbar in eindeutigen rationalen Grundsätzen.

Ich veranschauliche es an einem Beispiel, das ich in meiner Jugend erfuhr, etwa 1919 in der Heidelberger Psychiatrischen Klinik. Alle Beteiligten sind verstorben. Ich glaube, die Sache erzählen zu dürfen. Als Praktikant, noch nicht Doktor, war ich zum Lernen auf der männlichen Abteilung tätig. Die Verhältnisse waren noch sehr primitiv. Im Untersuchungszimmer hing ein kleiner Apothekerschrank an der Wand. Der Arzt hatte den Schlüssel. Dort befanden sich auch die Gifte, die damals zur Beruhigung unruhiger Kranker neben den Dauerbädern in ungefährlichen Dosen angewandt wurden, wie Scopolamin. Über die Dosis, die der Arzt gab, hatte kein Apotheker, kein Wärter, kein Kollege eine Kontrolle. Auf der Unruhigen-Abteilung kroch ein Paralytiker im Endzustand stöhnend, winselnd, schreiend am Boden auf allen vieren. Er sprach nur unverständlich. Ich höre noch, wie er in Abständen das Wort Misabug wiederholte. Die zum Skelett abgemagerte Kreatur war nichts als Erleiden von Schmerzen. Eines Tages bemerkte ich, wie der Oberarzt beim Füllen der regelmäßig verabreichten Spritze eine zu hohe Dosis zu nehmen schien. Der Kranke hatte alsbald ausgelitten. Kein Wärter mußte den letzten Grund des Todes bemerken. Viele Jahre später sprach ich mit dem mir zum vielfach hilfreichen Freunde gewordenen damaligen Oberarzt über die Sache. Er stutzte und sagte nach einer Weile: Über dergleichen sollte man eigentlich nicht sprechen. Es ist nach dem Strafgesetzbuch Mord. Man kann keinen Grundsatz aufstellen, nach dem ein solcher Mord erlaubt sei, wegen der menschenfreundlichen Hilfe des Arztes zur Beendigung eines unerträglichen Lebens scheint es erlaubt. Aber es darf nicht erlaubt sein. Wer es tut, nimmt das Risiko, wegen Mords vor Gericht zu stehen, auf sich. Eine Rechtfertigung würde das Tor zu den schrecklichsten Möglichkeiten öffnen. Schon wenn man sagen dürfte, solche Hilfe durch Töten käme in Kliniken vor, wäre das Vertrauen zu den Kliniken mit Recht erschüttert. Schon was wir hier miteinander reden, ist, weil es sich um einen wirklichen Fall handelt, ungehörig. Ich würde mich nicht rechtfertigen durch einen Satz, nach dem man das allgemein so machen dürfe. Vor meinem Gewissen bin ich ruhig. Es gibt unlösbare Probleme.

Dieses Buch von Gerhard Schmidt geht den Arzt an. Pervertierte Mediziner waren die Täter wie früher die Erfinder der Grundsätze zu solchen Taten. Sie werden hier in ihrer Haltlosigkeit sichtbar. Sie sind mangels ärztlicher Wesensbildung der Plausibilität rationaler Gedankengänge erlegen. Der Arzt wird sich über sich selbst klar, wenn er diese Dinge konkret durchdenkt.

Aber dieses Buch geht nicht nur Ärzte an, sondern jeden denkenden Menschen. Denn es zeigt Wirklichkeiten, von denen man gemeinhin nie erfahren hat, oder die man gern vergißt. Es führt in das Äußerste, in das Menschen geraten können.

Das Buch ist gleichsam konkrete Philosophie. Es übt den Leser, selber innerlich die Urteile zu vollziehen und die Denkungsart zu gewinnen, die solche Dinge unmöglich machen. Erst wenn die Menschen in Gemeinschaft selbstverständlich an dieser Denkungsart teilhaben, würden diese Dinge tatsächlich unmöglich.

Basel, Juni 1965
Karl Jaspers

Selektion in der Heilanstalt 1939-1945

Selektion in der Heilanstalt 1939-1945[2]

Von Toden, durch Gewalt und List bewirkt (Hamlet)

Das Motiv des Gnadentoddekrets
- **Euthanasie, Selektion und Gnadentod**

Anfang des Krieges, rückdatiert auf den Tag des Kriegsbeginns, den 1. September 1939, hat Adolf Hitler den Reichsleiter Bouhler und Dr. med. Karl Brandt »unter Verantwortung beauftragt, die Befugnisse namentlich zu bestimmender Ärzte so zu erweitern, daß nach menschlichem Ermessen unheilbar Kranken bei kritischster Beurteilung ihres Krankheitszustandes der Gnadentod gewährt werden kann«. Dieses Führerdekret, damals unveröffentlicht, war die lichtscheue Legitimation für die Vernichtung von Anstaltspfleglingen aller Art.

»Unheilbar Kranke« heißt es ohne Kommentar, keine Rede von subjektiver Qual oder von Sterbenden, welchen die Not der letzten Stunden erspart werden sollte. Damit gehört der Begriff Euthanasie, d. h. Sterbehilfe, ob man darunter nur Euphorisierung oder auch in Kauf genommene oder gar bewußte Beschleunigung des Endes versteht, nicht hierher. Tötung namentlich psychisch Unheilbarer Euthanasie zu nennen, würde eine unzulässige Ausweitung des Begriffs bedeuten, weil die im Wortsinn gelegene Todesvoraussetzung nicht erfüllt ist. Denn mit Geistesschwäche, die als solche weder verkürzte Lebenserwartung noch schweren Tod bedingt, ist kein Grund für Sterbehilfe gegeben. Gegenstandslos ist auch die Bezeichnung Euthanasieanstalt, sofern nicht die unwahrscheinliche Prämisse einer Ansammlung von Sterbenden, die sämtlich schwer geplagt der Hilfe bedürfen, einmal eintritt. Durchweg ist Euthanasie eine singuläre Maßnahme, von Fall zu Fall ans Sterbebett gebunden.

Da selbst fürs Dritte Reich die Ausrottung der Geisteskranken in toto undurchführbar war, mußte man sich auf Dezimierungen nach bestimmten Kriterien beschränken. Ein biologisches Schlagwort für solche Todesauslese ist das heute in Lager-Prozessen oft gebrauchte Wort Selektieren oder auch Ausmerzen analog gewisser Praktiken in der Tierzucht. Euthanasie und Selektion sind also Grundverschiedenes sowohl im Vorsatz (hier ärztliche Hilfe, da Tötung) wie im Gegenstand (hier Sterbende, da Pflegefälle) als auch im Zahlenverhältnis (hier der einzelne, da die Gruppe).

Toleriert man trotzdem, wie es sich einzubürgern droht, unter Euthanasie sanfte Vernichtung psychisch Kranker, so dringt menschlich ein Unterton von Billigung durch, und es kann dahin kommen, daß die Methode den Tatbestand der Tötung entschärft. Wer – wie im Dritten Reich ein Vater eines schwachsinnigen Kindes (s. S. 89) – von »Euthanasie anwenden« spricht, hat nicht zufällig eine so stark euphemistische Version gefunden, daß die gewünschte Tötung, somit ein Handwerk des Arztes, geradezu fachmännisch nach medizinischen oder chirurgischen Indikationen klingt. Und vom Motiv her wird der Bigotterie unter Umständen Vorschub geleistet, weil die Wohltat, die mit dem Terminus Euthanasie zum Ausdruck kommt, leicht auch de facto unterstellt wird, oft ohne zu prüfen, ob Eigennutz und Selbstsucht sich altruistisch gebärden.

Ostentativ human erstreckt sich Hitlers Begriff »Gnadentod« – dem Sinn des Dekrets zufolge – sowohl auf qualvoll Sterbende wie – darin umfassender als Euthanasie – auf unheilbare Elendsfälle. Man assoziiert mit diesem Wort vielleicht als erstes den Gnadenstoß bei einem

---

2   Bereits erschienen in:
    Gerhard Schmidt: »Selektion in der Heilanstalt 1939 – 1945«. Stuttgart: Evangelisches Verlagswerk GmbH, 1965.,
    und als Taschenbuch in:
    Gerhard Schmidt: »Selektion in der Heilanstalt 1939 – 1945«. Frankfurt am Main: Suhrkamp Taschenbuch, 1983.

Tier, welches nicht leben und nicht sterben kann, dann, auf Menschen übertragen, die Kugel für gräßlich Verwundete in ausweglosen Situationen, schließlich Erlösung für defektuöse »Ungeschöpfe« (ein Wort Annette von Droste-Hülshofs) oder unsagbar Sieche, welche ohne Aussicht auf Besserung Höllenqualen leiden.

- **Verlangen nach Gnadentod**

Doch wo findet man die Verdammten? Die Blöden, Verblödeten, obendrein am Leibe Gezeichneten, sind bis auf grob körperliche Schmerzempfindungen, deren Betäubung eine Arzneimittelfrage ist, unfähig zu seelischem Schmerz und sich selbst keineswegs zur Last – ein oft nicht durchdachter Befund. Und nur ein psychiatrisch völlig Unerfahrener kann davon ausgehen, daß die Masse der geistesschwachen oder geisteskranken Pfleglinge unter ihrem Zustand leidet. Im Gegenteil, mit sich selbst beschäftigt, im Wahn befangen die einen, euphorisch-kritikschwach viele andere, sind sie weit entfernt davon, Befreiung von ihrem Los mit dem Leben bezahlen zu wollen.

Fleht wirklich einmal ein Depressiver um den Tod, so fragt es sich, ob dieser Wille, als Funktion der Depression ohnehin reversibel, auch nur im Augenblick ernst genommen werden darf. Eine melancholische, durch Vorstellungen von Straf- und Hinrichtungsszenen gequälte Frau, eine 50jährige, wohlhabende Bauersfrau, bat im Herbst 1963 tagelang inständig, »Herr Doktor, geben Sie mir die Todesspritze«. Als schließlich, um die Ernsthaftigkeit des Begehrens zu prüfen, unter scheinbarer Erfüllung ihres Wunsches tatsächlich eine Spritze angelegt wurde, erwachte der natürliche Lebenswille:»Lassen Sie mich noch ein bißchen leben.« So ambivalent war ihr Verlangen nach Erlösung durch den Tod aus fremder Hand. Heute versorgt sie in alter Tatkraft ihren Hof.

Weil von der Gruppe der Idioten weder ein Schrecken ohne Ende noch ein Ende mit Schrecken empfunden werden kann, weil vom Heer der Geistesschwachen die Fragwürdigkeit der Existenz nicht empfunden zu werden pflegt, und weil der Erlösungswunsch verzweifelter Patienten mit Abklingen ihrer Depressionsphase verstummt, bietet der subjektive Zustand psychisch Kranker bzw. Anstaltsbetreuter in Wahrheit keine Basis für den Gnadentod. Bei körperlich Todkranken dagegen hat das persönliche Moment so erhebliche Bedeutung, daß es einen Bestandteil des juristischen Begriffs »Tötung auf Verlangen« bildet (s. S. 106 u.).

Da also in psychiatrischen Stationen die Bitte um den Tod höchst selten, noch dazu auf schwankendem Affektgrund geäußert wird, muß die Formulierung »Gnadentod gewähren« entweder ohne Sachkenntnis, alleswisserisch, gönnerhaft oder in diplomatischem Euphemismus gewählt worden sein. Daß Hitler sich als Interpret unmündiger, ihrer selbst nicht bewußter menschlicher Wesen gefühlt und wirklich Gnadenbedürftigkeit angenommen hätte, vielleicht angeregt durch die Bitte eines Vaters, sein mißbildetes Kind zu töten (Aussage Dr. Brandts, s. Mitscherlich-Mielke), ist aus dem Text des Dekrets nicht herauszulesen. Offenbar ging es um Hilfe für den Einzelnen nur, soweit diese Hilfe dem Rassenwahn entsprach.

- **Ausmerzmotive überhaupt:**
- ■■ **affektiv**

Sieht man von der Pseudobarmherzigkeit des Gnadentodspenders ab, so wird, um dem Gesetz- und Gebotswidrigen eine annehmbare, einzig von humanen Rücksichten geleitete Begründung zu geben, heute vielfach Mitleid als Motiv genannt. Doch findet, wie gesagt, das Sympathiegefühl unter den psychisch Stumpfen keine Geplagten, auf die es sich richten könnte. Insoweit besteht Übereinstimmung mit Alfred Hoche:»Mitleid ist den geistig Toten gegenüber im Leben und im Sterbefall die an letzter Stelle angebrachte Gefühlsregung. Wo kein Leiden ist, ist auch kein Mitleiden.« Eine eisklare Folgerung. Äußert Hoche doch einmal Bedauern, so nicht wegen der Kranken – das wäre ein Widerspruch gegen die eigene Diktion –, vielmehr der trostlosen Pflege wegen: »Eine peinliche Vorstellung, daß ganze Generationen von Pflegern neben diesen leeren Menschenhülsen dahinaltern.« In ähnlicher Weise geht November 1938 der Direktor aus Eglfing-Haar über »an sich bedauernswerte Kranke« mit der Bemerkung hinweg, daß sie »nur ein Scheindasein eines Menschen« führen. Wenn derselbe Propagandist fortfährt: »Die Lösung dieser Frage ist notwendig im Sinne wirklicher Nächstenliebe und entspricht unserer Anschauung, daß unsere erste und vornehmste ärztliche Betreuung nicht den Unrettbaren und Verlorenen zuzuwenden ist, sondern den Menschen, die für die Volksgemeinschaft überhaupt noch einen Wert haben«, so heißt das rundheraus, Mitleid darf nicht an die Falschen verschwendet werden. Nicht die Unheilbaren sollen betreut, sondern die Umgebung soll von den Unheilbaren erlöst werden – eine etwas überspitzte Antithese für den Richtungsverlust dieser selbstgefälligen, hochmütigen und aggressiven Nächstenliebe. In der Tat, bei der Praxis einer »Heilsarmee«, die Millionen wehrloser Gesunder vernichtet hat, ist Mitleid mit Anstaltspfleglingen, ob sie leidensfähig waren oder nicht, indiskutabel. Ob grundsätzlich geistig Empfindungslosen gegenüber nicht doch eine Art Mitleidsregung aufkommen kann, etwa ein Bedauern, daß solche Fehlbildungen vegetieren, ist eine andere Frage.

Nicht beachtet wird fast durchweg, daß mißlungene oder zerstörte menschliche Wesen den Betrachter erschrecken und dadurch instinktiv Abwehrreaktionen hervorrufen. Statt der viel beteuerten Sympathie entspräche ein solches Schock- oder Entsetzensmotiv der selten eingestandenen Antipathie.

▪▪ normativ

Unabhängig von affektiven Vernichtungsimpulsen, doch auch zusammen mit ihnen, könnte ein normatives Prinzip besagen, daß etwa mit Ausbleiben oder mit Verlust eines Daseinsbegriffs auch das Daseinsrecht entfällt. Während bei psychisch Kranken das existenzabsprechende Urteil sich an intellektuellen, geistigen oder ethischen Normen aufbaut, herrschen im Fall körperlich Kranker gesundheits- und kraftapostolische Richtsätze und kommen hier wie da soziale und ökonomische Kategorien hinzu, durchweg nach der Devise, gewogen und zu leicht befunden. Forderungen nach Legitimationen zum Leben kann nur ein transzendenzloser Geist erheben, welcher die Eignung des Menschen ausschließlich von rationalen Gründen abhängig macht.

▪▪ Tötungspathos der Kronzeugen

Was an leidenschaftlicher Motivation Hoche (s. o.) und Binding, die viel zitierten Kronzeugen für die »Freigabe der Vernichtung lebensunwerten Lebens«, verkündigten, ist im Grunde vaterländischer Nutzen, eine Auferstehungsvision aus dem besiegten und ausgehungerten Nachkriegsdeutschland von 1920. Sie priesen den Heroismus einer »staatlichen Sittlichkeit« gegen »Übertreibungen« der Humanität im »Streben nach unbedingter Erhaltung« wertloser »Ballastexistenzen«. Damit ist die sittliche Kompetenz des Individuums an die Staatsinteressen abgetreten. Gegen Hoches These, »daß die Beseitigung der geistig völlig Toten kein Verbrechen, keine unmoralische Haltung, keine gefühlsmäßige Roheit, sondern einen erlaubten nützlichen Akt darstellt«, kann wirtschaftlich nichts eingewendet werden. Weltanschaulich aber entpuppt sich die Maxime, daß erlaubt ist, was dem Staate nützt.

Bei Binding, damals Leipziger Strafrechtler, erhält der Hintergrund seines Vernichtungsvorschlags eine strafrechtliche Nuance. Sein Krankentypus entstammt eher der juristischen Abstraktion als der psychiatrischen Anschauung. Es erinnert seine Profilierung »nicht nur absolut wertloser, sondern negativ zu wertender Existenzen« an Urteilsbegründungen bei besserungsunfähigen Gewohnheitsverbrechern. In einem weit ausholenden Resümee findet Binding »weder vom rechtlichen noch vom sozialen, noch vom sittlichen, noch vom religiösen Standpunkt schlechterdings keinen Grund, die Tötung dieser Menschen, die das furchtbare Gegenteil echter Menschen bilden, und fast in jedem Entsetzen erwecken, der ihnen begegnet, nicht freizugeben«. Sogar sittliche und religiöse Bedenken werden hier negiert. Wertet man die Züge persönlichen Angewidertseins in diesem rabulistischen Vernichtungsplädoyer, so müßte ein Verteidiger dieser um ihrer nackten Existenz willen geschmähten Untermenschen – ein Gerichtsverfahren unterstellt – einen solchen Staatsanwalt wegen Befangenheit ablehnen.

In ihrem Staatspathos, im Spüren politischer Ansätze und potentieller Kräfte wurden beide Autoren zu Propheten:

» In Zeiten höherer Sittlichkeit – der unseren ist aller Heroismus verlorengegangen – würde man diese armen Menschen wohl amtlich von sich selber erlösen. « (Binding)

» Eine neue Zeit wird kommen, die vom Standpunkte einer höheren Sittlichkeit aus aufhören wird, die Forderungen eines überspannten Humanitätsbegriffes und einer Überschätzung des Wertes der Existenz schlechthin mit schweren Opfern dauernd in die Tat umzusetzen. « (Hoche)

Das alles sollte zwanzig Jahre später über das voraussehbare Maß in Erfüllung gehen. Die staatliche Sittlichkeit kam und zerbrach das Daseinsrecht der Gezeichneten und Zurückgebliebenen, der Hilflosen im Geist.

- **Vorgegebene Motive:**
- - **Reichsverteidigung**

Zur Zeit der Tötungsaktionen fehlten denn auch alle ethischen Verkleidungen im Vokabular der Organisatoren und Helfershelfer. Statt dessen regnete es Imperative, keinen Widerspruch duldende Kriegsnotwendigkeiten. Immer wieder liest man in offiziellen Mitteilungen der Anstalten an die Angehörigen: »... mußte aus Gründen der Reichsverteidigung ... verlegt werden.« Was soll das? Weder hatten Geisteskranke die öffentliche Sicherheit gestört, noch war das Anstaltsterrain vom Feinde bedroht. Zwischen Reichsverteidigung und Krankentötung fehlt jede Beziehung. Denn die Vergasungsmaschine lief zur Zeit der siegreichen Blitzkriege, als es an nichts mangelte, auf höchsten Touren, wurde kurz nach Beginn des Rußlandfeldzuges abgestoppt und später trotz des Luftbombardements auf deutsche Städte im Fall von Pfleglingen nicht wieder in Gang gebracht. Man weiß heute, daß die Massenliquidierungen infolge des Einspruchs vor allem kirchlicher Stellen und aus Furcht vor unkontrollierbaren Gerüchten im August 1941 aufhörten. Zeitlich fällt der Vergasungsstopp für psychisch Kranke mit dem Transportvorrang für die Ostfront zusammen. Vielleicht besteht auch eine ursächliche Beziehung derart, daß zum sittlichen Veto aus Kirche und öffentlicher Meinung militärische Belange hinzukamen. So könnte die Pfleglingsvergasung durch Wehrmachtinteressen eher beendigt als verursacht worden sein.

In den ersten beiden Kriegsjahren, als die Anstalten mehr und mehr sich leerten, wurde der frei werdende Raum nicht etwa durch die Wehrmacht, sondern fast ausnahmslos durch Dienststellen der Partei und ihrer Organisationen beschlagnahmt. Anstalt und Gut Gabersee wurden im Mai 1941 an die Deutsche Arbeitsfront verpachtet, die dort eine Adolf-Hitler-Schule errichten wollte, wegen Kompetenzstreitigkeiten mit dem Bezirksverbandspräsidenten Christian Weber aber den Komplex an das Luftgaukommando VII weiterverpachtete. In die Kretinenanstalt Ecksberg bei Mühldorf war schon vor dem Kriege an Stelle des als »Volksaufwiegler und Unruhestifter« verhafteten Geistlichen Rats ein Blutordensträger gesetzt worden.

Ecksberg erhielt Einquartierung durch Bessarabiendeutsche, ebenso Attl, eine Pflegeanstalt für männliche Geisteskranke bei Wasserburg am Inn. »Verhandlungen wie Abschluß von Mietsverträgen usw. wird ein Beauftragter der Gauleitung der NSDAP mit Ihnen führen«, schreibt das Staatsministerium des Innern an den Leiter von Attl (13. September 1940). Taufkirchen, »Pflegeanstalt für körperlich und geistig Unbeholfene«, wurde zum großen Teil »Kinderlandverschickungsheim«. Die Desorganisation war so groß, daß verschiedene Stellen ein und dasselbe Objekt beanspruchten. Das Amt für Volkswohlfahrt der NSDAP, das auf Anordnung des Reichskommissars für Festigung Deutschen Volkstums (Heinrich Himmler) im »Gau Schwaben« 7000 Volksdeutsche unterzubringen hatte, wollte Ursberg bei Augsburg, ein Haus der St. Josefskongregation, okkupieren. Daraus wurde nichts, weil Pfleglinge aus den für »wehrpolitische Ziele« geräumten Wagnerschen Anstalten zuvorgekommen waren. Der geistliche Direktor der Assoziationsanstalt Schönbrunn bei Dachau wiederum konnte den Zugriff der NSV Dachau nur dadurch verhindern, daß er unverzüglich der Stadt München Räume für ein Tuberkulose-Krankenhaus anbot. Ein Wettlauf brauner Instanzen um den Anstaltsraum, ein Durcheinander und Geschiebe, als ob es Verwundete nicht gäbe und auch keine zu erwarten waren.

Erst ab 23. Oktober 1941 wurde die Umwandlung von Heil- und Pflegeanstalten in Lazarette zentral beschlossen und gesteuert (Reichsgesetzblatt 1941, Teil 1, S. 653):

» Die sich steigernde Nachfrage nach Krankenbetten macht eine Inanspruchnahme geeigneter Heil- und Pflegeanstalten oder von Teilen solcher Anstalten als Krankenhäuser oder Lazarette erforderlich. Auch zur Gewinnung von Massenunterkünften ist vielfach Anstaltsraum beansprucht worden. Eine Entscheidung der hier auftauchenden Fragen von rein örtlichen Gesichtspunkten oder vom Gesichtspunkt der einzelnen Träger der Anstalten muß zu Mißständen führen, die nicht leicht behebbar sein werden. Um sie zu vermeiden, ist eine planmäßige Bewirtschaftung des gesamten vorhandenen Anstaltsraumes für das ganze Reichsgebiet erforderlich. Deshalb wird auf Grund gesetzlicher Ermächtigung mit Zustimmung des Beauftragten für den Vierjahresplan und des Oberkommandos der Wehrmacht folgendes verordnet: § 1. Der Reichsminister des Innern bestellt einen Reichsbeauftragten für die Heil- und Pflegeanstalten. § 2. Der Reichsbeauftragte hat planwirtschaftliche Aufgaben auf dem Gebiet der Heil- und Pflegeanstalten durchzuführen. Er untersteht dem Reichsminister des Innern und ist ermächtigt, im Einvernehmen mit dem Leiter der Reichsarbeitsgemeinschaft Heil- und Pflegeanstalten die notwendigen Maßnahmen zu treffen. «

Nachdem Tausende von Pfleglingen angeblich zu Reichsverteidigungszwecken geopfert worden waren, stellte es sich also heraus, daß die »planwirtschaftliche Erfassung« nicht planwirtschaftlich genutzt, daß der gelbe »Meldebogen Nr. 2« mit Registrierung von Grund und Boden, Wirtschafts- und Krankenräumen, Bettenzahl, Kranken- und Personalstand umsonst nach Berlin (Innenministerium) geschickt und daß über die leeren Anstaltsareale »von rein örtlichen Gesichtspunkten« und keineswegs »aus Gründen der Reichsverteidigung« verfügt worden war.

▪▪ Kriegswirtschaft

Gelegentlich hört man, die Kriegswirtschaft im allgemeinen habe Einsparungen durch Abstoßung von »Ballastexistenzen« notwendig gemacht. In einem Bericht an die Regierung von Oberbayern (1. November 1939) hielt der Direktor der größten bayerischen Heil- und Pflegeanstalt (Eglfing-Haar) sich

» für verpflichtet, eine wirkliche Sparmaßnahme aufzuzeigen, die geeignet ist, die Lage der Anstalten wirtschaftlich günstig zu beeinflussen. Zwei Gruppen schwer defekter, geistig gestörter Menschen sind dabei in Betracht zu ziehen: Die völlig verblödeten, gänzlich asozialen, absolut pflegebedürftigen, chronischen Zustandsbilder, die an Idiotie heranreichen und die wir in allen Krankheitsgruppen und Lebensaltern finden, und daneben die hochgradig verbrecherisch veranlagten, gesellschaftsfeindlichen Elemente, die jetzt meist als ›Sicherungsverwahrte‹, in zunehmendem Maße die Anstalten untragbar verantwortlich belasten und überfüllen. Diese Kranken sind es, die besonders hohe Unkosten an Pflegepersonal, ärztlicher Betreuung, Medikamenten, Wäsche usw. verursachen ... Sie belasten dadurch, daß ihnen jede eigene Verantwortung für den Kampf ums Dasein durch Anstaltsbetreuung abgenommen ist, auf lange Dauer räumlich und wirtschaftlich die Anstalt und schädigen durch den hohen Aufwand, den sie verursachen, die Förderung der Lebenstüchtigen. Die Kranken dieser Gruppen sind auch fast durchweg auf öffentliche Kosten in den Anstalten verwahrt. Das Problem, solches Krankenmaterial ... unter den primitivsten Bedingungen zu verwahren oder überhaupt auszumerzen, ist nunmehr ernstlich diskussionsreif geworden. **«**

»Material« waren diese beiden Krankengruppen, woran füglicherweise ein Rentabilitätsmaßstab angelegt wurde. Warum gerade ein halbes hundert Sicherungsverwahrte (s. S. 49 ff.) besonders hohe Unkosten verursachen sollen, bleibt unerfindlich. Offenbar waren sie dem Anstaltsleiter aus anderen, zumal politischen Gründen (s. S. 49 ff.) ein Dorn im Auge und geht die Rechnung sachlich nicht auf. Im Gegenteil, da namentlich Schwachsinnige ihres Zustands wegen keiner Pillen, keines Arztes, häufig auch keiner Pflege bedürfen – karitative Häuser haben für Hunderte von Pfleglingen meist nur einen Hausarzt oder eine Hausärztin –, war der Gewinn aus diesem blutigen Sparprogramm für das damals siegreiche und mächtige Großdeutschland nichtig. Als Vorbeugungsmaßnahme mögen Einsparungen an Essern manchem Beauftragten eingeleuchtet haben.

- **Das Rassenmotiv**
- ■ **Erbgesundheitskomplexe**

Letzten Endes steckt hinter dem Losungswort »Gnadentod« das ebenso selbstunsichere wie expansive Rassenmotiv. Schon die ersten eugenischen Maßnahmen, »Gesetz zur Verhütung erbkranken Nachwuchses« (14. Juli 1933) und »Gesetz zum Schutze der Erbgesundheit des Deutschen Volkes« (Ehestandsgesetz vom 18. Oktober 1935), basierten auf der Befürchtung, daß eines Tages der Anteil an Erbkranken den gesunden Kern des Volkskörpers zahlenmäßig erdrücken werde. In Rechenexempeln wurde allenthalben die Zuwachstendenz »biologisch Minderwertiger« an die Wand gemalt.

Diese graphische Darstellung, in Eglfings erbbiologischen Schulungskursen demonstriert, sollte die »Verschlechterung der Bevölkerung bei zu schwacher Fortpflanzung der wertvollen Familien« in fünf durch Intervalle von je dreißig Jahren getrennten Kolumnen beweisen. Vorausgesetzt, daß vollwertige Familien je zwei, minderwertige je vier Kinder pro Ehe zur Welt bringen, steigt bei einer – ohnehin bedenklichen – Ausgangslage von 50:50 der Anteil der Minderwertigen von Säule zu Säule 50%, 67%, 80%, 89% bis hinauf zum horrenden Ergebnis von 94% nach 120 Jahren (s. graphische Darstellung auf S.17).

Wer sich von so schemenhafter Zahlenprophetie beeindrucken ließ, mußte voller Sorge in die Zukunft des Volkes sehen, was bezweckt war. Verhinderung unerwünschter Nachkommen für die einen, Kinderbeihilfen für die anderen, das waren die Auswege der Angst vor dem

Verschlechterung der Bevölkerung bei zu schwacher Fortpflanzung der wertvollen Familien.

☐ Vollwertige (2 Kinder je Ehe)

▨ Minderwertige (4 Kinder je Ehe)

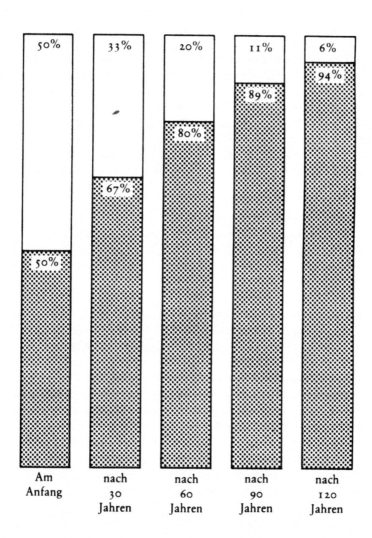

Am Anfang	nach 30 Jahren	nach 60 Jahren	nach 90 Jahren	nach 120 Jahren
50%	33%	20%	11%	6%
50%	67%	80%	89%	94%

Erbfeind im Blut. So besessen war das Bestreben, Nachwuchsverluste infolge Unfruchtbarmachung durch Zuchtwahl auszugleichen, daß es Erbgesunden untersagt war, Sterilisierte zu heiraten.

Auf das gesetzliche Gepläkel über Fortpflanzungs- und Eheunterbindung fiel der Vernichtungsschlag gegen Geistesschwache mit derselben irrationalen Konsequenz, mit welcher im äußeren Rassensektor auf das »Reichsbürgergesetz« und auf das »Gesetz zum Schutze des deutschen Blutes und der deutschen Ehre« (15. September 1935) die Vergasung der jüdischen Mitbürger folgen sollte. Wohl klafft tatbestandsmäßig ein Abgrund zwischen Sterilisation und Tötung, und wird eugenisch nach Unterbindung der Samenstränge, Eileiter die Beseitigung erbkranker Personen überflüssig und sinnlos. Psychologisch aber entwickelte der einmal anerzogene und immer wieder induzierte Erbgesundheitskomplex einen Drang zur Überkompensation – ein Sprung vom Ausschluß der Fortpflanzung zum Ausschluß des Lebens. Der Herrenmensch, propagandistisch gegen den Erbmahr aufgebracht, mußte, sobald er die Fratze des Ungeheuers leibhaftig zu schauen glaubte, sie als Schmach für seinen Rassenstolz empfinden. Die Eskalation auf Drängen der Basis war nicht entscheidend. Wie mir beim Erstdruck dieses Buches nicht bekannt war, hatte Hitler, von jeher von der Auslese im Sinn Darwins beeindruckt, 1929 in einer Rede beim Nürnberger Parteitag »700 000-800 000 der Schwächsten« scheinbar gedankenspielerisch in Form des Potentials zu »beseitigen« erwogen (Fest *Hitler*, 1973). Der Ausfall ergäbe »vielleicht sogar« eine Kräftesteigerung. Unter solchem Aspekt hatte die gesetzliche Unfruchtbarmachung von vornherein nur provisorischen, das Licht nicht scheuenden Charakter.

▪▪ Erbbiologische Anschauungskurse in Eglfing

Nicht genug mit Zukunftsprognosen (s. o.), auch Patienten wurden in Eglfinger Schulungskursen demonstriert. Auftakt war ein Pressebesuch am 23. Februar 1934, wozu »die Landesstelle Bayern des Reichsministeriums für Volksaufklärung und Propaganda« eingeladen hatte. Die Presseberichte

❯❯ zeigten, daß in weiten Kreisen der Bevölkerung nunmehr die Anstalten wieder Gegenstand besonderen Interesses geworden sind und daß die Besichtigung im großen und ganzen wohl den Zweck der rassenhygienischen Propaganda durchaus erreicht hat. ❮❮ (Jahresbericht 1934)

❯❯ Das öffentliche Interesse, das sich den Heil- und Pflegeanstalten in vermehrtem Maße seit der rassenhygienischen Gesetzgebung zuwendet, zeigte sich besonders darin, daß für zahlreiche Behörden und Organisationen Führungen mit einleitenden Vorträgen durch die Anstalt eingesetzt werden mußten. ❮❮ (Jahresbericht 1935)

❯❯ Für die größeren Besuchsgruppen wurden ihrem Berufe und ihren Vorkenntnissen angepaßte Vorträge mit Krankendemonstrationen angesetzt, die offenbar den Zweck eingehender Aufklärung besser erreichten als bloße Führungen durch die Anstalt. ❮❮ (Jahresbericht 1936 und 1937)

❯❯ Wie im Vorjahr war auch heuer die Anstalt das Ziel zahlreicher Besucher. Regelmäßig kommen nunmehr die Lehrgänge des Reichsbeamtenlagers Tölz und die zum Stellvertreter des Führers abkommandierten Gauamtsleiter und Kreisleiter. In der letzten Zeit ist außerdem der Anstaltsleiter für die Schulung von Wehrmachtsangehörigen vorgesehen worden und hat bisher zwei Kurse vor Bataillons- und Regimentskommandeuren in dem Spezialgebiet negativer Ausmerze abgehalten. Der Amtsleiter selbst übernimmt diese Führungen von

Parteiangehörigen und der Wehrmacht und hält bei jedem Besuche dieser Lehrgänge in der Anstalt einen grundlegenden Vortrag über die Rasse, ihre entscheidende Bedeutung und ihren Schutz. Dazu werden einzelne Erbkranke klinisch vorgestellt, um den Kursisten einen Begriff über das Wesen und den Verlauf von Erbkrankheiten zu geben. **«** (Jahresbericht 1938)

» Regelmäßige Besucher der Anstalt waren bis Kriegsbeginn die Lehrgänge des Reichsbeamtenlagers Tölz und die zum Stellvertreter des Führers abkommandierten Gauamtsleiter und Kreisleiter. Dreimal erfolgte der Besuch von Wehrmachtsoffizieren über das Reichslager der NSDAP ... Es handelt sich fast nur um höhere Offiziere und Generalstabsoffiziere des Heeres, der Marine, der Luftwaffe, die der Anstaltsleiter in einführenden Vorträgen über Rasse und Erbfragen schulte. Jedes Mal wurde entsprechendes Krankenmaterial demonstriert. **«** (Jahresbericht 1939)

Auch im Krieg wurde die Anstaltsschau, angestachelt durch die im Hintergrund sich abspielende Krankenausrottung, Jahr um Jahr fortgesetzt, zuletzt am 16. Februar 1945 vor einem Lehrgang der Fahnenjunkerinspektion, Luftkriegsschule Fürstenfeldbruck.

Wie das sture Durchhalten bis zum bitteren Ende, spricht Auswahl und Masse der Teilnehmer für die Bedeutung dieser Aufklärungskampagne. Das stärkste Besucherkontingent stellte die SS mit 5990 Mann in 26 Kursen. Die größte Kurszahl blieb den politischen Leitern vorbehalten: 37 Kurse für 1678 Mann. NS-Gemeinschaft »Kraft durch Freude« hielt mit 940 Personen in 20 Schulungen einen guten Durchschnitt, während der in positiver Fortpflanzung bereits tätige »Lebensborn« nur einer einzigen Führung für 50 Personen bedurfte. Ab 1936 tauchten Landwirtschaftsschüler auf. Das ist die Zeit der Entstehung des Vierjahresplanes, der sich anbahnenden Erzeugungsschlacht. Ein Jahr vor Kriegsbeginn stießen Wehrmachtsangehörige hinzu. Insgesamt beziffert sich die Teilnehmerzahl auf 21142 abkommandierte Hörer.

Art der Teilnehmer	Schulungskurse		
	Kurse	Zahl der Teilnehmer	
		im Durchschnitt	insgesamt
Presse	1	–	15
Politische Leiter der NSDAP	37	45	1678
SS	26	230	5990
SA	24	82	1990
HJ (Adolf-Hitler-Schule)	3	83	250
BDM (Führerschule, Gauschule)	3	34	102
Lebensborn	1	–	50
DAF (NS-Gemeinschaft KdF)	20	47	940
NS Reichslager für Beamte	21	258	5420
NSV (Zellenleiter, Schwestern)	7	71	500
Landwirtschaftsschulen	16	55	881
Strafanstaltsbeamte, Referendare	14	44	626

Art der Teilnehmer	Schulungskurse		
	Kurse	Zahl der Teilnehmer	
		im Durchschnitt	insgesamt
Führer des Arbeitsdienstes	2	25	50
Polizei	7	150	1050
Wehrmacht	13	123	ca. 1600
	195		21142

Mancher SS-Mann oder Lebensborner mag angesichts Mißbildeter und Verblödeter neben einem leise beklemmenden Druck Gelegenheit zur Selbstvergötterung gefunden haben. Doch besteht bei dem Aufgebot an Elitehörern kein Zweifel, daß die Anstalt nicht wie im 18. Jahrhundert als Panoptikum diente, daß die Illustration sich auch weniger auf längst bekannte eugenische Gesetze bezog, sondern daß mit der abschreckenden Wirkung monströser Fälle die Notwendigkeit des »Durchgreifens« sich abzeichnen sollte, mochte das Endziel anfangs (1934) auch kaum erkennbar gewesen sein.

Wohin die Entwicklung trieb, darüber war sich der Anstaltsdirektor schon am 5. August 1937, ein halbes Jahr vor seiner Amtsübernahme, klar, als er in einem Brief an den Eglfinger Verwaltungschef über die gemeinsame Arbeit vorausschauend schrieb:

» Ich weiß, daß diese Zusammenarbeit imstande sein wird, auch schwere Probleme der Irrenanstalten, die in der nächsten Zeit gelöst werden müssen, so zu meistern, daß wir vor dem Führer und vor unserem Gewissen bestehen können. «

Gewissen und Rassenpolitik waren gleichgeschaltet. Eine Voraussage zwei Jahre vor Kriegsbeginn, die sich keineswegs aus hellseherischer Intuition, sondern aus der Konsequenz eugenischer Lehr- und Glaubenssätze erklärt.

Nachdem schon in jenem Wirtschaftsbericht an die vorgesetzte Behörde (1. November 1939) die Notwendigkeit, Anstaltsinsassen »auszumerzen«, offiziell betont war, dürfte mündlich vor den Kursteilnehmern, zumal vor vertrauenswürdigen Kadern, nicht weniger Versteck gespielt worden sein. So unverhüllt zeigte sich schließlich die Tendenz der Vorträge, daß, wie Pfleger bezeugen, Anspielungen auf ein Euthanasiegesetz gemacht wurden. Wenn eifrige Hörer den Anstaltsleiter fragten, warum man solche Kranken überhaupt noch ernähre, dann war der Endzweck der Schulung erreicht.

Allerdings hatte der Radikalismus in Demonstration und Lehre auch unbeabsichtigte Wirkungen. Der Lehrer Lehner konnte den Anblick »nimmer vergessen«, »wie der Direktor, in der fleischigen Hand das wimmernde Gerippe, umgeben von den anderen verhungernden Kindern«, »mit Kennermiene« seine »einfache« und »natürliche« Methode, »allmähliche Verringerung der Rationen«, demonstrierte (eidesstattliche Erklärung im Nürnberger Ärzteprozeß, siehe Mitscherlich-Mielke). Nicht weniger betroffen schrieb mir eine Kursteilnehmerin, frühere Hilfsschullehrerin: »Er zeigte einige ausgemergelte Geschöpfchen und sprach von ihnen so voll Haß, als wären sie seine persönlichen Feinde.«

Ob der Zelotismus dieses Arztes, der Kranke zu Schaustücken mißbrauchte, allein aus der Überzeugung eines hyperthymen Parteigängers oder insgeheim auch aus Unsicherheit und

Rechtfertigungstendenzen resultierte, ist sachlich unerheblich. Alles in allem läßt die jahrelange Aufklärungssuite über Fragen der Erbgesundheit bis zu Anspielungen auf ein »Euthanasiegesetz« keinen Zweifel an der eugenischen Triebfeder zur Tötung der Geisteskranken.

■■ Das Vorbild des Reichspropagandaministeriums

Richtlinien für Aufklärungsvorträge mit Demonstrationen enthält das »Lichtbildvortragsmaterial der NSDAP«: »Deutschland treibt Rassenpolitik«, »Nur durch die Gaupropagandaleitungen an die parteiamtlich zugelassenen Redner abgegeben«. »Ein würdiger Vertreter vom Stamme Juda« (Bild 2) und »Ein blöde blickender Idiot« (Bild 4) bilden reichspropagandistisch die beiden Anschauungspole für Rassenhaß und Rassenangst. Auch hier die Kassandrarufe der Fortpflanzungsprognostiker: Daß man

» alles Minderwertige und Untüchtige entgegen dem göttlichen Gesetz der Auslese der besten Lebenskraft hochpäppelte, hat dazu geführt, daß sich in den letzten 70 Jahren die Zahl der Insassen der Idiotenanstalten um 450% vermehrt hat, während die erbgesunden Teile unseres Volkes nur um 50% zugenommen haben. Es ist eine leichte Rechenaufgabe, festzustellen, wann einmal bei diesen Fortpflanzungsziffern unser Volk zu einem überwiegenden Teil aus Nachkommen von Erbuntüchtigen bestehen muß ... in etwa 160 Jahren. **«**

»Eine leichte Rechenaufgabe«, gewiß. Doch sind die Ausgangsposten statistisch inkomparabel. Nach den Prämissen des Reichspropagandaministeriums wird die Artverderbnis in 160 Jahren, nach den Eglfinger Ansätzen (s. Schaubild) schon in 120 Jahren uns überwuchern. Um so erstaunlicher, daß trotz Hochpäppelung des Erbmahrs in schwächlichen Zeiten noch ein so stattliches Reservoir von Herrenmenschen zur Verfügung stand.

Bedauert werden wieder die Pfleger, diskriminiert die Pfleglinge:
- Bild 25. »Wieviel Arbeits- und Nervenkraft gesunder Menschen muß hier eingesetzt werden! Dieser Pfleger ist allein dazu da, diesen einen einzigen tobsüchtigen Irren zu betreuen.«
- Bild 26. »Eine junge Pflegeschwester aus einer Irrenanstalt. Ausgesucht gesunde und kräftige Menschen setzen Gesundheit und Leben aufs Spiel, um idiotische und häufig unter dem Tier stehende Geschöpfe zu betreuen und zu pflegen.«

Mit Spitze gegen die Weimarer »Judenrepublik« wird der Aufwand an Immobilien, Sachwerten und Unterhaltskosten bis in verschwenderische Zahlen angeprangert.
- Bild 27. »In schönster, gesündester Lage, wie ein Erholungsheim, liegt diese Anstalt für unheilbare Geisteskranke.«
- Bild 30. »Küche mit modernster hygienischer Einrichtung, mit reichlichen und besten Lebensmitteln – bereitgestellt für Geistesschwache und Vollidioten ...«
- Bild 24. »Wie endlos sich ein solches Leben hinschleppen kann, zeigt dieses Beispiel eines 90jährigen Mannes, der seit 60 Jahren völlig verblödet in einer Anstalt gepflegt werden muß. Seit 60 Jahren hat die Anstalt weit über 60 000,- Mark für ihn aufbringen müssen. Er hat 8 Kinder gehabt, bei denen sich dieses Beispiel also in entsprechender Vervielfältigung fortsetzen *kann*.«

Solchen Pfleglingen wird der menschliche Anspruch auf Betreuung und auf Anstaltsunterbringung abgesprochen. Zwischen den Zeilen und Bildern steht die Folgerung, daß Unter-Tier-Menschen keinerlei Existenzberechtigung haben. Gestellt durch Bild und Zahl, wird der

Reihe 8   Bild 2

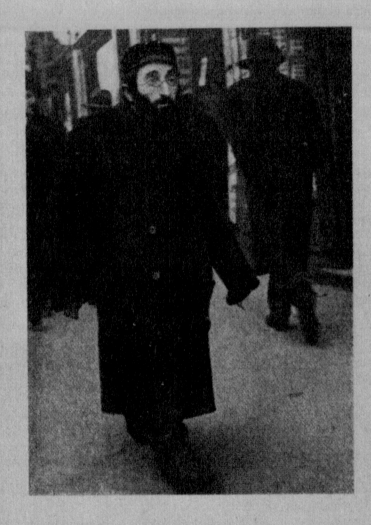

Wie verschieden in Haltung und Ausdruck ist dagegen dieser
würdige Vertreter vom Stamme Juda.

archaische Schauder vor Verrücktheit und Verblödung zum aufzeigbaren und damit austilg-
baren Rassenübel. Somit war die Endlösung der Geisteskrankenfrage durch Schüren dunkler
Aversionen unter Zuhilfenahme der Kostenfrage propagandistisch vorbereitet.

Reihe 8   Bild 4

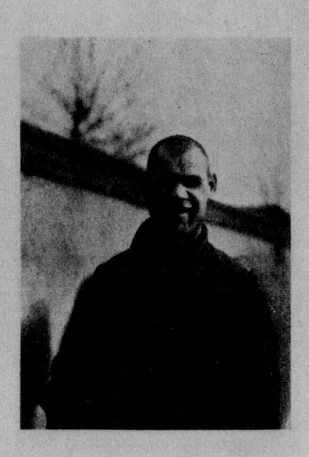

Wer wollte wohl diesen blöde blickenden Idioten mit einem durchschnittlich leistungsfähigen Menschen auf eine Stufe stellen? Und doch tun das die Vertreter der Gleichheitslehre. Wenn einer stark und kräftig ist, dann sagen sie, das sei ein Ergebnis des Sportes, der Landluft oder dauernder körperlicher Beschäftigung. Sie sagen, der Schmied habe deshalb so starke Muskeln, weil er immer den schweren Hammer heben müsse, und verschweigen, daß nur dann einer zum Schmied taugt, wenn er eine Anlage zu großen Körperkräften schon mitbringt.

Reihe 8   Bild 25

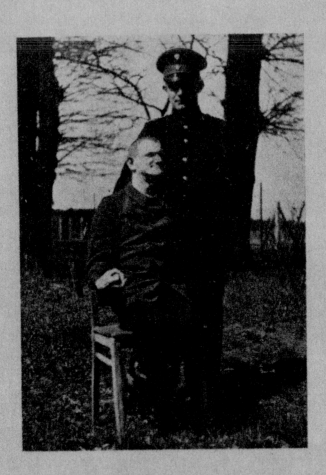

Wieviel Arbeits= und Nervenkraft gesunder Menschen muß hier
eingesetzt werden!
Dieser Pfleger ist allein dazu da, diesen einen einzigen tobsüch=
tigen Irren zu betreuen.

Reihe 8   Bild 26

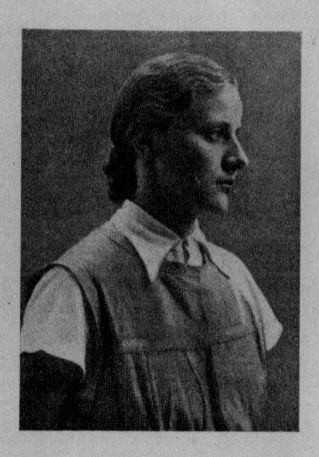

Eine junge Pflegeschwester aus einer Irrenanstalt. Ausgesucht
gesunde und kräftige Menschen setzen Gesundheit und Leben aufs
Spiel, um idiotische und häufig weit unter dem Tier stehende
Geschöpfe zu betreuen und zu pflegen.

Reihe 8   Bild 27

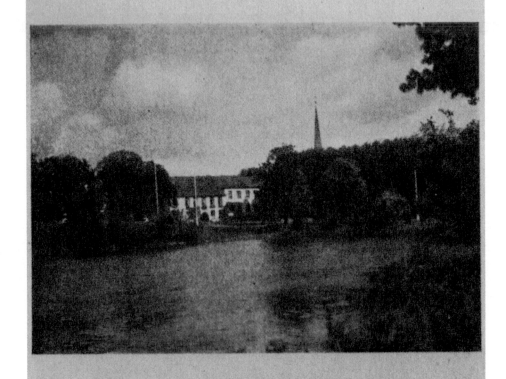

In schönster, gesündester Lage, wie ein Erholungsheim, liegt diese
Anstalt für unheilbare Geisteskranke.

Reihe 8 Bild 30

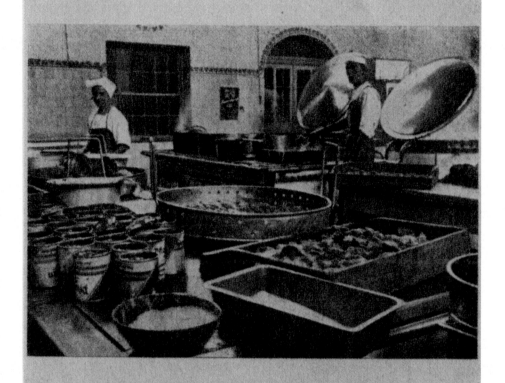

Küche mit modernster hygienischer Einrichtung, mit reichlichen und besten Lebensmitteln — bereitgestellt für Geistesschwache und Vollidioten ...

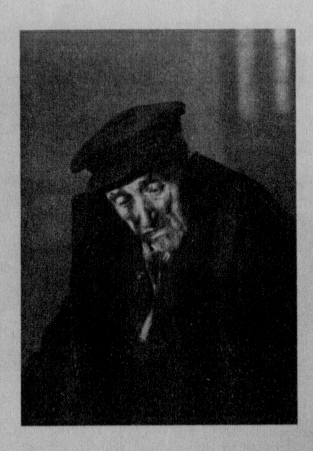

Wie endlos ein solches Leben sich hinschleppen kann, zeigt dieses Beispiel eines 90jährigen Mannes, der seit 60 Jahren völlig verblödet in einer Anstalt gepflegt werden muß.

Seit 60 Jahren hat die Allgemeinheit bereits weit über 60 000 Mark für ihn aufbringen müssen. Er hat 8 Kinder gehabt, bei denen sich dieses Beispiel also in entsprechender Vervielfältigung fortsetzen kann.

■■ Eugenisch-wissenschaftliche Parolen

Daß die Artbereinigung Ziel der Pfleglingsvernichtung war, geht nicht zuletzt aus Publikationen von Rasseneugenikern hervor. 1940 sah sich ein nationalsozialistischer Erbbiologe veranlaßt, seine Kollegen mit einem Ideenentwurf aufzurütteln. Die eine Seite dieses janusköpfigen »Erneuerungsprogramms« waren Lenkung und Förderung der Fortpflanzung Gesunder.

>> Für das eigentliche Zuchtwahlproblem – die Zucht hinauf haben diese Forscher bisher kaum noch Interessen bekundet ... Wer sich zur biologischen Auslese seines Volkes rechnet ..., für den ist nicht die Frage aktuell, ob er Nachkommenschaft heranzüchten soll oder nicht, sondern nur, mit wem. Wir suchen nachweislich gesunde Sippen ... Rücksichtslos und mit klarem Marschbefehl ... Sollte es doch von Anfang an die tragende Idee der Schutzstaffeln darstellen, selbst eine biologische Auslese zu sein ... Das allein war von jeher der Sinn der Heiratsgenehmigung, und hieraus allein erwuchs der Appell an die Soldaten ..., unvermeidlichen Tod durch neues Leben vielfältig zu überwinden. Ein ähnlicher Gedanke liegt der einzigartigen Einrichtung des ›Lebensbornes‹ zugrunde ... Hier ist Gelegenheit für die deutsche Wissenschaft erbbiologischer Art, ihre Existenzberechtigung und Unersetzbarkeit unter Beweis zu stellen ... Hier liegt ... die säkulare Aufgabe und Bedeutung der abendländischen biologischen Wissenschaften unserer Zeit .... << (»Der Biologe«, 1940)

Für die »negative Auslese«, »wie sie praktisch in sehr realen politischen Verhaltens- und Aktionsweisen des Staates zum Ausdruck kam«, galt zu einer Zeit, als die ersten Pfleglingstransporte in die Gaskammern rollten, der reservierte und fühllose Standpunkt: »Wir stehen heute dem Kranken nüchterner und natürlicher gegenüber.« Mit der These, daß »das Kranke schlechthin seine akademische Wertschätzung verlor«, wurde in Konsequenz zur Vernichtungspraxis auch die wissenschaftliche Lossagung von den »biologisch Minderwertigen« proklamiert.

Dazu applaudierte eine Münchener Rassenbiologin in einem der NS-Dozentenschaft und dem NS-Dozentenbund überlassenen offenen Brief vom 5. November 1940 und übersteigerte sich unter Hinweis auf nicht genannte, doch als bekannt vorausgesetzte »staatliche Maßnahmen« zu einem Hymnus auf die »Neue Deutsche Psychiatrie«:

>> ... erstaunlich, mit welcher Sicherheit schon an der Wende des Jahres 1939/40 ›der Autor‹ auf diese neuen Haltungsprinzipien der künftigen Psychiatrie hingewiesen hat, längst bevor durch die staatlichen Maßnahmen auch den zeitentferntesten und überraschtesten unserer Kollegen die Bedeutung und der Ernst der Stunde für unsern ganzen Wissenszweig vor Augen geführt wurde ... Hier nicht weiter aufzuführende jüngste Ereignisse staatlicher Anordnung haben bis in den letzten Winkel psychiatrisch-ärztlichen Lebens und psychiatrischer Forschung hinein jedem unserer Fachkollegen zum Bewußtsein gebracht, daß, in welchem Umfang und nach welcher Richtung hin sich diese in der Geschichte der Psychiatrie einmalige Umgestaltung unter Umwertung aller Werte, vollzieht. Es vollendet sich hier wie bisher in solchem Umfange wohl auf keinem anderen Wissenschaftsgebiet eine revolutionäre Wandlung aller Vorstellungen und ärztlichen Gepflogenheiten, die als unmittelbarster Ausdruck der Einwirkungskraft nationalsozialistischer Ideologie auf ein deutsches Wissenschaftsgebiet anzusprechen ist ... Rückblick und Ausblick führen hierbei ... zu folgender neuen Grundhaltung: Weg vom lebensunwerten Leben – hin zum behandelbaren und heilbaren Volksgenossen. Weg vom biologisch Minderwertigen – hin zur biologischen Hochwertigkeit ... <<

Ob diese nationalsozialistische Psychiatrie mit »Umwertung aller Werte« wirklich »jedem Fachkollegen zum Bewußtsein gebracht« worden war, darf schon wegen des Affekts gegen unzeitgemäße Forscher und Kollegen verneint werden. Das schmälert indes nicht den Einbruch animalischer Zuchtwahl- und Ausmerzmethoden in die psychiatrische Heilkunde.

■■ Hitlers »heiligste Verpflichtung«

So fraglos gewisse Biologen die Abschreibung und endlich Ausrottung psychisch »Minderwertiger« zu ihrer eigenen Sache gemacht hatten, so sicher hatte Hitlers »heiligste Verpflichtung, ... zu sorgen, daß das Blut rein erhalten bleibt« (»Mein Kampf«), das Fundament dazu gelegt. Schon in »Mein Kampf« keimt der Gedanke, »dem göttlichen Gesetz der Auslese« nachhelfen zu müssen, die »Schlechteren und Schwächeren« den »Besseren, Stärkeren« zu opfern, damit sich, »dem innersten Wollen der Natur« entsprechend, »jenes freie Spiel der Kräfte wieder herstellt, das zu einer dauernden Höherzüchtung führen muß«. Die Schwächeren waren demnach die Schlechteren. Und es findet sich als erster praktischer Lösungsversuch ein Appell an erblich Belastete, aus eigenem Antrieb auf Nachkommen zu verzichten. – »Wer körperlich und geistig nicht gesund und würdig ist, darf sein Leid nicht im Körper eines Kindes verewigen.« –

Entzündet hatte sich Hitlers Regenerationsidee am deutschen Zusammenbruch 1918, dem großen Fundus auch für Bindings und Hoches Buch. Sein völkischer Wiederauferstehungswahn hatte neben der inneren, gegen Artschwache gerichtete Komponente nach außen den Affekt gegen Artfremde. Reflex einer realen Katastrophe, nicht Eingebung einer Krankheit, war dieser Wahn der Rassenüberlegenheit durch Rassenreinheit nicht blind gegen Widerstände und verstand, wo immer es opportun erschien, zu lavieren und noch beim Startschuß gegen »unheilbar Kranke« einem gesetzgeberischen Akt auszuweichen.

Eng verschmolz der Anordnungswille mit dem Verlangen nach »Säuberung« innerpolitischer Art. Das illustriert ein Postkartenphoto des Redners Hitler mit vorgebeugtem Oberkörper, zugekniffenen Augen und krallenartig vorgestreckter rechter Hand, als ob er etwas an sich reißen wollte. Die Ansichtskarte (Poststempel vom 16. Juni 1934) hat die Unterschrift: »Wenn an der Front die Besten fielen, dann könnte man zu Hause wenigstens das Ungeziefer vertilgen, die verräterischen Burschen aus dem Versteck holen und an den höchsten Galgen hängen!« Zwar wurde den »Verräterischen« gerade auch 1934 mit einem nächtlichen Schlag der Prozeß gemacht. Bei »Entarteten«, d. h. Geisteskranken und -schwachen, denen man schlechterdings keine staatsfeindlichen Absichten unterschieben konnte, blieb nichts übrig, als auf die Gelegenheit, sie auszumerzen, auf den Krieg mit seinem Machtzuwachs und seiner Tarnungsmöglichkeit zu warten.

Den geistigen Anstoß, sich der Artschwachen zu entledigen, gab der provozierende Vergleich zwischen Tod an der Front und Sicherheit im Siechenheim. »Von dem grellen Mißklang zwischen Opferung des teuersten Gutes der Menschheit im größten Maßstabe auf der einen und der größten Pflege nicht nur absolut wertloser, sondern negativ zu wertender Existenzen auf der anderen Seite« war schon Binding »auf das tiefste erschüttert«. Uns alle erschüttert das Fazit eines – wie Binding sagt – »Schlachtfeldes, bedeckt mit Tausenden toter Jugend«. Doch kann seine Antithese vom Tod teuerster und vom Leben wertloser Existenzen ebensowohl auf die Gegensatzpaare von gesund und krank, stark und schwach, jung und alt ausgedehnt werden. Der Kontrast hat demnach nichts, was ausschließlich die Pfleglingssituation betreffen würde. Widersinnig, ja grotesk aber wäre es, die beiden Grundtöne jenes »Mißklangs« in eine innere Abhängigkeit, etwa in eine finale Beziehung, zu setzen, analog dem Beispiel des Eglfinger Anstaltsdirektors von 1939: »Für mich ist die Vorstellung untragbar, daß beste, blühende Jugend an der Front ihr Leben lassen muß, damit verblödete Asoziale und unverantwortliche

Antisoziale in den Anstalten ihr gesichertes Dasein haben.« Heute (1965) fragt H. Ehrhardt: »Ist es moralisch weniger verwerflich, wenn ein Armeekorps im feindlichen Feuer ›verheizt‹ wird, als wenn die gleiche Zahl von Geisteskranken für vermeintlich kriegsentscheidende Zwecke umgebracht werden?« Die moralische Brücke, die hier angeboten wird, ruht auf zwei inkommensurablen Zahlenpfeilern, einer unausweichlichen, doch fehlerhaften Kriegshandlung und einem zeitbegünstigten nationalsozialistischen Gelegenheitsverbrechen, das weder einer militärischen noch einer wirtschaftlichen Notwendigkeit entsprach, geschweige denn für kriegsentscheidend gehalten wurde. Überzeugend aufhebbar ist die Paradoxie von Massenverlusten an jungen, gesunden Menschen einerseits und dem Weitervegetieren aller Arten von Gebrechlichen andererseits allein durch Beendigung des Krieges.

1939 erhielt Hitlers Rassenwahn die längst vorausgesehene, gesprächsweise erwähnte, trotzdem nur improvisatorisch genutzte Gelegenheit. Um Tarnungsnebel wenigstens postum zerstreuen zu können, bedurfte es eines symbolischen Rechtfertigungsaktes. Darum bestimmte Hitler, daß sein Ende Oktober 1939 unterzeichnetes Gnadentoddekret auf einen bedeutungsvollen Tag, den Tag des Kriegsbeginns, zurückdatiert werde (Zeugnis seines Leibarztes Karl Brandt). Dieser große, geschichtliche Moment wurde zur Magna Charta für den Entschluß, nun endlich die Auswüchse der eigenen Rasse zu beseitigen, wurde zum Brennpunkt, welcher die inneren Beziehungen zwischen Heldentod und Gnadentod eines Tages für jedermann sichtbar machen sollte.

Die Unabgrenzbarkeit des Gnadentodes

Jede Eliminierung trifft auf lebendige Streuung, nicht auf exakt festliegende Materie, so daß theoretisch mit einem Ausmerzschnitt bald zu wenig – das wäre nicht schlimm –, bald zu viel exstirpiert wird. Es gehört zum Wesen der Abnormität, daß sie, stufenweise vom Durchschnitt abfallend, qualitativ keinen Sturz ins Neue darstellt. Allemal gibt es soviel Grade von schwersten bis leichtesten Abweichungen, daß eine Diagnose wie Zwergwuchs – Riesenwuchs oder Mikroenzephalie – Megaenzephalie (Hydrozephalie) immer nur ein Extrem am Ende einer Reihe bezeichnet, bei welcher nie feststeht, wo die Norm aufhört und wo die Abnorm beginnt. Wohl ist mit einer Artdiagnose die Besonderheit einer Fehlentwicklung bezeichnet, doch weder ihre Entfernung vom Durchschnitt noch die lebendige Kompensationsmöglichkeit, die der Geschädigte von anderswoher aufbringen kann. Da sehr viele im Leben stehende Menschen mit kleinen Anlagefehlern ohne jede Funktionsstörung, andere mit größeren, grob hinderlichen Gestaltabweichungen behaftet sind, verliert sich im Fall von Anomalien die Diagnose der Schadensart vor der Feststellung des Schadensausmaßes.

Die Quantitätsmerkmale aber sind, eines wie das andere, neutral. Sie enthalten keinen Einschnitt, welcher anzeigen würde, ab hier ist jemand so stark verändert, daß er als lebensunwert signalisiert wäre. Nehmen wir die Aplasie von Gliedmaßen. Ein Neugeborenes ohne alle Glieder (s. S. 78) Schrecklich, gewiß. Aber töten? Die Situation ist schon eine andere, wenn allein die Beine oder allein die Arme fehlen. Und wie würde man entscheiden, wenn nur ein Arm fehlt, eine Hand, ein kleiner Finger, ein Fingerglied? Zu wissen, daß ein Defekt nicht als Monstrum sui generis, sondern als eine der endlosen Varietäten unausgereifter oder krankhaft gestörter menschlicher Anlage zu begreifen ist, zwingt zu Toleranz gegenüber jeglicher Anomalie.

Ähnlich, ja zwiefach unbestimmt ist die Abgrenzung der auf Hirnschäden beruhenden Idiotie, weil es für körperliche Entsprechungen, soweit solche greifbar sind, keinen Maßstab gibt, und weil psychische Leistungsnachweise, so ausgezeichnet sie sind, an die Exaktheit mechanischer Untersuchungen nicht entfernt heranreichen. Somatisch kann man den Blödsinn weder nach Zentimetern etwa durch Schädelmessungen noch nach Gewichten der Hirnsubstanz feststellen. Das Gehirn eines epileptischen Idioten erreichte 2850 Gramm, das Turgenjews 2102 Gramm (zit. nach Hallervorden). Beide liegen weit über der Norm, die um 1200 bis 1600 Gramm schwankt. Und auch die Vermehrung des Hirnwassers beim sogenannten Hydrozephalus (Wasserkopf) ergibt kein Maß für geistige Schwächen.

Sicher sind Intelligenztests zur Feststellung geistiger Schäden adäquater. Doch auch hier haben alle Einteilungsversuche etwas Unscharfes, mehr oder weniger Unverbindliches. Man kann weder Imbezille gegen Idioten noch – um weiter nach unten zu gruppieren – Idioten gegen »Vollidioten« streng voneinander scheiden. Wollte man schwerst Schwachsinnige, die vielleicht nur Laute, keine Worte hervorbringen, als eine abhebbare Ausrottungsspezies deklarieren, so muß dagegen gehalten werden, ob denn andere, die einige unartikulierte Worte hervorstoßen können, auf einer qualitativ höheren, positiveren Stufe stehen? Wäre aber Erwerbung eines Sprachschatzes das Kriterium, dann fragt es sich, wie groß muß der Wortbestand sein, der das Tor zur Welt offenhält, oder, aufs Tempo der Entwicklung gesehen, wie schnell müssen Kinder sprechen lernen, um noch einmal davonzukommen? Spätentwickler können als Imbezille verkannt und – vgl. das Kinderkapitel – getötet werden.

Ähnlich unbefriedigend verlaufen Einschnitte bei den leichtesten Formen des Schwachsinns. Wo Debilität anfängt, und wo die physiologische Dummheit aufhört, kann durch Leistungsprüfungen nur relativ, nur in Anlehnung an den schwankenden Normbegriff ermittelt werden. Und bei Abschätzung aus Gespräch oder Exploration hängt die bald strenge, bald weitherzige Beurteilung an der Erfahrung und am Blickpunkt des Betrachters. Ein Philosoph hohen Ranges könnte die intellektuelle Durchschnittskapazität seiner Mitmenschen für Schwachsinn und also Schwachsinn für normal halten. So strittig jedenfalls läuft die Grenze, daß Pfleglinge wegen Schwachsinns hinweggerafft wurden, die ihrer Umgebung »völlig normal« (s. S. 45) erschienen waren. Hier schwankt die Diagnose mit den höheren Zwecken. Analog verschwimmt die Grenze zwischen beginnendem Altersschwachsinn und normaler Alterung. Auch die Abtrennung von Psychosen, Neurosen, Psychopathien untereinander und gegen die Norm gelingt nicht allemal ohne Zwang. Es gibt keine Quantitätsmaßstäbe, die einen psychisch abnormen Zustand scharf limitieren.

Unterstellt man qualitativ voll ausgeprägte Leiden, so würde die Beseitigung eines für spezifisch und für tötungsindiziert gehaltenen Zustandes als Präzedenzfall gelten und ebenso profiliert, ebenso lebensunwert erscheinende, weitere Indikationsgebiete nach sich ziehen. Nicht ausgemacht wäre, welche Art Schaden, ein intellektueller, psychotischer oder charakterlicher, überhaupt ein psychiatrischer oder ein neurologischer, sei es bei Kleinkindern, Greisen oder bei Erwachsenen, vor allen anderen beseitigt werden soll. Wieder würde ein willkürliches Eliminierungsprinzip die Folge sein mit Herausfischen dieses oder jenes Defektzustandes. Geben gar charakterliche Fehlhaltungen den Ausschaltungsgrund, so hängt die Entscheidung unlöslich an der Wertwelt des Gutachters, während bei Ankreidung asozialer oder antisozialer Verhaltensweisen unduldsame Staatsnormen vollends selbstherrlich ihre Wahl treffen. Es fehlt der eine unverrückbare Angelpunkt, woran ein Ausmerzverfahren ein für allemal fixiert werden könnte.

Nach dem Grundsatz der Gleichheit wäre es unhaltbar, eine Gruppe von Kranken zu opfern, eine andere bei gleichen Voraussetzungen aber zu verschonen. Aus solcher Argumentation folgt ein – vormundschaftlich verfechtbarer – Rechtsanspruch Unheilbarer auf den Tod, ein Widerspruch gegen das Existenzrecht von unvorstellbaren Konsequenzen. Überhaupt würde die unvermeidliche Kettenreaktion, von Krankheit zu Krankheit, von Monstrosität zu Fehlerhaftigkeit, von Asozialen zu Ballastexistenzen, von Andersrassigen zu Andersdenkenden weiterspringend, in die Fragwürdigkeit unseres Daseins einen neuen Gefährdungsfaktor bringen.

Bei der allem Menschlichen immanenten Torsohaftigkeit wäre ein begrenztes Ausmerzverfahren eine blinde Härte, ein weit gestecktes dagegen, weil es, um umfassend zu sein, nie total genug sein kann, ein Unterfangen ohne Ende, ein Gesellschaftsselbstmord mit all seiner Absurdidät. Willkür und Utopie sind demnach die unhaltbaren Pfeiler, auf die die Vernichtung lebensunwerten Lebens sich stützt.

Ein anderer Einwand gegen die Geschlossenheit jedes noch so engen Ausmerzprogramms kommt aus therapeutischen Erwägungen. Ein Leiden, das heute unheilbar ist, kann morgen behandelbar sein. Dafür gibt es genug Beispiele in der Geschichte der Medizin, auch der Psychiatrie. Täglich kann eine Entdeckung gemacht werden, die einen bis dahin therapieresistenten Zustand bessert oder heilt. In der Novelle »Das Bekenntnis« hat Theodor Storm ein Jahr vor seinem Tode einen Arzt geschildert, welcher seine geliebte Frau auf ausdrückliches Verlangen aus scheinbar heillosen Qualen erlöst, um gleich darauf erfahren zu müssen, daß ihr Leiden inzwischen operabel geworden sei.

» Ich hatte nur nachgedrückt auf die Sense des Todes, die ich in der Hand zu fühlen glaubte, damit sie auf einmal töte, nicht nur in grausamem Spiel zuvor erbarmungslos verwunde. Jetzt aber zeigte mir ein alter Lehrer, daß sie noch gar nicht vorhanden war und daß nur meine eigene gottverlassene Hand mein Weib getötet hatte. «

Sarkastischerweise fiel der nationalsozialistische Staatsdarwinismus in den Anfang der mit Insulin- und Elektroschockkuren gerade aufkommenden neuen Behandlungsära für Psychosen. Der therapiefremde Züchtungsgedanke und die therapiefeindliche Tötungsmaxime unterwanderten eine Psychiatrie, welche soeben dabei war, ihren jahrzehntelangen Behandlungsnihilismus zu überwinden. Heute sind mit Psychopharmakologie, Psychotherapie, auch Psychochirurgie neue Wege zur Bekämpfung von Gemüts- und Geisteskrankheiten beschritten. In Kombination mit Insulin- und Elektroschocks hätten gar manche der damals für unheilbar gehaltenen Kranken aus ihrer Anstaltsverhaftung befreit werden können.

Endlich gibt es auch Selbstheilungen endogener Psychosen, speziell Schizophrenien noch nach jahrelanger Krankheitsdauer. Nicht ganz selten passiert es, daß Geisteskranke, die lange Zeit versandet schienen, eines Tages spontan wieder aufleben oder anläßlich einer Beurlaubung entlassungsfähig werden. Mit solchen Überraschungen ist die vermeintliche Schicksalhaftigkeit des Leidens gegen alle Prognosen durchbrochen – wieder ein Zeichen, daß Krankheit keine Basis für unwiderrufliche Maßnahmen gegen die Person des Kranken sein darf.

Die Abtransportierten
- **Erfassungsdirektiven**

Einen Begriff über die Auswahl der Opfer geben Merkblätter und Meldebogen, welche »im Hinblick auf die Notwendigkeit planwirtschaftlicher Erfassung der Heil- und Pflegeanstalten« vom Reichsinnenministerium versandt wurden. Das Merkblatt bringt Meldevorschriften für »sämtliche Patienten, die
1. an nachstehenden Krankheiten leiden und in den Anstaltsbetrieben nicht oder nur mit mechanischen Arbeiten (Zupfen u. ä.) zu beschäftigen sind:
   Schizophrenie,
   Epilepsie (wenn exogen, Kriegsbeschädigung und andere Ursachen angeben),

senile Erkrankungen,
therapierefraktäre Paralyse und andere Lueserkrankungen,
Schwachsinn jeder Ursache,
Encephalitis,
Huntington und andere neurologische Endzustände;
oder
2. sich seit mindestens 5 Jahren dauernd in Anstalten befinden;
oder
3. als kriminelle Geisteskranke verwahrt sind;
oder
4. nicht die deutsche Staatsangehörigkeit besitzen oder nicht deutschen oder artverwandten Blutes sind unter Angabe von Rasse und Staatsangehörigkeit«.

Demnach waren diagnostische Gesichtspunkte an soziale Kriterien der Betätigungsfähigkeit gekoppelt. Im Diagnoseschema selber klafft ein Bruch. Erfaßt wurden psychiatrische Fälle, doch auch ohne Bezug auf den Geisteszustand »neurologische Endzustände«, das heißt, in ihren motorischen oder sonstigen Körperfunktionen gelähmte Nervenkranke. Bei Langverwahrten und bei Patienten nicht »artverwandten Blutes«, speziell jüdischen Patienten wurde kein diagnostisches Federlesen gemacht. Auch bei kriminellen Geisteskranken galten keinerlei psychiatrische Differenzierungen. Für die jüdische und kriminelle Gruppe gab es außerdem keine Arbeitsklausel. Das alles ist schwer auf einen Nenner zu bringen. Keine Maxime, an die man sich halten kann.

Gemessen am Gnadentoddekret, wonach unheilbar Kranke schlechthin ausersehen waren, liegt dieses Ausmerzprogramm, soweit es auf psychiatrische und neurologische Kranke, und zwar nur Anstaltsfälle eingeengt ist, unter dem Soll. Es nähert sich der Bestimmung durch Hinzunahme Langverwahrter aller Art, und es überschreitet den Sinn des Dekrets mit Erfassung von »Schwachsinn jeder Ursache«. Damit ist der häufigste und leichteste Grad des Schwachsinns, die Debilität, wenn man so will, eine Variante innerhalb der Spielbreite des Intellekts, als Krankheit und die Konstanz dieser Schwäche als Unheilbarkeit ausgelegt worden. Es war kein Meisterstück, was die nationalsozialistischen Eugeniker und Psychiater mit dem teils eingeengten, teils weit übers Ziel schießenden, halb sozial, halb medizinisch, dann kriminalbiologisch, schließlich rassisch orientierten Merkblatt geleistet haben. Hinter der absonderlichen Interpretation des Führerdekrets steckt, wie die Einbeziehung des Schwachsinns zeigt, eine überwiegend erbhygienische Orientierung. Die Frage, ob der »Führer« das gewollt hat, ob mit den »unheilbaren Kranken« des Dekrets nur Todkranke oder elend Dahinsiechende gemeint waren, erscheint abwegig. Bei solcher Einengung des Begriffs ergäbe sich eine rassenhygienisch völlig uninteressante, an den Geisteskranken mehr oder weniger vorbeigehende, Hitlers eigenen Intentionen widersprechende Lösung, eine Divergenz zwischen Idee und Tat, wie sie unter den Augen des Diktators nicht denkbar ist.

Wie unklar die Richtsätze waren, zeigte sich sehr bald in der Praxis. Auf eine Anfrage vom Mutterhaus der St. Josefskongregation Ursberg (30. November 1939) gab das Reichsinnenministerium am 19. Dezember 1939 den ausweichenden, nur neue Verwirrung stiftenden Bescheid:

» Die Frage, ob auch solche Personen zu melden sind, die sich wegen Altersversorgung oder anderer Gebrechen, die nicht unter 1 des Merkblattes aufgeführt sind, in Anstaltspflege befinden, kann nicht allgemein beantwortet werden. Ausschlaggebend ist hierbei immer der Geisteszustand der einzelnen Personen. In Zweifelsfällen bitte ich, auf dem Blatt die Leistungsfähigkeit genau zu schildern. **«**

Diese Antwort war ein erster taktischer Rückzug von der offiziellen Leitlinie. Denn es fallen unter Sammelnummer 2 die Langverwahrten schlechthin, gleichgültig, ob sie psychisch verändert waren oder nicht, d. h. auch körperlich Behinderte, Gebrechliche aller Art. Nun sollten alte Anstaltsinsassen, auch wenn sie über fünf Jahre untergebracht waren, ausschließlich nach ihrem Geisteszustand, hilfsweise nach ihrer Arbeitsfähigkeit, eingestuft werden. Ja es heißt mit neuen Einschränkungen von Nr. 2 des Merkblatts:»Eine Meldepflicht für geistig normale, aber körperlich behinderte Pfleglinge besteht nicht.« Aus diesem brieflichen Zugeständnis wurde kein amtlicher Rückzug, keine Revision des Erfassungssystems. Die Antwort an Ursberg wurde, soweit ich sehe, nicht als Rundschreiben an alle Pflegeanstalten weitergegeben, so daß die Gefährdung auch physisch normaler Langverwahrter offiziell bestehen blieb.

Glücklicherweise ließ sich die Unprägnanz der Merkblattpunkte auch zugunsten der Patienten auslegen. Es kam vor, daß unter Kombination von Aufenthaltsdauer (Nummer 2) und Zustand (Nummer 1) Geisteskranke oder -schwache nur dann registriert wurden, wenn sie bereits fünf Jahre betreut worden waren.

Der jeweils auszufüllende Meldebogen war angesichts der Entscheidung, um die es ging, erschreckend kurz. Eine Seite. Die Hälfte davon Personalien inklusive Rassezugehörigkeit und Straftaten. Darunter die verdächtig interessierte Frage:»Regelmäßig Besuch und von wem (Anschrift)?« Je zwei Reihen für Diagnose, »Hauptsymptom«, »Art der Beschäftigung«. Eine Reihe für Bemerkungen. Sonst reichte der Platz nur für kurzsilbige Worte, für nein oder ja. Einzutragen war bei Schizophrenie: ob »Frischfall – Endzustand – gut remittierend«; bei Schwachsinn: ob »debil – imbezill – Idiot«; bei Epilepsie: ob »psychisch verändert« und »durchschnittliche Häufigkeit der Anfälle«; bei senilen Erkrankungen: ob »stärker verwirrt – unsauber«. So grob waren die Fragen. Keine Testvorschrift. Kein Raum für den Aufbau der Diagnose. Kein Platz für Beurteilung des Menschen.

Schon 1940 mußte der Meldebogen revidiert werden. Auf einmal fallen die senilen Erkrankungen fort. Die Sparte »Kriegsbeschädigungen« wird differenzierter. Es heißt nun »Kriegsbeschädigung (auch wenn nicht mit Geisteskrankheit im Zusammenhang stehend)«. Dazu kommt eine Rubrik »Kriegsteilnehmer ja«. In einer nochmaligen Meldebogenpräzisierung ist der Vermerk »Kriegsteilnehmer ja« gestrichen, und es steht dafür: »Wehrdienst wann? 1914-1918 oder ab 1939?«

Mit Herausnahme der Alten und Schonung der Kriegsteilnehmer wurde das Prinzip der Ausschaltung »geistig Toter« durchbrochen. War der Geisteszustand schon von Anfang an nicht das einzige Kriterium, so verlor er mit solchen Einschränkungen weiter an Alleingültigkeit. Wer noch an den »Gnadentod« zu glauben versucht hatte, mußte daran irre werden, daß die Gnade nun Altersgebrechlichen und Kriegsveteranen vorenthalten, jüdischen Kranken dagegen ohne Vorbehalt und ohne Prüfung ihres Leidens gewährt wurde.

Mehr Raum erhielten im neuen Bogen Erhebungen über Arbeitsleistung. Statt einer Spalte drei Spalten für Tätigkeitsmerkmale. Zur alten Rubrik »Art der Beschäftigung« kam ein zweites Feld »dauernde/zeitweise Beschäftigung; selbständiger Arbeiter ja/nein«, sowie ein drittes: »Wert der Arbeitsleistung (nach Möglichkeit verglichen mit Durchschnittsleistungen Gesunder)«. Demnach wurde die Arbeitskraft des Kranken höher bewertet als zuvor, offenbar, um ein Gegengewicht gegen psychiatrische Imponderabilien in der Hand zu haben. So gesichert, ließ man zu, daß auch psychiatrisch unausgebildete Ärzte die Eintragungen machten, vgl. die in einer Fußnote zum neuen Bogen angebrachte Auflage: »Ärzte, die nicht neurologisch-psychiatrische Fachärzte sind, haben dies zu vermerken.«

Somit ist der unklare Aufbau des Meldewesens inklusive Korrekturen ein Zeugnis für das Unvermögen, der Krankenauslese einen Maßstab anzulegen. Wie Unschärfe und Überlagerung, Zurücknahme und Abänderung von Kriterien dokumentieren, herrschte eher Polypragmasie als System. Ein Programm, worin es um Leben und Tod Tausender von Menschen geht, wurde improvisiert. Erst am 31. August 1944 brach der Anzeigezwang unter dem Motto »totaler Kriegseinsatz« zusammen (Runderlaß des Reichsministers des Innern).

▪ Die Beauftragten am Werk

Die exekutive Seite des Meldeverfahrens bestand im Ausfüllen, Eintreiben und Begutachten der Bogen des Reichsinnenministeriums bzw. der »Reichsarbeitsgemeinschaft Heil- und Pflegeanstalten« (einer Tarnorganistion), Berlin W 9, Postschließfach 262.

Die Aktion pressierte. Es heißt im Anforderungsschreiben:

>> Die Meldebogen für die einzelnen Kranken können zur Beschleunigung der Bearbeitung in einzelnen Teilsendungen hierher zur Absendung gelangen. Die letzte Sendung muß jedoch auf alle Fälle spätestens am ...... im hiesigen Ministerium eingegangen sein ... Ich behalte mir vor, gegebenenfalls noch an Ort und Stelle durch meine Beauftragten weitere Erhebungen anstellen zu lassen. «

Gewöhnlich betrug die Frist sechs Wochen. In sechs Wochen mußten oft Hunderte von Anzeigen ausgefüllt werden. Dringlicher als schriftliche Vorbehalte offizieller Recherchen waren telefonische Aufforderungen, die Bogen zum Abholen fertig zu machen, andernfalls der anrufende Mahner, selbst Arzt oder Anstaltsdirektor, mit einem Personalstab von zwölf, sechzehn Personen anrücken werde, um die Eintragungen persönlich vorzunehmen. Die verschüchterten Schwestern der karitativen Anstalten arbeiteten – wie in Ecksberg – Tag und Nacht, um der drohenden Kontrolle zu entgehen.

Liefen die Meldungen nicht termingemäß ein, so erschienen die Beauftragten, »so Famuli und Schreiberinnen ... waren hübsch jung« (Bericht aus Attl). Man durchstöberte die Personalakten – Krankengeschichten werden in ausgesprochenen Pflegeanstalten nicht geführt –, füllte gemeinsam die Bogen aus und verschwand nach einem oder nach zwei Tagen Aufenthalts, ohne sich um die Pfleglinge gekümmert und ohne Andeutungen über den Zweck der Ermittlungen gemacht zu haben.

An Orten des Vertrauens ließ man die Absicht durchblicken. Ein in den bayerischen Anstalten wohlbekannter Gutachter hielt Anfang des Krieges den Eglfinger Ärzten und Oberpflegern eine Lektion über die bevorstehenden Verlegungen in »einfache Reichsanstalten«. »Wer nicht mehr produktiv schafft, muß gemeldet werden und auf die Liste gesetzt werden.« Zugleich verpflichtete er seine Hörer zu strengstem Stillschweigen, andernfalls sie, da es sich um eine »geheime Reichssache« handele, mit schweren Strafen zu rechnen hätten. Es fragt sich, welchen Sinn die Konferenzteilnehmer der Schweigepflicht und Strafdrohung beigelegt haben, falls sie nicht erfuhren, was gravierend genug war, um geheimgehalten zu werden.

Rapid lief der Austausch der Meldebogen. Ein Obergutachter schickte dem anderen Photokopien, oft drei, vier Stapel zu je 250 Blatt. Die Durchsicht war, wie die Sekretärin des Eglfinger Direktors bezeugte, gewöhnlich in einigen Stunden geschafft. Da die Sachverständigen Mitglieder der »Reichsarbeitsgemeinschaft« waren, bestand von vornherein kein Zweifel, daß die Richtsätze im Sinn des Programms zuverlässig befolgt, auf keinen Fall unterboten würden.

Sodann brauchte man nur in das schwarz umrandete Feld des Bogens links unten ein rotes Plus zu setzen – was die Regel war – und daneben seinen Namenszug, ja nur den Anfangsbuchstaben des Namens. Ein blaues Minuszeichen bedeutete Lebenlassen. Diese perverse Umdeutung von Plus für Sterben, Minus für Leben wirft ein Licht auf die Entartung dieser Artpfleger.

Persönliche Untersuchungen an Hand der Meldebogen oder Photokopien wurden gleichfalls fix erledigt. Typisch ist ein Blitzbesuch in Ursberg, der mit ein paar Fragen an die Schwestern und stichprobenartigem Ansehen der Kranken gemacht war:

» Er hat nach den verschiedenen Pfleglingen gefragt, wollte sich vergewissern, ob das sozusagen stimmt. Er hat bei einem Teil sich gleich ein Kreuz gemacht. Wie er gemerkt hat, daß wir ihn beobachten, hat er die Hand davor gehalten. So bei einem kleinen Teil, etwa zehn, zwölf Pfleglingen, erklärte er, den möcht ich dann nachher sehen. Er hat dann so ein paar Fragen gestellt. Das war ganz kurz geschehen, längstens zwei Minuten bei einem gebraucht. « (Bericht einer Schwester, Frühjahr 1946)

Ähnlich im Paulus-Stift Neuötting:

» Er hatte die Meldebogen bei sich, ließ die Leute rufen. Das ging schnell. Das waren viele Leute. Da haben viele ihr Kreuzl bekommen. «

Nicht anders in Taufkirchen bei Erding:

» Ein Arzt war's, der sagte, ich komm im Auftrag des Reichsverteidigungskommissars. Der hatte die Blätter, die wir ausgefüllt hatten, alle ganz kurz angeschaut, keine Minute. Eine Grippekranke, die hat nicht gleich Antwort geben können, weil sie in dem Moment nicht reden konnte, hat er gesagt, die kommt mit. Das ist schnell gangen, von Bett zu Bett gangen, hat auf seinen Zettel geschaut, da waren so Kreuze drauf. Da habe ich mir gedacht, die wo die Kreuze haben, die haben das Leben verwirkt. «

Da die verpaßte Antwort eine Folge der Antriebshemmung nach Kopfgrippe war, hat hier der Schein von Geistesschwäche genügt, um ein Kreuz zu verdienen.

Somit war der Besuch an Ort und Stelle mit einem Blick in die Personalakte, mit einem Wort ans Pflegepersonal, bestenfalls mit einer Inaugenscheinnahme der Patienten abgetan. Das war die Praxis »kritischster Beurteilung« und einer »nach menschlichem Ermessen« abgewogenen Entscheidung. Gleichviel, in der Lage jener Gutachter mag Flüchtigkeit auch Flucht gewesen sein, um nicht durch Konfrontation Arzt zu Patient, Mensch zu Mensch in die entwaffnende, als unmännlich verschriene Humanität zu verfallen. Ob die Gutachter sich nur künstlich blind hielten oder sehend ans Werk gingen, stets war die Schnellfertigkeit der Untersuchungen ein Symptom des Ausmerzwahns, der sein Opfer haben wollte.

- **Widerstand kirchlich-karitativer Anstalten**
- **Ausflüchte und Zurückweisungen**

Unter dem Menetekel der Erfassungszeichen, die das Schlimmste befürchten ließen, doch anfangs auch als kriegsnotwendige Restriktionen verstanden werden konnten, in dieser Unsicherheit (»es war alles ein tiefes Undurchsichtiges«, Ursberg) suchten die Leiter, Schwestern und Brüder der kleinen Anstalten zu retten, was ohne Auflehnung nur immer möglich war.

»Daß die Anstalt sich von diesen Fragebogen Durchschläge anfertigte«, schon diesen kleinen Vorbehalt des Ecksberger Pflegepersonals hatte der Beauftragte moniert. Man gab vor, die Eintragungen würden gebraucht, um »auch in der Kanzlei entsprechende Unterlagen zu haben«. Heute sind sie Dokumente unserer psychiatrischen Auswertung.

Schönbrunn wurde August 1940 durch den Pfarrer aus Neuen-Dettelsau alarmiert, der »weinend hereingekommen« wäre:

>> Neunzehn Personen aus Berlin seien bei ihm gewesen, hätten alle Akten durchschnüffelt, mehrere Tage, dann fort. Er würde in Bälde hören. Es war grad, als wenn ein Leichentuch über die Anstalt gebreitet war. <<

So gewarnt, hatte man in Schönbrunn Zeit, sich zu wappnen:

>> Alles Verdächtige, schlechte Zeugnisse, was irgendwie belastend war für den, raus. Nächte durchgearbeitet. Etliche Akten versteckt. Manche Pfleglinge waren überhaupt verschwunden, zum Teil als Hilfsarbeiter erklärt. Alle Lumperei haben wir treiben müssen im Interesse dieser armen Geschöpfe. <<

In Attl wurden beim Auftauchen des Arztes mit seinem Stab »ein paar, fünf, unterschlagen«. »Mir ist bald heiß worden, weil er immer wieder gesagt hat, ob das alle sind.« (Bericht des Vorstands.)

Oder man nahm, da Selbstzahler anfangs verschont blieben – so sozialistisch war der Nationalsozialismus –, Kranke aus der öffentlichen Fürsorge heraus, wennschon in bescheidenem Umfang.

>> Es ist nur auf die Zahler angekommen. Selbstzahler konnten zuerst bleiben ... Wir haben bei jeder Verpflegung immer wieder einige, zehn bis zwanzig, fest zu unseren Lasten genommen; oder wo wir wußten, daß Angehörige einen kleinen Teil beitragen konnten. << (Ursberg)

In Taufkirchen versteckte man, sobald ein wegen seiner Grobheit gefürchteter Ministerialrat inspizierte, alle irgendwie Auffälligen, sogar Bettlägerige, die, soweit möglich, in Abstellräume geschafft wurden:

>> Wenn der rein ist, ist's grad gewesen, als wenn wir keine Leut mehr gehabt hätten. So oft der kommen ist, ist seine erste Frag gewesen: Habt's Ihr solche Leut? Deppen will ich nicht mehr sehen. Die gehören weggeräumt. <<

All die Ausflüchte – Umbuchen, Unterschlagen, Verstecken von Pfleglingen – waren wohlgemeinte, hier und da auch erfolgreiche, im ganzen unbedeutende Rettungsversuche.

Das änderte sich 1943, als mit Anziehen der Erfassungsschraube der elastisch-sporadische Widerstand bis zum organisierten passiven Widerstand in den kirchlich-karitativen Anstalten sich steigerte[3]. Den Anlaß gab ein Rundschreiben des Reichsministers des Inneren vom November 1942:

---

3   Daß die Bischöfe von Münster, von Limburg u. a. bekanntlich schon 1940/41 ihre Stimme erhoben und auf höherer Ebene zum Stopp der Pfleglingsvergasungen beigetragen hatten, gehört, zumal da die Pflegeanstalten ihnen dienstlich nicht unterstellt waren, nicht in die Reportage dieses Anstaltsgeschehens.

» ... Aus besonderen Gründen lege ich nunmehr Wert darauf, den Bestand der einzelnen Anstalten an Kranken ganz genau zu erfahren. Ich bitte, mir daher in Zukunft *alle* Kranken ohne Rücksicht auf Krankheitsform und Krankheitsdauer zu melden, die seit der letzten Halbjahresanzeige in die Anstalten aufgenommen worden sind. **«**

Demnach waren plötzlich alle Anstaltspfleglinge ohne Ausnahme, also jede Art Gebrechliche, auch auf Lebenszeit Eingekaufte und Pensionierte, in Gefahr. Zwar wurde auf zahlreiche Nachfragen hin die ungeheuerliche Forderung: »alle Kranken«, sofort auf »alle geistig Kranken und Abnormen« reduziert, als ob es sich um einen Schreibfehler gehandelt hätte. Im psychiatrischen Bereich aber blieb die beunruhigende Ausweitung des Meldezwanges bis auf den letzten Pflegling. Niemand konnte erkennen, ob der Appell vielleicht nur als Einschüchterung wegen saumseliger Meldungen oder als Signal zu neuem Unheil zu deuten sei.

Da trat unter der Voraussetzung, daß Gefahr im Verzug sei, die kirchliche Behörde auf den Plan. Am 13. März 1943 erhielt die St. Josefskongregation Ursberg durch das Ordinariat Augsburg Weisung, die befohlenen Krankenmeldungen laut Beschluß der Fuldaer Bischofskonferenz zu verweigern.

» Der Deutsche Episkopat hegt auf Grund bisheriger schmerzlicher Erfahrungen begründete Befürchtung, daß eine neue Erfassung des Krankenbestandes in den Heil- und Pflegeanstalten den Zwecken der sogenannten Euthanasie dient. Demgemäß muß das hiesige Ordinariat die Auskunfterteilung über geisteskranke Insassen kirchlich-karitativer Anstalten der Anstaltsleitung gegenüber, wenn diese Auskunfterteilung aller Wahrscheinlichkeit nach als Unterlage für Einleitung des sogenannten Euthanasie-Verfahrens dient, als Mitwirkung zur Übertretung des fünften Gebotes des kraft göttlicher Einsetzung verpflichtenden Dekalogs als sittlich nicht erlaubt bezeichnen. **«**

Mit dieser Rückendeckung wurden die Auskünfte ab Frühjahr 1943 von den karitativen Anstalten eingestellt. Ein Zeichen christlicher Haltung analog dem Beispiel Bodelschwinghs auf protestantischer Seite.

▪▪ Verteidigung der Pfleglinge durch Arbeitsteste

Solange man paktiert hatte, bestand die einzig aussichtsreiche und offiziell vertretbare Verteidigung der Pfleglinge – in karitativen Anstalten ja zur Hauptsache Schwachsinnige – im Herausstreichen ihrer Arbeitskraft. Wer arbeiten konnte, hatte eine Chance zu überleben. Das besagen die stereotypen Fragen nach »Art der Betätigung« oder »Wert der Arbeitsleistung« (s. S. 35). Jedermann weiß, daß in Anstalten schon aus therapeutischen Gründen tatsächlich tüchtig geschafft wird. Manche karitativen Häuser können ohne Mithilfe der Insassen überhaupt nicht existieren. Offen gestand der Leiter in Attl, ein Prior, daß seine Ökonomie ohne Pfleglinge nicht aufrechterhalten werden könne.

» Ich hätte ursprünglich alle wegtun müssen. Da habe ich mich gewehrt, weil ich auf die Pfleglingsarbeit direkt angewiesen war. Die Knechte waren zum Teil eingezogen. **«**

Des Priors Reklamation hatte für einige Schwerstarbeiter unter seinen Schutzbefohlenen Erfolg.

Geringe Leistungskraft wurde nicht selten beschönigt:

» ... möglichst gut gemacht. Wir haben gedacht, wir hätten nützen können ... bei jedem angegeben, daß sie etwas tun, wenn's noch einen Handgriff machen konnten –, hat nichts genützt. « (Paulus-Stift)

» Wir haben da eigentlich die Pfleglinge ein bißl besser gemacht, als sie waren, schon der Wahrheit entsprechend, aber mehr ins Gute. « (Ursberg)

Doch haben die Schwestern und Brüder im Konflikt zwischen dem Gebot: »Du sollst nicht falsch Zeugnis reden« und ihrer Nächstenliebe gewiß nicht bedenkenlos übertrieben. Das folgt indirekt aus ähnlich positiven Urteilen von Pflegern aus der Sammelanstalt Eglfing-Haar. Sie bestätigen, daß aus Ursberg und Schönbrunn zuverlegte Patienten, »ruhig und zu gut für eine Heil- und Pflegeanstalt«, »durchweg alle gearbeitet haben«. Auch die Arbeitsteste, wohlwollend oder sachlich richtig, erreichten, aufs Ganze gesehen, wenig. Erbittert berichteten die 1946 befragten Pflegepersonen, daß viele Kranke trotz erhaltener Arbeitskraft getötet worden seien.

» Gute Putzmädel, Küchenhilfen, gute Hilfen in der Hausarbeit.« Bl., Maria: »... verrichtete Hausarbeiten und war in der Strickschule beschäftigt, konnte selbständig Pullover stricken.« A., Emma: »... hat die Arbeit an der Wäschemangel wie eine Schwester gemacht.« M., Johann, taubstumm: »... arbeitete in der Schreinerei vorwiegend an Maschinen, die er mit großer Geschicklichkeit bediente.« S., Rudolf: »... fertigte in der Buchbinderei mit Geschick Schatullen.« S., Fritz, taubstumm: »... der hat in der Korbmacherei selbständig Körbe gemacht. Er war sozusagen in der Lehre.« »Jugendliche, die nett lernten und im Rahmen der Anstalt ihr Brot verdienen konnten. « (Ursberg)

Loh., Anna, und Lef., Anna: »... ganz allein die Spülküche gemacht.« (Paulus-Stift)

Fi., Peter: »... ständig im Ochsenstall gearbeitet.« M., Lorenz: »... den ganzen Tag Holz gemacht.« (Schönbrunn)

Gartenarbeiter: »... recht tüchtiger, der schöb mit dem Hirn auch heut noch ab, so fleißig war der.« (Taufkirchen)

»Eine Anzahl guter, selbständiger Arbeiter ... fleißige Pfleglinge.« (Ecksberg)

»Es waren Leut dabei, die gut gearbeitet haben, arbeitskräftig waren.« (Attl)

Ein heute seltenes, wenn auch nicht reichhaltiges Zeugnis ist die Qualifikation durch eine verschont gebliebene Mitpatientin aus Taufkirchen. Sie erklärte im April 1946:

» Es waren arbeitsame Leut dabei, schwachsinnig waren's ja schon, aber sie haben lesen und schreiben können, nähen, bügeln, waschen können, nur sich draußen nicht fortbringen können, weil's doch ein bissel beschränkt waren. « (H., Katharina)

Man fragt sich, warum die Gutachter, die ihrer Richtschnur zufolge auf Arbeitsfähigkeit achten mußten, einen so viel strengeren Maßstab anlegten als die Betreuer, die jeden einzelnen Kranken doch genauestens kannten. Mißtrauten sie den Angaben des Personals, oder wollten sie von vornherein nichts anerkennen, was nicht über jeden Zweifel erhaben war? An der hochgestochenen Leistungsfrage des in einer Pflegeanstalt musternden Eglfinger Direktors:

»Ist sie (er) denn produktiv selbständig tätig?« dürfte manch arbeitsamer Anstaltsinsasse zerbrochen sein. Mit diesem Soll hätte man ganz andere Leute als ein paar armselige Pfleglinge auf die Sterbeliste setzen können. Wie beim Meldebogenformular (s. S. 34) entsteht auch hier der Verdacht, daß die Arbeitsfähigkeit kaum als unabhängiger Wertmaßstab, vielmehr als diagnostisches Hilfsmittel diente, wobei artschwach und arbeitsschwach bis auf Ausnahmen gleichgesetzt wurden.

Daß Schwachsinnige, im Verband der Anstalt beaufsichtigt und ihrer Kapazität entsprechend beschäftigt, weit mehr leisten, als man ihnen vom freien Arbeitsmarkt her zutrauen kann, ist ein Erfolg von Betreuung und Anleitung. Es hängt vom Geschick der Umgebung ab, ob unentwickelte und verschüttete Kräfte mobilisiert werden oder nicht. Man lese die Apologie der Ursberger Anstaltsärztin Dr. Gerstering über die Nutzbarmachung von Fähigkeiten sogar erheblich Schwachsinniger. Ihre Verteidigungsschrift wurde am 15. Oktober 1940 dem Reichsinnenministerium eingereicht:

» Es wird hier jede Woche von den schwachsinnigen Mädchen innerhalb drei Tagen die Wäsche für 2800 Personen gewaschen, gebügelt, gestopft und fertiggestellt. Das ist die Wäsche für die Anstalt, die Niederlassung Blindenheim, das Kurbad Krumbach, für den benachbarten Arbeitsdienst mit 180 Personen, für ein benachbartes Lazarett mit 140 Soldaten ... Außer den schwachsinnigen Mädchen, Epileptikern, arbeiten in der Wäscherei nur sechs Schwestern beim Bügeln zur Beaufsichtigung. Dazu möchte ich bemerken, daß unsere zum Teil schwer schwachsinnigen Mädchen als Viertel-, Halb-, Dreiviertel- oder ganze Arbeitskräfte zu bewerten sind, und daß dieselben nur gegen Essen, anspruchsloseste Kleidung und ohne Entgelt arbeiten, so daß sie vom rein wirtschaftlichen Standpunkt aus gesehen, für das Volk als nicht weniger ökonomisch im Vergleich zu vollwertigeren Arbeitern mit Bezahlung und höheren Ansprüchen zu betrachten sind ...

Nur so ist zu verstehen, daß sich die Anstalt bei äußerst niedrigen Pflegesätzen – täglich 1,50 RM ohne Staatszuschüsse über Wasser halten kann, indem diese Pfleglinge diesen viel zu niedrigen Pflegesatz für die Schwergebrechlichen ausgleichen ... Unbekannt ist in den weitesten Kreisen der Bevölkerung, daß gerade Schwachsinnige auf einem Spezialgebiet besonders Hochwertiges leisten können:

Beispiel I: Ein weiblicher Pflegling, 32 Jahre, leidet an Schwachsinn mittleren Grades (Intelligenz einer 6jährigen, rechnet nicht über 10), bügelt von morgens bis abends mit immer gleichbleibendem Arbeitseifer und Zufriedenheit schwierige Wäschestücke und ersetzt somit die schwere Arbeit einer geistig vollwertigen Büglerin.

Beispiel II: 72jährige Schwachsinnige leistet noch gute Feldarbeit.

Beispiel III: Epileptikerin versorgt die anfallenden Hausarbeiten, Flick- und Stopfarbeiten einer ganzen Abteilung, so daß sie eine Hilfspflegerin ersetzt ...

... zu betonen, daß die volle Kraft des Schwachsinnigen nur im Rahmen eines Anstaltsbetriebes herauszuholen ist, da sich nur in einem großen Betrieb die Erlernung eines kleinen speziell einseitigen Arbeitszweiges lohnt. Zum Beispiel kann ein Schwachsinniger höheren Grades nur ein ganz bestimmtes Arbeitsgebiet, zum Beispiel Holztragen, Misttragen, Wegeausgrasen, Wäschezusammenlegen, Wäscheaustragen erlernen. Er leistet dann durch die mechanisch ununterbrochene Tätigkeit – gleich einer Maschine – viel Wertbringendes.

Im Anstaltsbetrieb kommt der Arbeitsausnützung der Pfleglinge auch noch die jahrelang sich gleichbleibende, einem Uhrwerk gleichende Tages- und Betriebsordnung zugute. Zusammenfassend möchte ich betonen, daß man aus rein wirtschaftlichen Gründen sehr zurückhaltend mit der Frage der Verlegung Schwachsinniger aus einer Anstalt sein möchte. **«**

Von diesen Gründen und der ärztlichen Erfahrung (1214 Pfleglinge, darunter 70 Idioten, 683 Schwachsinnige, 157 Epileptiker, 154 Krüppelhafte, 116 Taubstumme, 20 Blinde und Schwachsinnige) in keiner Weise beeindruckt, wies das Reichsinnenministerium am 29. Oktober 1940 die Appellantin mit der nichtssagenden Bemerkung ab, die Ausfüllung der Bogen sei nicht gleichbedeutend mit Verlegung, um dann ebenso glatt fortzufahren:

» Vielmehr erfolgt an Hand des Meldebogens erst eine eingehende Begutachtung. Durch Mitteilung Ihrer Beobachtungen über die Arbeitsleistungen, insbesondere das Ausmaß der geleisteten Arbeit können Sie die Begutachtung sehr erleichtern. **«**

Demnach hat der soziale Ehrenschild, den die Anstaltsärztin vor ihre Schützlinge hielt, das Schicksal nicht abzuwehren vermocht. Mit Gründen war gegen die fixe Idee von Ballastexistenzen nicht anzukommen. Geht man davon aus, daß ein ungenügender Ertrag oft mehr das schlechte therapeutische Niveau der Betreuer als den Status der Betreuten spiegelt, so wäre es zweckmäßiger gewesen, statt die Pflegepersonen ihres trostlosen Postens wegen amtlich zu bedauern (s. S. 21), diesen Posten ausbildungsmäßig anzuheben und dadurch die Leistung der Arbeitstherapie zu verbessern[4]. Doch war es nicht Sache des Starken, latente Kraft im Schwachen zu wecken. Gemessen an jenen überspannten Forderungen selbständiger Tätigkeit, mußte jedweder unter pädagogischer Anleitung erzielte Nutzen nichtig erscheinen.

- **Das Gesicht der Abtransportierten**
- ■ **Psychologisch Rekonstruierte**

Um eine Vorstellung von den Verschleppten zu gewinnen, war die Befragung von Personen, die bis zuletzt mit ihnen zusammen gelebt hatten, Pflegepersonen sowie verschonten Patienten, der gegebene Weg. Nur in solchen Gesprächen war es möglich, hinter sterilen diagnostischen Abstempelungen wie Schwachsinn und hinter dem mechanisierten Erfassungsprozeß den Menschen im Opfer zu sehen.

■■ **Geängstigte**

An suggestiblen Pfleglingen war das Auftauchen des unnahbaren und undurchschaubaren Beauftragten oder gar einer Kommission, dieser und jener Verwaltungsexperten, waren all die schlimmen Vorzeichen, geschweige denn die groben Merkmale des Zusammenstellens, Umquartierens, Transportierens nicht unbemerkt vorübergegangen. Sensible mußten, auch wenn sie intellektuell debil waren, spüren, daß sie für unsagbare Zwecke abtaxiert wurden. Ihre Unheimlichkeitsstimmung übertrug sich auf andere – nicht auf die große Masse – und schlug, sobald die Zeichen sich mehrten – hielten wieder Autos, kamen neue Inspektoren –, in helle Angst um.

---

4   Verglichen mit diesen Arbeitsleistungen von Pfleglingen in einer gutgeleiteten Anstalt, erscheinen Aufrechnungen von Unterhaltskosten durch NS-Organe betriebsfremde Propaganda. – Ein Dank jener beherzten Ärztin.

Wollte man unterstellen, daß von so sensiblen Patienten kein einziger wegen Schwachsinns beseitigt wurde – die Wirklichkeit sieht anders aus, Debilität und Empfindsamkeit schließen sich nicht aus –, so bleibt dennoch die ungeheuerliche, wenn auch unbeabsichtigte Wirkung, daß Menschen in Todesangst versetzt wurden, daß sie verstört sich fragen mußten, wann bin ich an der Reihe. Solche Furcht, auch bei letztlich Verschonten, ist ein Beispiel dafür, daß die Beseitigung irgendeiner Krankengruppe – aus welchen Motiven auch immer – zwangsläufig und weithin ihre das Vertrauen zerstörenden Kreise ziehen muß.

Von eigenen Erwartungsängsten und chronischer Beunruhigung berichtet eine wegen angeborenen Hüftleidens betreute Patientin aus Taufkirchen. Hochempfindlich für den gleichzeitigen Geltungsverlust, hat sie die Diskriminierung im Gedächtnis, die ihr während einer Visite in extrem grober Weise widerfuhr:

» Die meisten haben es nicht gewußt. Ich hab mir's gedacht. I hab immer Angst habt, daß i mitkomm, von einem Transport zum andern. Der Direktor war ein Mensch, so barsch, er war so wegwerferisch zu den Pfleglingen. Wir haben mal geklagt, daß die Kartoffeln so schwarz seien. Da hat er gesagt, das taugt für euch, ihr seid nicht mehr wert. Uns hat das schon aufgeregt, direkt einem ins Gesicht sagen. Das ist doch allerhand. «

Von einer andern Taufkirchener Patientin, Anna O., stammt eine sehr plastische Schilderung gemeinsamen Davonlaufens und Sich-Versteckens mit Hilfe der Schwestern:

» Wir haben immer so Angst gehabt. Wir haben bissel was gehört, daß die SS die Leut ins Auto geschmissen hat ... Wir waren schon lange gefaßt, daß mal irgend jemand kommt. Da hab ich gehört, daß Kontrolle ist. Da sind wir durch den Wald, sind umeinand gelaufen, weil wir nicht gewußt hatten, wohin. Dann sind wir in eine Sandgrube geflüchtet. Von da haben wir beobachten können, ob das Auto weg ist oder nicht. Als dann die Schwestern kamen, sie zu holen, haben viele gleich wieder das Laufen angefangen ... In den Scheunen haben wir uns ein paar Mal versteckt. Das Odelloch haben wir uns ausgesucht, da wär niemand runtergestiegen ... Wenn wir ein Auto gesehn haben, sind wir schon wieder gesprungen. Man hätt aber heim auch nicht können, die haben's von den Häusern rausgeholt. Man war nirgends sicher. Wir haben nimmer gewußt, wo aus und wo ein. Wir haben mindestens drei Wochen nicht mehr schlafen können vor lauter Angst. – Sowie ein Auto kam, rief die Oberin: Auf, marsch, versteckt's Euch. Wenn einer kommt, nicht stehen bleiben. «

Dieselbe Panik unter den Kranken, noch eindrücklicher in der Affektkontur, schildert eine Schwester:

» Weil's immer schon Ahnung gehabt haben. Das ist durchgesickert. Wie die damals kommen sind am Josefitag, da sind's ganz dick hinauf in die Sandgruben, was hat laufen können, 25, 30 schon. Geweint haben's, zittert haben's, sind kniet in der Sandgrube. Sobald jemand im Auto kam, haben's sich forchten. Wir selber haben dann die genommen, die weniger sich helfen konnten, so richtige Depper, die haben wir auf den Speicher nauf und abgeschlossen und ins Kloster, weil wir gemeint haben, da gehen's nicht nach. Wie die Herren fort waren, haben wir sie wieder nunter. «

Auch von draußen durch die geschreckten Angehörigen kam Unruhe herein:

» Die Angehörigen haben die oft so närrisch gemacht. Die einen haben ihre Leute rausgeholt, die andern haben gesagt: Schwester, helfen's zu. Alle, die so kommen sind, hatten Angst. Wenn jemand eingeliefert worden ist: Aber gelt Schwester, umgebracht werden's bei Euch nicht? Damals sind soviel Leut ins Büro kommen. Da haben wir eine Zeitlang keine Zugänge gehabt. Da haben's niemand geschickt. Da haben wir oft gesagt, die Leut haben Angst, die geben niemand mehr rein. **«**

Während Davonlaufen und Sich-Verbergen vor den Inspekteuren zum Teil gelenkt wurden und bei aller Panikbereitschaft im gemeinsam überstandenen Abenteuer endeten, muß die Angst beim Abtransport, sofern seine Bedeutung auch nur geahnt wurde, unbeschreiblich gewesen sein. Obwohl die Fahrt in der Regel nicht mit den schon äußerlich furchterregenden Todeswagen der »Gemeinnützigen« angetreten wurde, vielmehr im normalen Bus, bei Tage, unter humanen Umständen, und das Ziel nur erst die Sammelanstalt war, spielten sich im ein und andern Fall erschütternde Szenen ab, ob aus Abschiedsschmerz, ob aus Todesahnung, niemand weiß es. Fortmüssen aus der heimatgewordenen Anstalt, die man Tag um Tag, Jahr um Jahr nicht verlassen hat, ist furchtbar genug. Doch wer könnte sich mit dem Gedanken beruhigen, daß die Sich-Sträubenden und Flehenden, die großenteils Todeskandidaten waren, ihr Kreuz nicht geahnt hätten:

» Man war mit denen so verwachsen, man hat die Leut so mögen. Manche waren jung reingekommen. Geweint haben wir halt. Die eine hat gar so gejammert. Die hat recht geschrieen. Die gute Martha, die haben wir nicht gern hergeben. Ich seh es heut noch, wie wir rumstanden um den Omnibus. Die einen haben geweint. Es war furchtbar. Theres, die hat's gespannt, daß was ist, die hat soviel geschrieen: ›Lat mi da, lat mi da!‹ **«**

Die Tragödie von Taufkirchen steht nicht einzig da. Auch in Ursberg haben sensible Pfleglinge das Undurchsichtige, Unheilbringende der Beauftragten gespürt. Rundheraus soll eine Kranke in Gegenwart der Schwester (Bericht April 46) erklärt haben: »Da ist wieder einer, wo wir wegkommen, wo wir umgebracht werden.« Auch in Ursberg gab es Tränen auf seiten der Zurückbleibenden, Wehklagen auf seiten der Abfahrenden bei jenem »gewalttätigen« Abschied:

» Manche haben sich hingehängt an die Schwester, die Schleier abgerissen. Das war furchtbar. Wenn man sich auch noch so beherrscht hat. Die haben direkt geahnt und gemerkt, was los ist. Wir haben ihnen die Sakramente geben lassen. Es war fürchterlich, unbeschreiblich ... Bei den Mädchen war es ganz arg. Die fühlten instinktiv, daß ihnen nichts Gutes bevorstand. Die haben direkt geschrieen und geweint. Die Pflegerinnen und Ärzte hatten selbst geweint, ob der Szene des Abschieds ... Das war was Herzzerreißendes. Die meisten hatten es wenn auch nicht gewußt, doch geahnt, was da kommen könnte. Schon der gewalttätige Abschied von der Anstalt, wo sie doch daheim waren. Der Albert B. ist in die Knie gesunken. Den haben wir direkt aufheben müssen ... Die meisten haben geweint. Der A. hat geschrieen. Der kleine 15jährige St. hat von dem Moment an keinen Bissen mehr gegessen, war leichenblaß. Der hat kein Wort mehr gesprochen, einen nicht mehr angeschaut. **«** (Bericht einer Ursberger Schwester im April 1946)

Im Tatbestand ergibt Schmerz und Bangen beim Abtransport Inkaufnehmen der Todesangst resonanzfähiger Kranker. Aus dem sensiblen, wach und mißtrauisch gewordenen Pflegebefohlenen klagt ein Gesicht, welches, stellvertretend für die Indolenten und Horizontlosen, den Abgrund schaute.

Es fällt nicht ins Gewicht, daß arglose »Deppen«, von den Schwestern in Sicherheit gewiegt, den Transport als Abwechslung nahmen. »Einige waren so, die hatten recht Freud. Wir haben ihnen vorgesagt, Ihr dürft eine Reise machen, Ihr kommt wohin, wo's recht schön ist, – damit wir uns leichter taten.« Schließlich sind auch ihre blinden Freuden ebenso wie jene Angst und Panik situative Dokumente dafür, daß die Verschleppten weder »geistig tot« noch gnadentodsüchtig, vielmehr voller Lebenswillen waren.

▪▪ Treuherzige

Neben den Geängstigten hatten die Anhänglichen und Biederen, intellektuell meist leicht Debile, ihren Platz im Herzen der Pflegepersonen. Bei der gemeinsamen Durchsicht von Listen und Namen – man hatte Frühjahr 1946, als ich die karitativen Anstalten aufsuchte, fast alle Opfer noch gut im Gedächtnis – zeugten spontane Äußerungen des Bedauerns und des Ingrimms immer wieder für die menschliche Qualität vieler Verschollener:

O., Anna, »die hat uns sehr leid getan, hat auch sterben müssen. Um die jammert Schwester heut noch. Wenn wir's gewußt hätten, wir hätten's nicht nauf ... L., Anna, ist ein braves Fräulein gewesen. Das haben wir nicht verstehen können. E., ..., wir hätten sie nicht hergeben. Schwachsinnig war sie, aber ...« (Paulus-Stift)

H., Sepp, »... war Unteroffizier. Durch eine Verschüttung im Kriege ... Doch fest gearbeitet, sehr leid getan ... ihn immer geschätzt ... es waren schon ein paar Krieger dabei ...« (Attl)

G., Adolf: »... in anfallsfreien Zeiten gut gearbeitet, ordentlicher Mensch gewesen« ... K., Georg: »intelligenter Bursche, hat sogar englisch können, bloß Anfälle gehabt, war gar nicht verändert ... Leute, denen man die Erkrankung gar nicht anmerkte.« (Ecksberg)

Nach diesen Zeugnissen sind Menschen mit kleinen Fehlern, Menschen wie tausend andere, solche, die man wegen ihrer Treuherzigkeit nicht aus dem Gedächtnis verlor, im Zuge der Gnadentodaktion umgebracht worden. Zwar könnte man einwenden, diese so günstig beurteilten Pfleglinge seien post mortem aus persönlichen Bindungen verklärt und ihre Qualitäten überschätzt worden. Doch besteht bei dem positiven Tenor so vieler Berichterstatter kein Zweifel, daß die Verhaltensweise zahlreicher Debiler lobenswert war, davon abgesehen, daß auch ihr geistiges Niveau annähernd dem Normalzustand entsprach oder infolge musterhafter Anpassung an die Forderung des Tages nicht nennenswert abfiel. Die Tatsache, daß ordentliche, speziell brauchbare, ja hypersoziale Menschen mit in die Todesmühlen gerieten, ist die Quittung eines Auslesesystems, welches es nicht für nötig hielt, die charakterliche Bewährung in die Waagschale zu werfen. Freilich wäre mit Einführung des menschlichen Moments das groß angelegte Erfassungsprogramm praktisch zusammengeschrumpft.

▪▪ Kindische

Anders sieht das Portrait aus, welches im Fall schlecht erinnerter Imbeziller aus Durchschlägen Ecksberger Meldebogen (s. S. 37 f) sich formt: auf primitive Bedürfnisse eingeengt, ungezügelt in Antrieb und Reaktion, trist, geistlos, kindisch. So unergiebig die Psychologie höherer

Schwachsinnsgrade an sich ist, die vom Pflegepersonal angefertigten Skizzen sind obendrein recht unvollständig. Was auf den Originalbogen an Zeichen und Hieroglyphen vielleicht hinzugetan wurde, ändert nichts an der Unzulänglichkeit der Begutachtungsgrundlage. Als stereotype, in keinem Fall näher erläuterte Diagnose steht Imbezillität obenan. Es handelt sich um 30 Frauen und 33 Männer (14 Debile, 44 Imbezille, 5 Idioten), die 1941 in Schüben aus Ecksberg abtransportiert worden waren.

Um zu zeigen, was außer Diagnose und außer spärlichen Beschäftigungshinweisen als sog. »Hauptsymptom« für den Aufbau der Gutachten über Leben und Tod genügte, bringe ich je zehn psychische Befunde über weibliche und männliche Patienten, einmal die ersten, dann die letzten nach dem Alphabet.

Frauen:
1. Läppisch, geschwätzig, flatterhaft, launenhaft, sehr reizbar.
2. Erregungszustände. Unverträglich, streitsüchtig.
3. Wenig orientiert, etwas lesen und schreiben, streitsüchtig, zänkisch.
4. ... momentane Beklommenheit.
5. Hat störrische Zeiten, schreit und stampft, spielt am liebsten mit Puppen.
6. Schnell reizbar und ausfallend, unverträglich.
7. Mager und blaß, lenksam, verträglich.
8. Launisch, sehr empfindlich ... folgt nicht. Muß durchaus schonend behandelt werden.
9. Gutartig und lenksam.
10. Gereizte Stimmung, aufgeregt, sehr unverträglich, männersüchtig.

Männer:
24. Läppisches, heiteres Verhalten, zeitweise erregt und bösartig.
25. Neigung zu Aggressivität und asozialen Handlungen (Stehlen, Lügen). Unordentlich im Äußeren, unsauber, unrein mit Kot und Urin.
26. Gutmütig, folgsam, doch leicht reizbar. Zeitweise wahnhafte Vorstellungen und psychisch verändert.
27. Schüchtern, verschlossen, Gedankenablauf verlangsamt, Auffassungsgabe herabgesetzt. Unbeständiger Charakter.
28. Etwas ängstlich und scheu, gutmütig und folgsam.
29. Etwas umständlich und eigensinnig.
30. Ist zugänglich und von läppisch heiterer Stimmung, Verständigung wegen seiner Schwerhörigkeit nur in geringem Umfang möglich. Geschwätzig, zeitweise unverträglich und reizbar. Ziemlich eigensinnig.
31. Gutmütig, kindisch. Auffassungsvermögen sehr gering. Zeitweise unrein.
32. Zeigt keinerlei geistige Interessen. Reizbar und launisch.
33. Schwachsinn, krüppelhaft.

Bei diesen ungelenken Darstellungen überwiegt der Gesichtspunkt der Anpassung ans Anstaltsmilieu – nicht immer ein Gradmesser der Anpassungsfähigkeit überhaupt und kein Prüfstein des Menschen. Sieht man von Werturteilen (»geschwätzig, flatterhaft, männersüchtig«) ab, so entsteht mit ein paar Verhaltensweisen: lenkbar-störrisch, stumpf-reizbar das Bild einer in ihren Temperamenten zwar unterschiedlichen, doch geistig ungeprägten, menschlich unpersönlichen, trist-primitiven Schar. Daß aber die 40jährige Puppenspielerin (Nr. 5), die trotz rechtsseitiger Behinderung durch spinale Kinderlähmung »geringfügige Hausarbeiten verrichtete (Schuhe putzen, Wasser holen, Gemüse einputzen)«, oder daß der unreinliche, 53jährige

Dieb und Lügner (Nr. 25), »der nicht mehr viel arbeiten konnte, zeitweise beim Maurer behilflich« war, oder daß der 38jährige Launische, Interessenlose, der »einfache Hausarbeiten unter Aufsicht« machte (Nr. 32), daß diese drei am schlechtesten Beurteilten »geistig tot« oder wegen irgendwelcher Qualen erlösungsbedürftig waren, ist nicht der Fall. Auch im negativen Verhaltensmosaik steckt Leben, wenngleich das dumpfe, plumpe, unverständige Leben der Imbezillen.

▪▪ Diagnostisch Stigmatisierte

Körperbehinderte. Krüppelhaften Pfleglingen, diesen sichtbar Stigmatisierten, fehlte der Ausgleich durch Charakterisierung ihrer menschlichen Qualitäten, wie das im Gespräch mit dem Gutachter hätte geschehen können, ganz besonders. Daß sie überhaupt als Gruppe sich herausheben, ist der Empörung der referierenden Schwestern (1946) zu verdanken, deren Tonfall, sobald die Namen vorwiegend Körperbehinderter an der Reihe waren, ins Anklägerische umschlug:

B., Ludwig: »... ganz normal geistig, nur die Füße gelähmt.« B., Frieda: »... geistig normal. Das ist doch unerhört.« S., Xaver: »... ganz geweckter Mensch, hat bloß nicht gut gehen können.« (Schönbrunn)

F., Harry: »... war ein Grippekranker, körperlich behindert, aber geistig normal.« R., Theres: »... grippekrank, körperbehindert, geistig gut.« (Taufkirchen)

Z., Barbara: »... krüppelhaft durch Gicht.« (Neuötting)

Zwei der »ganz geweckten« Schönbrunner, der eine gehbehindert, der andere an den Beinen gelähmt, waren trotz ihrer Schäden voll beschäftigungsfähig. Hier war Krüppelhaftigkeit, wie man annehmen muß, der Hauptgrund, wenn nicht der einzige Grund der Selektion. Daß die Körperbehinderung bei der Entscheidung tatsächlich eine Rolle spielte, läßt sich an zwei Ecksberger Meldebogensdurchschlägen wahrscheinlich machen:

1. B., Georg »(Diagnose) Schwachsinn, krüppelhaft. (Hauptsymptome) – – (Vorwiegend bettlägerig?) nein. (Kriegsbeschädigung?) nein (Bei Schwachsinn: debil?) debil (imbezill) – – (Idiot) – – (Art der Beschäftigung) ist dauernd in der Holzhütte beschäftigt. (Ist mit Entlassung demnächst zu rechnen?) nein.«

2. R., Anna »(Diagnose) Schwachsinn. (Hauptsymptome) Wirbelsäule verkrümmt, Gang schwerfällig, chron. Herzleiden. Bei guter Behandlung lenksam. Mimosenhaft empfindsam, ungesellig. (Vorwiegend bettlägerig?) nein (Sehr unruhig?) nein (in festem Haus?) nein (Körperlich unheilbares Leiden?) nein (Bei Schwachsinn: debil) debil (imbezill) – – (Idiot) – – (Art der Beschäftigung?) ist dauernd im Bügelzimmer beschäftigt. (Ist mit Entlassung demnächst zu rechnen?) nein.«

An sich war der Schwachsinn der beiden, obschon leichten Grades (Debilität), ein hinreichender Selektionsgrund. Doch fällt auf, daß die Arbeitsleistung – beide Pfleglinge waren unentwegt tätig, der Mann als Holzarbeiter, die Frau als Büglerin – in diesen Grenzfällen nicht positiv veranschlagt worden ist. Sollten des Holzarbeiters Krüppelhaftigkeit sowie der Büglerin verkrümmte Wirbelsäule und schwerfälliger Gang die Waage zum Ausschlag gebracht haben? Wir wissen es nicht. Wenn aber Grundsatz und nicht pure Willkür herrschte, dann kann es kaum anders gewesen sein, dann hat letzten Endes eine kleine Skelettverformung, ein

Schönheitsfehler, die beiden das Leben gekostet. Ähnlich erging es zehn Ursberger Taubstummen. Fast alle tätig, waren einige leicht schwachsinnig, andere – ihrem Arbeitsgeschick nach zu schließen – intellektuell normal begabt. Bei derart aufnahme- und ausdrucksbehinderten Patienten ist der Nachweis leichten Schwachsinns naturgemäß besonders diffizil, so daß im Zweifelsfall der Tatbestand des Gehörs- und Sprachschadens um so schwerer gewogen haben dürfte. Da konnte der Schimmer einer geistigen Schwäche genügen, um trotz allen Fleißes getötet zu werden. Wer als Taubstummer oder als Krüppelhafter länger als fünf Jahre (Merkblatt Nr. 2) in Pflegeanstalten untergebracht war, schwebte ohnehin in Lebensgefahr.

Defektschizophrene. Weil Krankenblätter beim Transport mitgegeben wurden, die Karteikarten nur psychiatrische Stichworte enthalten und die Erinnerungen der Pfleger und der Pflegerinnen bis auf grobe Verhaltenskonturen doch schon verblaßt waren, ließ sich über die aus Eglfing und Gabersee abtransportierten Geisteskranken nur wenig an Physiognomie erfahren. Ihre innere Biographie und ihr Wesen sind unrekonstruierbar dahin. Ein Blick auf die Aufenthaltsdauer zeigt, daß die Mehrzahl der verschleppten Schizophrenen Pflegefälle waren. Unter 726 Schizophrenen einschließlich Schizophrenie-Verdächtigen und Involutionspsychotikern waren weitaus die meisten länger als fünf Jahre verwahrt. Den auffälligen Sprung bei der Fünfjahresgrenze (s. Tabelle) markiert die Merkblattrubrik für Verweildauer.

Aufenthaltsdauer Schizophrener	Frauen	Männer	insgesamt
länger als 10 Jahre	214	193	407
länger als 5 Jahre	120	139	259
kürzer als 5 Jahre	36	24	60
	370	356	726

Beseitigt werden sollten also die Defektkranken, d.h. antriebsgestörte und autistische Patienten oder in der Sprache des nationalsozialistischen Anstaltsdirektors: »... die völlig Verblödeten, gänzlich Asozialen, absolut pflegebedürftigen chronischen Zustandsbilder«, »die nicht mehr in die menschliche Gesellschaft zurückgeführt werden können«. Sachlich ist diese total negative Feststellung korrekturbedürftig. Erstens muß langes Kranksein gerade bei Schizophrenen nicht Verlust der Arbeitsfähigkeit bedeuten. Im Gegenteil, viele Defektkranke sind unter Anleitung leistungsfähig. Außerdem pflegen Schizophrene trotz jahrelanger Psychose nicht zu verblöden. Manche sind innerlich bewegt, andere auch für äußere Vorgänge empfänglich. Chronisch Wahnkranke – einer lebte im icherhöhenden Wahn, König von Bayern zu sein – aus ihrer sie gefühlspositiv oder -negativ ausfüllenden Welt herauszureißen, wäre, falls die Absicht, »geistig Tote« auszumerzen, dahinterstünde, barer Unsinn. Schließlich ist die Prognose auch bei jahrelanger Krankheitsdauer nicht allemal schlecht (s. S. 33). Von verschiedenen Seiten her, von der Arbeitsfähigkeit, vom inneren Erleben, von der Unberechenbarkeit des Verlaufs, auch von der potentiellen Therapie (s. S. 33) her war die Abstempelung von Defektschizophrenen als völlig Verblödete, gänzlich Asoziale ein Verfahren, in welchem des rassenhygienischen Postulats wegen die Diagnose alles, der Mensch nichts war.

Senil Demente. Auch bei Senilen blieb über der Feststellung von Unreinlichkeit und Verwirrtheit unbeachtet, wer sie waren, und was sie als menschliche Ruinen noch zu sein vermochten. Eilfertig hatte man »unter den Gemeldeten eine große Anzahl körperlich und geistig

Siecher erfaßt, bei denen dieses Siechtum eine Folge ihres fortgeschrittenen Alters ist« (Schreiben vom 15. Januar 1940). Doch kam die Zurücknahme dieser Ausrottungssparte selbst für den Eglfinger Anzeigeschwung zu früh. So kurz war die Zeit zwischen Meldung und Revision der Richtlinien, daß nur acht Altersgeistesschwache beseitigt werden konnten.

Wenn trotzdem siebenundzwanzig über 70jährige, zwei über 80jährige getötet wurden, so handelte es sich um altgewordene Anstaltsinsassen. Die Hausälteste unter ihnen, die 66jährige St., Maria, hatte 46 Jahre lang ununterbrochen in Eglfing gelebt. Sie war dem letzten Karteieintrag zufolge eine »läppisch-kindisch schwachsinnige Kranke, meist harmlos und gutmütig, zeitweise erregt, verwirrt, von eigenartiger Unrast. Seit 1931 mit einfachsten Arbeiten beschäftigt.« Freilich wäre sie voraussichtlich auch für den Rest ihres Lebens pflegebedürftig geblieben, aber hätte sie, eine gutmütige Alte, mit ihren kleinen Verrichtungen nicht statt des Gnadentodes das Gnadenbrot verdient? An zweiter Stelle steht ein Mann mit 41jährigem Anstaltsaufenthalt, der noch im 71. Lebensjahr den Gang ins Inferno antreten mußte.

▪▪ Soziologisch Geächtete

Kriminelle. Keine Frage, daß von Eglfing aus auch »kriminelle Geisteskranke« (Merkblatt, Gruppe 3) gemeldet wurden. Einen Kommentar zu dieser Rubrik gab es nicht. Bei welchen und ab wieviel Verbrechen ein Kranker sein Leben verwirkt hatte, blieb offen. Die dürftigen Straftatsparten im Meldebogen (»eingewiesen nach § 42 ... Delikt ... frühere Straftaten«) sagen darüber nichts. Ebenso war es Ermessenssache, ob man den Begriff Geisteskrankheit rein psychiatrisch oder juristisch in Anlehnung an die Strafausschließungsgründe des § 51 StGB gebrauchen sollte. Die wahre Rechtsunsicherheit, ja Rechtsverhöhnung bestand darin, daß ein im ordentlichen Gerichtsverfahren für zurechnungsunfähig Erkannter und richterlich in die Heilanstalt Eingewiesener hinterher durch Selektion doch noch seine Strafe und gleich die Todesstrafe erhalten konnte.

Mit der unscharfen Fassung in Merkblatt und Meldebogen war der Keim zu willkürlicher Anwendung gelegt. Typisch für die unheilverstärkende Tendenz der Exekutive ist die zweimalige Eingabe eines Meldebogens, zuerst am 1. August 1941, dann, als nichts erfolgte, mit neu gefaßtem Antrag am 15. März 1943. Der 36jährige Delinquent, um den es ging, war wegen exhibitionistischer Handlungen nach § 42 StGB untergebracht. Er wurde in die Rubrik »kriminelle Geisteskranke« eingestuft, obwohl er nicht geisteskrank war. Als Diagnose steht im Meldebogen »Psychopathie«, auf der Karteikarte »traumatische Hirnschwäche«. Mit der Anzeige eines Psychopathen hat sich der Gutachter rigoros über die Grundkonzeption des Merkblatts hinweggesetzt. Vernichtend heißt es in der Sparte »klinische Schilderung«:

» Hochgradig antisozial, verbrecherisch, ist mehrmals aus der Anstalt entwichen und ausgebrochen, hat Komplotte gegen Personal geschmiedet, uneinsichtig, suizidal-psychopathisch, prognostisch sehr ungünstig. Derzeit ungünstigster Fall der Abteilung, äußerst gefährlicher Ausbrecher ... Wegen seiner Gefährlichkeit isoliert und deshalb nicht beschäftigt. «

Dieses über die Spalten hinweggeschriebene Sündenregister läuft auf der Rückseite des Bogens weiter mit Aufzählung der Vorstrafen, hauptsächlich Bettelei, auch einiger zum Teil gemeinschaftlicher Diebstähle. Den Anfang des Reigens machen Schulversäumnisse. Für 1933 folgt ein Vermerk: »Aus dem Reich ausgewiesen.«

Daß der haltlose, in kleiner Kriminalität gestrauchelte Psychopath auch noch Pflegern und Ärzten Schwierigkeiten machte, war das Letzte. Bei diesem so offensichtlichen Affektgutachten dürften dem nächsten Sachverständigen Bedenken gekommen sein, den Delinquenten nun gleich aus dem Leben auszuweisen. Außerdem war – wahrscheinlich liegt darin der Hauptgrund für sein Davonkommen – die Vernichtungsmaschinerie im August 1941 ins Stocken geraten. Mit dem Patienten hat auch der Meldebogen, an den Absender zurückgegeben, den deutschen Zusammenbruch überlebt, ein seltenes, mit rotem Kreuz und rotem Namenszeichen signiertes Ausrottungsdokument. Auf dem 1943 versandten zweiten Meldebogen – der Durchschlag ist erhalten – liest man den grimmigen Zusatz: »Fall bereits 1941 gemeldet! Gehört ins KZ.«

Die Zahl der abtransportierten Kriminellen war etwas kleiner als im Voranschlag von 1939 vorgesehen (52). Oktober 1940 wurden zwanzig oder einundzwanzig in die »Reichsanstalt« und August 1944 etwa ebensoviele – diesmal »auf Veranlassung des Generalstaatsanwalts« – in ein Konzentrationslager überführt. Doch war das Konzentrationslager, welches Arbeitskräfte brauchte, in der Verläßlichkeit der Ausrottung nicht vergleichbar jener »Reichsanstalt«, welche die ihr zugewiesenen Sicherungsverwahrten sofort und für alle Zeiten verwahrte. Zwei der nach »Dachau« verbrachten »Antisozialen« – einer war jener doppelt Gemeldete – stellten sich nach Kriegsende »zum Abrechnen« wieder vor.

Ihrer Straftat nach gehörten bis auf zwei Ausnahmen, einen schizophrenen Mörder und eine schwachsinnige Brandstifterin, die Oktober 1940 transferierten Personen nicht gerade zu den Kapitalverbrechern. Zur Hälfte handelte es sich um gewöhnliche Sittlichkeitsdelikte (Unzucht mit Kindern, homosexuelle Handlungen u. a.), außerdem um eine Nötigung (»küßte Mädchen ab«), fünfmal um Diebstahl, einmal um Betrug. Hinzu kommen Delikte mit Zeitkolorit. Ein Hirnverletzter »trug unberechtigt Parteiuniform«. Damit hatte er gegen das Heimtückegesetz verstoßen (Gesetz gegen heimtückische Angriffe auf Staat und Partei und zum Schutze der Parteiuniform, 20. Dezember 1934). Ein wegen gefährlicher Körperverletzung zwangsverwahrter Schizophrener hatte einen Polizeibeamten in den Rücken gestochen, als dieser ihn mit Gewalt zur Sterilisation abführen wollte. Ein in der Kartei der Sicherungsverwahrten nicht registrierter Sonderfall war ein 37jähriger jüdischer Hilfsarbeiter. Bei ihm kam zum Unzuchtsverbrechen das Verbrechen, Jude zu sein. Relativ sachlich steht im Meldebogendurchschlag:

>> Angeborener Schwachsinn und Psychopathie. Von klein auf minderwertig und haltlos, jetzt wegen Unzucht mit einem Kinde, begangen in einer Kirche, untergebracht. Äußerlich geordnet, fällt hier nicht auf, kann lesen und schreiben ... arbeitet als landwirtschaftlicher Arbeiter auf dem Anstaltshof. **<<**

Als »kriminelle Geisteskranke« wurden auch potentielle Täter geführt, Kranke, die nichts verbrochen hatten, sondern lediglich aus Besorgnis der Gemeingefährlichkeit polizeilich (Art. 80/11) eingeliefert worden waren. Nach Meldebogenkonzepten wurden drei solche Kriminelle noch am 11. Juli 1944 gemeldet, obwohl sie, 1943 nur einige Wochen untergebracht, längst entlassen waren, und obwohl der »Wert der Arbeitsleistung« bei allen dreien sehr positiv (»geeignet«, »wertvoll«, »gut«) beurteilt wurde. Dieser Kontrast zwischen objektiv fehlendem Tatbestand (kein Delikt) und Anzeigeeifer noch acht Wochen vor Zusammenbruch des Erfassungssystems erscheint symptomatisch für die ins Rollen gebrachte Lawine.

Miterfaßt wurden Strafgefangene oder Internierte, die, während des Vollzugs erst geistig erkrankt, in die Heilanstalt gebracht worden waren, sowie Eglfinger Patienten, deren Psychose den Inhalten und Strebungen nach gefährlich erschien. Zu den »Politischen« zählten ein aus dem Konzentrationslager Dachau Eingelieferter, früher Mitglied der Kommunistischen Partei,

ferner eine Frau, die der sozialistischen Arbeiterfürsorge angehört und eine vierjährige Zucht-
hausstrafe wegen Verleitung zum Hochverrat abgebüßt hatte. Die Diagnose Schizophrenie war
bei ihr fraglich. Doch war sie, was subtile Klärung überflüssig machte, Jüdin. Einem Patienten
wurde durch Stimmen »einsuggeriert«, er müsse »den Führer erschießen«, ein anderer war
nach Berlin gefahren, um den »Führer« zu sprechen, eine Kranke hatte sich »vor einem Führer-
erbild auffällig benommen«. Ein alter, übrigens nicht geisteskranker Zuchthäusler, »liebäugelte
mit der Idee eines Attentats« gegen Hitler.

Während es Ermessenssache war, Kriminelle, die nach der Verurteilung geistig erkrankt
waren, oder Geisteskranke mit politischen Ambitionen zu selektieren, ging die Anzeige ver-
brecherischer Psychopathen auch objektiv über die Richtlinien des Merkblattes hinaus. Von
fünfzehn ins Nichts transferierten Eglfinger Psychopathen, zwölf Männern und drei Frauen,
mögen fünf als Langverwahrte (Merkblatt Nr. 2) registriert worden sein. Die Jüdin fiel unter
Nr. 4 des Merkblatts. Absolut regelwidrig aber wurden die restlichen, weder geisteskranken
noch geistesschwachen neun Personen, meist Sicherungsverwahrte (§ 42 StGB) oder Gemein-
gefährliche (Art. 80/11), in den Strudel hineingerissen.

Daß kriminelle Psychopathen von der Praxis her nach dem Modell »kriminelle Geisteskranke« erfaßt wurden, war zwar Willkür, doch folgerichtig. Wer den asozialen Geisteskranken vernichtet, macht – wie das Eliminierungsprogramm vorexerziert hatte – vor dem antisozialen noch weniger Halt. Vom gesellschaftsfeindlichen Psychotiker wiederum ist es nur
ein Schritt zum gesellschaftsfeindlichen Psychopathen usw. Zur Assoziation Verbrechen und
Geisteskrankheit kam die Vorstellung vom psychopathischen Anlageverbrecher, welcher, aus
seinem abnormen Charakter heraus des Rückfalls verdächtig, prophylaktisch beseitigt werden
sollte.

Jüdische. Für jüdische Pfleglinge ganz Bayerns war Eglfing-Haar Sammellager. Die Konzentrierung geschah auf Grund eines Reichs- und eines Landesministerialerlasses:

» Der Reichsminister des Innern hat mit Erlaß vom 30. August 1940 angeordnet, daß die Juden
in einer Anstalt untergebracht werden. Zur Durchführung dieses Erlasses ordne ich an, daß
alle Juden am 14. September 1940 in die Heil- und Pflegeanstalt Eglfing-Haar bei München
zu verbringen sind. Für diese Maßnahmen kommen nur Volljuden deutscher und polnischer
Staatsangehörigkeit sowie staatenlose Volljuden in Frage. Juden anderer Staatsangehörigkeit
(auch Protektoratsangehörige) sind ebenso wie Mischlinge ersten und zweiten Grades in diese
Aktion nicht einzubeziehen. «

So unglaublich es klingt, man wollte »arischen« Geisteskranken nicht zumuten, mit jüdischen
zusammen zu sterben, geschweige denn zusammen zu leben. Rundheraus begründete der Anstaltsdirektor den Abtransport mit der Notwendigkeit »der Arisierung aller öffentlichen deutschen Irrenanstalten«:

» Die Verlegung ist nicht nur gesetzlich in Ordnung, sondern sie war meines Erachtens auch
vollkommen berechtigt, nachdem sich die arischen Kranken und das arische Pflegepersonal
wiederholt geweigert hatten, mit jüdischen Kranken in einer Abteilung beisammen zu sein und
verpflegt sein zu müssen. « (Brief an Frau B. vom 12. Dezember 1940)

Hand in Hand mit der makabren »Arisierung« auf den Absterbeetat gesetzter Geisteskranker
ging die Absicht, aller jüdischen Pfleglinge, wie immer ihr Zustand war, mit einem Schlag hab-

haft zu werden. Andernfalls hätte man von Fall zu Fall achtgeben müssen und dabei riskiert, daß der eine oder andere mit dem Leben davongekommen wäre.

Eglfings Bestand an jüdischen Pfleglingen (vierunddreißig Patienten im September 1940, vierzig im Oktober 1939) war im Verhältnis zur Größe und Lage der Anstalt dicht bei München auffallend niedrig, teils infolge Abschreckung durch die Rassenkampagne des Hauses, teils infolge Aussperrung durch den Direktor: »Juden kommen nicht in meine Anstalt.« Als dann im September 1940 hundertsechsundfünfzig bis hundertsechzig Juden allein und in Gruppen eintrafen, wurden sie in zwei Häusern der Anstalt, lediglich nach Geschlechtern getrennt, ohne Rücksicht auf ihren Zustand – Erregte, Stumpfe, Sieche, Imbezille und intellektuell Normale – zusammengepfercht.

Nach Bericht eines Pflegers, der sich eine Privatliste mit neunundsiebzig Namen angelegt hatte, waren viele ältere Herren darunter, ein Stadtrat aus dem Rheinland, Kaufleute, Rechtsanwälte, ein Bekannter von Thomas Mann. »Geistig hat man sich sehr gut mit ihnen unterhalten können.« »Ein komisches Gefühl, daß mit uns nichts Gutes geschieht«, hatte Herr B. aus Neufriedenheim. Verloren war auch »ein Bub aus Gmund«, dessen Eltern in England Schutz gefunden hatten. Und es waren gebrechliche »alte Damen« darunter, »die ... gefahren werden mußten«. Näheres wußte niemand. Es gelang nicht einmal, ein lückenloses Namensverzeichnis aufzustellen. Kein Pardon wegen Alters oder Wehrdienstes oder Arbeitsfähigkeit, geschweige denn der Diagnose wegen. Alleintotmachend war das Stigma der Rasse.

Nicht zufällig traf ein Auftrag des Reichsinnenministeriums an die Tobis-Filmkunst, »Filmaufnahmen für wissenschaftliche Zwecke in den Heil- und Pflegeanstalten zu machen« (August 1940), mit der Konzentrierung der jüdischen Pfleglinge zusammen. Schwachsinnige wurden in den wenigen Tagen ihres Eglfinger Aufenthalts schnell noch als Vertreter ihrer Rasse, als »Abschaum der Menschheit« gefilmt. »Einige typische Juden haben unter dem Film sprechen müssen, mit den Händen deuten müssen« (Aussage eines Pflegers).

Bereits am 20. September 1940 – gut 14 Tage nach der Entschließung des Bayerischen Innenministeriums – wurden die jüdischen Kranken in eine imaginäre »Reichsanstalt« verlegt, deren Anschrift etwa mit dem Namen »Cholm, Post Lublin« abgestempelt war. Das Operieren mit unerreichbaren oder nicht existenten Anstalten hatte seinen Grund. Schon im Schreiben des Innenministeriums vom 4. September war die Klärung der Kostendeckung besonders auffällig behandelt. Nach dem Abtransport nahm die »gemeinnützige« Krankentransport GmbH es auf sich, die finanziellen Belange jener ominösen Häuser zu vertreten, die Adressen der Kostenträger zu übermitteln und auf Drängen der selber so stummen Verwaltungen um schnelle Begleichung der Forderung zu bitten:

» Wir haben es unternommen, für die durch uns ins Generalgouvernement verlegten jüdischen Kranken den Aufnahmeanstalten den für jeden Kranken zuständigen Kostenträger mitzuteilen ... Außerdem bitten wir mitzuteilen, welcher tägliche Pflegesatz zuletzt in Rechnung gestellt wurde. Da die Anstalten sehr auf Erledigung drängen, wären wir dankbar, wenn Sie uns die Angaben möglichst bald herreichen würden. « (Brief vom 1. April 1941 an die St. Josefskongregation Ursberg)

Es machte nichts, wenn der polnische Anstaltsort sein Postscheckkonto in Berlin hatte. Den Liquidationen war im Zuge der Abrechnung gleich die Sterbeurkunde beigelegt.

Eine Rechnung mit dem Aufdruck Cholm, Post Lublin, vom 7. Mai 1941 an die St. Josefskongregation Ursberg hat folgenden Wortlaut:

>> Der jüdische Geisteskranke Josef Israel St., geb. 27. April 1923, befand sich seit dem 22. September 1940 in unserer Anstalt und ist am 22. Januar 1941 hier verstorben. Wie uns die gemeinnützige Krankentransport-GmbH, Berlin, mitteilt, haben Sie bisher die Pflegekosten einschließlich aller Nebenkosten getragen. In unserer Anstalt sind entstanden: Pflegekosten vom 22. September 1940 bis 22. Januar 1941 = 123 Tage à 3,– RM = 369,– RM, Einäscherungskosten 65,– RM, insgesamt 434,– RM. Wir bitten, diesen Betrag möglichst bald unter Angabe unseres Geschäftszeichens auf unser Postscheckkonto Berlin Nr. 17050 zu überweisen. Eine Abschrift der Sterbeurkunde liegt bei. <<

Niemand wird glauben, daß der 17jährige Josef St. – einmal unterstellt, es gäbe eine Anstalt Cholm – dort volle vier Monate verpflegt worden ist. Unter Einäscherungskosten in Höhe von 65,– RM dürften Amortisationskosten für die Anlage des Krematoriums inbegriffen sein. Darum wurden die jüdischen Pfleglinge ins unerreichbare, unkontrollierbare »Generalgouvernement« verschleppt, weil man auf diese Weise den zum Teil wohlhabenden Angehörigen oder den zahlenden Verbänden, die den wahren Todestermin niemals erfuhren, beliebig hohe Rechnungen aufbürden konnte. Hatte doch ein Kranker, Juwelier aus München, »ganz schöne Garderobe, einen Schiffskoffer, eine große Kiste, einen Weidenkorb«. Für Bereicherungsabsichten übergeordneter Stellen spricht die Aussage eines Pflegers, wonach die Effekten und Wertsachen der im September 1940 durchgeschleusten Juden der Vorschrift zuwider nicht eigens registriert zu werden brauchten.

- **Reibungsloser Abtransport**

Beim Abtransport aus dem Sammelbecken Eglfing bildeten chronisch Geisteskranke die leicht dirigierbare Masse. Obwohl alles unpersönlich, mechanisiert, düster ablief, mitten in der Nacht das große Wecken war, es keine Abschiedsszene, kein Interimsziel gab, wie bei den Übergangsverlegungen aus den karitativen Anstalten (s. S. 43 f.), und obwohl die aufs Schulterblatt laut Namensliste geklebte Nummer große Unruhe hervorrufen konnte, leisteten namentlich die Schizophrenen, autistisch und unfähig, sich zu verbünden, keinen Widerstand. »Die Unsicheren haben Injektionen bekommen. Renitente, die kriminell waren, Morphium« (Bericht eines Pflegers). Somit hatten die Abholer – »Männer in weißen Kitteln, weißen Hosen und SS-Stiefeln«, »Schwestern ... auffallend große Frauenzimmer, brutal und energisch im Ton« – leichtes Spiel. Man trieb die Kranken in den einzigen, hinten befindlichen Einstieg der grauen, schwarzfenstrigen Busse. Der Geistliche, der ungerufen die Krankenräume nicht betreten durfte, erteilte aus der Ferne die Sakramente. Alles weitere übernahm die »Gemeinnützige«. Das Bild der Frauenzimmer, durch die Erinnerung vielleicht vergröbert, spiegelt den Schrecken über den Einbruch der als Pfleger und Schwestern getarnten Schergen. Anonymität und Verstecktheit waren Methode. So hatte der Transportführer Vorberg unter Umkehrung der Vor- und Hauptsilbe seines Namens sich spitzfindig das Pseudonym Hintertal zugelegt.

- **Statistische Ergebnisse:**
- **Die Verlustzahlen**

Das Bild der Transporte nach Eglfing und aus Eglfing heraus ist verworren und stellenweise dunkel. Einige der dorthin verlegten Pfleglinge, die noch nicht begutachtet waren, durften bleiben, andere wurden irgendwann zurückgeschickt, auch nach Hause entlassen, die meisten zusammen mit Eglfinger Kranken in die Endstation »Reichsanstalt« überführt, deren Name oft nur aus lückenhaften Korrespondenzen mit Angehörigen (s. S. 62 ff.) hervorging. Transportlisten waren verbrannt, kurzfristig Durchgeschleuste zum Teil nicht in die Aufnahmebücher eingetragen, Kranken- und Personalakten nicht angelegt, die Jahresberichte entsprechend frisiert. Um so unentbehrlicher waren Erinnerungen und Aufzeichnungen der Pfleger in Verbindung mit den ihrerseits nicht ganz solide gebliebenen Grundbüchern. Zwischen den Eintragungen vom 5. bis 8. Mai 1941 entdeckt man dreizehn Rückdatierungen auf den 21. Oktober 1940, fünf auf den 30. September 1940 und sieben auf den 15. Januar 1941. Hier handelt es sich um Zurückgelassene, Überlebende von drei Transporten (September 1940, Oktober 1940, Januar 1941). Sie wurden als Aufnahmen geführt, nachdem sie schon monatelang verpflegt waren. Durch Vergleiche mit Belegen der Abgabeanstalt gelang es schließlich doch, das Hin und Her der Verlegungen zu rekonstruieren.

Für die ausmerztechnisch angeschlossenen kleineren Anstalten errechnen sich einschließlich der seltenen Direkttransporte, die ohne Zwischenschaltung Eglfings stattfanden, Verlustzahlen, die wie alle diese Zahlen gewissenhaft ermittelt, doch nicht authentisch sind:

Attl (Pflegeanstalt für männliche Geisteskranke)	78
Ecksberg (Kretinenanstalt)	241
Neuötting, Paulus-Stift (Pflegeanstalt ...)	95
Schönbrunn (Pflegeanstalt für geistig und körperlich Erkrankte)	187
Taufkirchen[1] (Oberbayr. Landesfürsorgeanstalt für geistig und körperlich Unbeholfene)	75
Ursberg (Anstalt der St. Josefskongregation für geistig und körperlich Gebrechliche)	100
zusammen	776

1 Diese Landesfürsorgeanstalt ist wegen ihrer ähnlichen Belegung und ihrer Betreuung durch Ordensschwestern etwas eigenmächtig unter die karitativen Anstalten eingereiht.

Für Eglfing selber existiert ein Prospekt vom 15. Januar 1940 über 1119 »Lebensuntüchtige«:

» Die Gesamtzahl der asozialen und antisozialen Geisteskranken in unserer Anstalt beträgt 1119 nach dem Stande vom 15. Oktober 1939 bei einem Gesamtbestand von 2907 Geisteskranken, mit denen die Anstalt am Stichtage belegt war. Es ergibt sich hieraus errechnet der sehr hohe Prozentsatz von 38,5% lebensuntüchtiger Kranker in der Anstalt. **«** (Schreiben an den Regierungspräsidenten mit Durchschlag an das Staatsministerium des Innern)

Dieser Voranschlag konnte wegen Zurücknahme Seniler und wegen des Vergasungsstopps vom Sommer 1941 nicht eingehalten werden. Mit 908 Patienten war das selbstgesteckte Soll um 19% unterschritten. Das Kontingent erhöht sich auch unter Addition eines Kindertransportes nicht erheblich (944 Patienten).

Hinzu kommen 488 Kranke aus der Heil- und Pflegeanstalt Gabersee, die nach ihrer Auflösung am 15. Januar 1941 mit Kranken, Ärzten und Pflegern, Bibliothek und Akten in die Anstalt Eglfing überging. Wegen des Zusammenschlusses sind außer einem ins Grundbuch nicht eingetragenen Transport vom 17. Januar 1941 auch zwei frühere Transporte mitgezählt, welche noch aus Gabersee selbst abgegangen waren. Aus den vereinigten beiden Heilanstalten wurden im ganzen 1396, oder einschließlich der Kinder 1432 Kranke selektiert.

■■ Die Zahl der Beschäftigungsfähigen

Wer diese Unzahl von Vernichtungen aus nur zwei Heilanstalten sich vorzustellen versucht, wird bezweifeln, daß alle diese Menschen sozial völlig indolent gewesen sind. In der Tat kommt man bei Addition jener vielen detaillierten Zeugnisse zu geradezu unglaublich hohen Beschäftigungsziffern.

Die Verluste an Arbeitsfähigen schwanken in den einzelnen Pflegeanstalten beträchtlich, in Attl und Taufkirchen nur ca. 10%, in Ursberg und Neuötting (Paulus-Stift) dagegen 53% bis 55,7%. Die Unterschiede erklären sich in erster Linie aus dem Aufnahmecharakter der Anstalten. Das eine Haus hatte mehr Bettlägerige und Gebrechliche als das andere. Fast ein Drittel der Deportierten aus Attl waren Altersschwache und altgewordene Debile. Wieweit die Differenzen auch auf dem ungleichen Niveau der Arbeitstherapie, auf Subjektivität oder auf imponderabilen Einflüssen der Anstaltsleitung basierten, muß dahingestellt bleiben. Im Schnitt war ein Drittel der aus diesen Häusern Verschleppten beschäftigungsfähig (s. Tabelle unten).

Beschäftigungstabelle
Opfer aus den Pflegeanstalten

	Attl	Ecksberg	Neu-ötting	Schön-brunn	Taufkir-chen	Ursberg	zusam-men
Abtranspor-tierte	78	241	95	187	75	100	776
Beschäfti-gungsfähige	8	79	53	73	8	53	274
Prozentsatz	10,2%	32,7%	55,7%	39,0%	10,6%	53,0%	35,3%

Beschäftigungstabelle
Opfer aus den Heilanstalten Gabersee und Eglfing-Haar

	Gabersee			Eglfing			zusam-men
	Frauen	Männer	Zusam-men	Frauen	Männer	Zusam-men	
Abtranspor-tierte	241	247	488	429	479	908	1396
Vergessene	–	–	–	71	106	177	177
Erinnerte	241	247	488	358	373	731	1219
Beschäfti-gungsfähige							
Anzahl							
weiter Maßstab	185	168	353	–	–	–	528
enger Maßstab	–	–	272	35	140	175	447
Prozent-zahl							
weiter Maßstab	76,7	68	72,3	–	–	–	43,3
enger Maßstab	–	–	55,7	9,7	37,5	23,9	36,6

Etwa dieselben prozentualen Verluste wie die Pflegeanstalten hatten die beiden Heilanstalten Eglfing und Gabersee (35,3% und 36,6%). Im einzelnen sind auch hier die Unterschiede groß. Nach Eglfinger Pflegerberichten, die sich auf jeden einzelnen Kranken erstreckten – allerdings blieben 170 Namen ohne Erinnerungsvorstellungen –, waren nur knapp 10% der selektierten Frauen, dagegen 37% der selektierten Männer imstande zu arbeiten. Zur großen Ökonomie der Anstalt sowie zu Rodungs- und Planierungsarbeiten außerhalb des Geländes wurden mehr Männer als Frauen herangezogen, was, je radikaler die Ausmerze gehandhabt wurde, um so stärker den örtlichen Produktionswert beider Geschlechter spiegeln mußte.

Gabersee hatte unter all diesen Häusern die größte Verlustquote an produktiv tätigen Pfleglingen. In dieser kleineren, abgelegenen, intensiv auf Arbeitstherapie eingestellten Heilanstalt waren die meisten Patienten, Männer wie Frauen, dazu angehalten, irgend etwas zu tun, so daß beinahe zwangsläufig eine Reihe Beschäftigungsfähiger mitselektiert wurde. Im übrigen hatten die Gaberseer Pfleger aus Verbitterung, Kranke *und* Arbeitsplatz eingebüßt zu haben (s. o.), das Verlorene verklärt und bei der ersten Verlustaufstellung einundachtzig nur zeitweilig und wenig Betätigungsfähige mitgezählt. Nach Abzug dieses Überhangs bleiben immer noch 55,7% Gaberseer Kranke, die trotz ihrer Produktivität umgebracht worden sind.

Aus beiden Heil- und Pflegeanstalten wurden vierhundertsiebenundvierzig (36,6%) Pfleglinge mit sozialer Ansprechbarkeit und Anstelligkeit ausgerottet. Diese Zahl ist eine Mindestzahl. Sie würde sich vermutlich erhöhen, sofern den Eglfinger Pflegern nicht einhundertsiebzig Abtransportierte aus dem Gedächtnis entschwunden wären (s. Tabelle).

In allen acht Anstalten waren siebenhunderteinundzwanzig Personen, das heißt ein Drittel aller Liquidierten, den Zeugnissen ihrer Pfleger zufolge durchaus keine Ballastexistenzen. Darunter gab es, was aus Ziffern nicht hervorgeht, ohne Zweifel resozialisierbare Menschen, die sich außerhalb der Anstaltsmauer im geordneten Familienverband, in Heimen nützlich gemacht, wenn nicht allein durchgebracht hätten.

Diagnosetafel I
(Opfer aus den Pflegeanstalten)

	Attl	Ecks-berg	Neuötting (Paulus-Stift)	Schön-brunn	Taufkir-chen	Ursberg	Alle sechs Anstalten
Schizophrenie	17	1	33	29	12	–	92 = 11,8%
Man.-depr. Irresein	–	–	–	–	–	–	1 = 0,1%
Schwachsinn	16	107	26	58	16	43	266 = 34,3%
Idiotie	10	85	14	21	16	35	181 = 23,3%
Epilepsie	17	36	9	45	5	11	123 = 15,8%
Progr. Paralyse	1	–	2	10	2	–	15 = 1,9%
Altersveränderungen	7	–	–	1	6	–	14 = 1,8%
Postenzephalitis	5	2	4	2	2	–	15 = 1,9%
Sonstige neurologische Endzustände	1	–	1	8	–	1	11 = 1,4%
Lues connatalis	–	1	–	6	–	–	7 = 0,9%
Taubstummheit	1	9	1	2	–	10	23 = 2,9%
Paranoide Entwicklungen und dergleichen	–	–	–	–	–	–	
Psychopathie	1	–	2	–	1	–	4 = 0,5%
Diagnose unbekannt	2	–	3	5	14	–	24 = 3%
	78	241	95	187	75	100	776 = 100%

Diagnosetafel II
(Opfer aus den Heil- und Pflegeanstalten)

	Gabersee			Eglfing-Haar			Beide Anstalten		
	Frauen	Männer	Zus.	Frauen	Männer	Zus.	Frauen	Männer	Zusam-men
Schizophre-nie	170	166	336	370	356	726	540	522	1062 = 76,1%
Man.-depressives Irresein	6	2	8	3	3	6	9	5	14 = 1,0%
Schwach-sinn	21	26	47	11	29	40	32	55	87 = 6,2%
Epilepsie	16	28	44	10	29	39	26	57	84 = 5,9%
Progr. Paralyse	9	15	24	15	27	42	24	42	66 = 4,0%
Altersver-änderun-gen	7	–	7	4	4	8	11	4	15 = 1,1%
Postenze-phalitis	3	3	6	3	7	10	6	10	16 = 1,1%
Sonstige neurologi-sche End-zustände	1	–	1	1	1	2	2	1	3 = 0,2%
Lues cerebri und connatalis	–	–	–	6	3	9	6	3	9 = 0,6%
Paranoide Entwicklun-gen u. dgl.	2	–	2	–	–	–	2	–	2 = 0,1%
Chron. Alkoholis-mus	–	–	–	1	2	3	1	2	3 = 0,2%
Psychopa-thie	3	3	6	3	12	15	6	15	21 = 1,5%
Diagnose ungeklärt	2	4	6	–	–	–	2	4	6 = 0,4%
Diagnose nicht ver-zeichnet	1	–	1	2	6	8	3	6	9 = 0,6%
	241	247	488	429	479	908	670	726	1396 = 100%

Diagnosetafel III
(Opfer aus allen acht Anstalten)

	Heil- und Pflegeanstalt Gabersee-Eglfing-Haar	Sechs Pflegeanstalten	Alle acht Anstalten
Schizophrenie	1062 = 76,1%	92 = 11,8%	1154 = 53,1%
Man.-depressives Irresein	14 = 1,0%	1 = 0,1%	15 = 0,6%
Schwachsinn	87 = 6,2%	447 = 57,5%	534 = 24,5%
Epilepsie	83 = 5,9%	123 = 15,8%	206 = 9,4%
Progr. Paralyse	66 = 4,7%	15 = 1,9%	81 = 3,7%
Altersveränderungen	15 = 1,1%	14 = 1,8%	29 = 1,3%
Postenzephalitis	16 = 1,1%	15 = 1,9%	31 = 1,4%
Sonstige neurologische End-zustände	3 = 0,2%	11 = 1,4%	14 = 0,6%
Lues connatalis und cerebri	9 = 0,6%	7 = 0,9%	16 = 0,7%
Taubstummheit	–	23 = 2,0%	23 = 1,1%
Paranoide Entwicklungen	2 = 0,1%	–	2 = 0,1%
Chronischer Alkoholismus	3 = 0,2%	–	3 = 0,1%
Psychopathie	21 = 1,5%	4 = 0,5%	25 = 1,2%
Diagnose ungeklärt	6 = 0,4%	–	6 = 0,2%
Diagnose nicht verzeichnet	9 = 0,6%	24 = 3,1%	33 = 1,5%
	396 = 100,0%	776 = 100,0%	2172 = 100,0%

▪▪ Diagnosetabellen

Instruktiv für die Unschärfe der Direktiven sowie für die Unbedenklichkeit im Auslegen der Direktiven ist ein Querschnitt durch die Selektionsdiagnosen. Bei den Opfern der karitativen Pflegeanstalten überwiegt Schwachsinn mit 57,6%. Davon macht Idiotie als schwerster Grad nicht einmal die Hälfte aus (23%). Es folgen Epilepsie mit 15,8% und Schizophrenie mit 11,8%. Für sich stehen dreiundzwanzig Taubstumme (2,9%), die, als solche nicht anzeigepflichtig, wahrscheinlich unter anderen Diagnosen erfaßt wurden. Die Feststellung »neurologischer Endzustände« ist sowohl in neurologischer wie in psychiatrischer Hinsicht irrelevant (s. Tabelle).

Bei den großen Heilanstalten ergibt sich die umgekehrte Reihenfolge: Schizophrenie 76,1%, Schwachsinn nur 6,2% und Epilepsie 5,9%. Als neu taucht die Rubrik »Chronischer Alkoholismus« auf. Man fragt sich, nach welchem Maßstab die drei Trinker ausgesucht wurden, offenbar ein Sonderbeitrag Eglfings (s. Tabelle).

An Gesamtopfern stellt die Schizophrenie über die Hälfte (53,1%), Schwachsinn ein Viertel (24,5%) und Epilepsie ein Zehntel (9,4%). Der Rest sind Paralytiker, Altersdemente u. a. Die miterfaßten Kriegsverletzten verschwinden unter verschiedenen Diagnosen, zumal unter Epilepsie (traumatischer Epilepsie). Einen extremen, in den Richtlinien nicht vorgemerkten Pol bilden fünfundzwanzig Psychopathen (1,2%), das heißt lediglich im Charakter abnorme Menschen. Vermutlich wurden sie im Netz der Langverwahrten gefangen (s. Tabelle).

Beim Vergleich der Diagnose- und Beschäftigungstabellen fällt eine Parallele von psychiatrischen und sozialen Befunden auf. Nach der Diagnosetafel 1 wurden weit mehr Debile als Idioten getötet. Nach den Beschäftigungstabellen wiederum war der Anteil der arbeitsfähigen Opfer besonders hoch. Weiß man, daß Debile nicht außerstande sind, ihre Körperkraft zu gebrauchen, so resultiert allein aus der Aufteilung der Schwachsinnsgrade eine psychiatrische Bestätigung dafür, daß die vom Pflegepersonal angegebenen Arbeitsqualifikationen bei aller Sympathie objektiv waren.

▪ Die Nachricht

Vom Abtransport bis zum Tod war jegliche Information reichseinheitlich gelenkt, war ausgeklügelt, zu welchem Zeitpunkt, durch welche Stelle und mit welcher Scheinbegründung Verlegungen den Angehörigen mitgeteilt werden sollten.

» Die Benachrichtigung der Angehörigen von der Verlegung erfolgt unverzüglich durch die Aufnahmeanstalt. Sollte in der Zwischenzeit ein Angehöriger bei der Abgabeanstalt anfragen, so antwortet diese, falls ihr der Name der Aufnahmeanstalt noch nicht bekannt sein sollte, der Kranke sei im Auftrag des zuständigen Reichsverteidigungskommissars verlegt worden. Die neue Anstalt werde sich im übrigen alsbald mit den Angehörigen in Verbindung setzen. «
(Rundschreiben des Bayerischen Staatsministeriums des Innern, Nr. 5236/38)

Eine Unklugheit im Plan der Schreibtischstrategen, erst vom Bestimmungsort Nachricht geben zu lassen, wurde, um Anfragen zuvorzukommen, von der Heimatanstalt mit nichtssagenden Zielangaben korrigiert: »in eine andere Anstalt«, »in eine unbekannte Reichsanstalt«, »in eine einfache Pflegeanstalt« oder gar »in eine Pflegeanstalt der gemeinnützigen Stiftung für Anstaltspflege«. Gelegentlich wurde ein vorläufiges Aufnahmeziel auch mit Namen genannt, was kein Risiko war, weil von dort aus gleichzeitig die Post abging, die Kranken würden in den nächsten Tagen weiterverschickt.

» Wir teilen mit, daß Ihr Sohn N. Josef auf Grund ministerieller Anordnung gemäß Weisung des Reichsverteidigungskommissars vorübergehend in unsere Anstalt eingewiesen wurde, aber schon in den nächsten Tagen in eine andere Anstalt des Reiches weitertransportiert werden muß. Es wird gebeten, von Besuchen und weiteren Anfragen sowie Anhersendung von Paketen Abstand zu nehmen, zumal Ihnen von hier aus mehr als das oben erwähnte nicht mitgeteilt werden kann und eine Herreise zum Besuche unter den gegebenen Umständen unnütz sein könnte, weil der Abtransport beim Erhalt dieses Schreibens wahrscheinlich schon erfolgt ist. Über alles weitere werden Sie von der Anstalt, der der Pflegling zugewiesen wird, in tunlichster Bälde unterrichtet werden. « (Niedernhart-Linz, 2. September 1940)

War die Endstation erreicht, so wurde, weil das Versetzspiel nicht ad infinitum getrieben werden konnte, Besuch und Telefon gesperrt, wofür wieder die Reichsverteidigung herhalten mußte.

» Wir teilen Ihnen mit, daß Ihre Gattin Christine B. auf Grund ministerieller Anordnung in unsere Anstalt verlegt wurde.

Besuche können zur Zeit aus mit der Reichsverteidigung in Zusammenhang stehenden Gründen nicht zugelassen und aus gleichem Grunde telefonische Auskünfte nicht erteilt werden. Etwaige eintretende Veränderungen hinsichtlich des Befindens des (der) Patienten(in) oder bezüglich der angeordneten Besuchersperre werden alsbald mitgeteilt. Die durch diese Maßnahme bedingte und notwendig gewordene Mehrarbeit zwingt uns, höflichst zu bitten, von weiteren Rückfragen Abstand nehmen zu wollen. « (Hartheim, 2. Mai 1941)

Die avisierte Veränderung im Befinden war der Tod, welcher nach einem einheitlichen, diagnostisch von Fall zu Fall variierten Schema angezeigt wurde. Auf erfundene Todesursachen folgten Fabulationen über die Notwendigkeit unverzüglicher Einäscherung, wobei die Todesanstalt sich gern als Durchgangsanstalt zur Feststellung von Bazillenträgern tarnte, um die Verbrennung als Desinfektionsgebot ausgeben zu können. Den Schluß bildeten Hinweise auf Urne und Nachlaß. Regelmäßig waren Sterbeurkunden beigefügt. Unterschiede bestanden zur Hauptsache im Ton der Benachrichtigungen. Die eine bürokratisch-unbeteiligt, die andere bigott-beileidstriefend:

» Wir bedauern, Ihnen mitteilen zu müssen, daß Ihre Tochter Maria H. heut um 1 Uhr 35 Minuten infolge Status epilepticus gestorben ist.

Nachdem unsere Anstalt als Durchgangsanstalt für diejenigen Kranken bestimmt ist, die in eine andere Anstalt unserer Gegend verlegt werden sollen und der Aufenthalt hier lediglich der Feststellung von Bazillenträgern dient, deren sich bekanntlich immer wieder solche unter derartigen Kranken befinden, hat die zuständige Ortspolizeibehörde Hartheim, um den Ausbruch und die Verschleppung übertragbarer Krankheiten zu verhindern, im Einvernehmen mit den beteiligten Stellen ... gemäß § 22 der Verordnung zur Bekämpfung übertragbarer Krankheiten die sofortige Einäscherung der Leiche und die Desinfektion des Nachlasses verfügt ... Der Nachlaß des Verstorbenen wird nach erfolgter Desinfektion hier zurückgelegt, weil er in erster Linie als Pfand für den Kostenträger der Anstalt dient ...

Falls Sie die Urne auf einem bestimmten Friedhof beisetzen lassen wollen, – die Überführung erfolgt kostenlos – bitten wir Sie unter Beifügung einer Einverständniserklärung der betreffenden Friedhofsverwaltung um Nachricht ...

Zwei Sterbeurkunden, die Sie zur evtl. Vorlage bei Behörden verwenden können, fügen wir bei ... « (Hartheim, 6. Mai 1941)

» Wie Ihnen sicherlich inzwischen bekannt geworden sein dürfte, wurde Ihr Sohn, Herr Josef N., gemäß Weisung des Herrn Reichsverteidigungskommissars in unsere Anstalt verlegt. Wir müssen Ihnen heute die schmerzliche Nachricht übermitteln, daß derselbe hier am 11. September 1940 an einer Lungenentzündung gestorben ist. Die Krankheit trat so plötzlich und mit einer derartigen Heftigkeit auf, daß alle Versuche unserer Ärzte, den Patienten am Leben zu erhalten, leider erfolglos blieben.

Zu dem erlittenen Verlust sprechen wir Ihnen unsere herzlichste Teilnahme aus. Wir bitten Sie, in dem Gedanken Trost zu finden, daß Ihr Sohn, wenngleich er auch jung aus dem Leben geschieden ist, von einem schweren und unheilbaren Leiden erlöst wurde, das ihn nur zeitlebens an die Anstalt gefesselt hätte ... « (Brandenburg a. H., 12. September 1940)

■ **Dokumente der Klage um Verlegung**

Mit Beginn der mysteriösen Anstaltsirrfahrt verbreitete sich unter den Angehörigen eine hier mit Bitten, da mit Protesten verbundene Unruhe. Wer im Verlauf regelmäßiger Anstaltsbesuche seine Kranke eines Tages nicht mehr vorfand, mit dunklen Andeutungen hingehalten oder gar von Gebäude zu Gebäude innerhalb des Geländes verwiesen wurde, bis man ihm schließlich eine Fremde als seine Tochter präsentierte, der mußte in so bestürzender Verrätselung an seiner Umgebung, wenn nicht an sich selbst irre werden. So geschah dem Vater einer Patientin:

» Er wurde nach Eglfing geschickt mit der Angabe, daß sich Frau Maria R. seit Oktober dort befinden sollte. Dort wurde ihm in Bau 4 eine andere Maria R. vorgeführt. In Eglfing von einer Stelle zur anderen geschickt, ohne irgendeine positive Auskunft über seine Tochter erhalten zu haben, veranlaßte man den bejahrten Vater, wieder nach Haar zurückzukehren. Auch dort war man nicht in der Lage, über eine seit Jahren dort untergebrachte Insassin Auskunft über deren Verbleib zu erteilen. Man deutete ihm durch einen Angestellten an, daß er in ein paar Tagen schon etwas darüber erfahren würde ... « (1. Dezember 1940, Max D.)

Worum es ging, erkannten, soweit aus Briefen in Personalakten erkennbar wird, die meisten Angehörigen nicht. Einige fügten sich höflich, arglos, ja untertänig, ohne zu fordern und ohne zu kritisieren, nur eben ihre Verwunderung und ihre Bedrücktheit andeutend, ins Los der Trennung.

Wohl erkundigte sich eine wenig schriftgewandte Frau, warum ihre Schwester nach 30 Jahren Aufenthalts »in eine andere Anstalt überführt« worden sei, wagte weiter aber nur die scheue Frage, ob die Kranke »dauernd dortbleiben muß«:

» Mir ist insofern jede Möglichkeit genommen, dieselbe zu Besuchen und, da ich nicht in der Lage bin Gesundtheitlich u. Finanziel zu bestreiten. Dadurch ist mir die Möglichkeit genommen, meine Schwester wieder zusehen. Ich bitte mir die Nachricht zugeben, ob dieselbe für dauernt dortbleiben muß ... « (10. Oktober 1940, Frau Bertha F. wegen Josefa W.)

Und die von Herzen einfältige Frau S., die »unsern Herrn Führer« mit in ihr Gebet nahm, klagte ergeben dem Direktor ihr Leid, weinte und betete wundergläubig für die »so weit« in die Welt verschlagenen »Münchnerkinder«:

» Unser Willi war seinen Eltern ein herzensguter, aufopfernder Sohn. Er hat seinen Verdienst hergegeben von seinem ersten Lehrjahr an ... er war wirklich gesagt unser Nothelfer, deshalb haben wir ihn Versprochen, Ihn nie zu verlassen. Mein Mann hat sich fest vorgenommen wenn Er in Ruhestand geht, will er Willi heimtun ... Ich meine der liebe Gott hilft mir schon. Der liebe Gott hat doch auch die kranken Menschen besonders geliebt, und sich Ihrer erbarmt durch Wunderwirken. Mir tun die Armen Kranken so leid, es sind vielleicht großen Teil Münchnerkinder und müssen jetzt so weit fort. Man kann mit Essenzulage auch nicht so gut helfen, weil es so weit ist. Mein Mann möchte ihn gern besuchen, wenn man darf. Unser Herr Führer findet für Alle einen Platz, dann wird sich für die Armen Kranken auf Gottes Erde auch etwas finden. Ich bete zum lieben Gott, er wolle Sie beschützen und Ihnen Nahrung geben. Selig die Armen im Geiste, den Ihrer ist das Himmelreich. Herr Direktor, nehmen Sie bitte, diese Zeilen von einer betrübten Mutter gnädig an. Sonntag kein Eglfing Besuch. Also nur ausweinen. « (22. Nov. 1940, S., Johanna)

Eine Mutter, Jüdin, die ihrer kranken Tochter wegen nicht ausgewandert war, 6 Wochen, 12 Wochen, vielleicht länger in Angst und Bangen gelassen wurde, flehte um ihr Kind schriftlich und mündlich bis zur Erniedrigung, vgl. zwei Briefe an den Eglfinger Direktor vom Oktober 1940 und Januar 1941:

» Am 21. September wurde mir mitgeteilt, daß meine Tochter Elisabeth am 20. September in eine Sammelanstalt überwiesen wurde und ich in absehbarer Zeit Nachricht über ihren derzeitigen Aufenthalt erhalten würde. Es sind nun fast 6 Wochen verstrichen – und ich bin noch immer ohne jede Nachricht! Ich bitte Sie, sehr geehrter Herr Direktor, haben Sie doch Erbarmen mit meinem großen Herzeleid! Mein Mann ist nach Amerika ausgewandert, meine jüngere Tochter arbeitet als Dienstmädchen in England, und ich bin bei meinem kranken Kind hiergeblieben, und es macht mir unendlichen Kummer, nicht zu wissen, wo es sich aufhält und wie es ihm geht. Wenn es Ihnen möglich ist, sehr geehrter Herr Direktor, dann lassen Sie mir doch, bitte, einen kurzen Bescheid zukommen, um mich von dieser qualvollen Ungewißheit zu befreien! Für Ihren gütigen Bescheid im Voraus verbindlichst dankend, empfehle ich mich Ihnen ergebenst! « (29. Oktober 1940, Frau J.)

» ... Nach meinem letzten Besuch bei Ihnen habe ich mich auf Ihren freundlichen Rat nochmals nach Berlin ans Innenministerium gewandt, habe aber leider keine Antwort bekommen; mit dem gleichen negativen Resultat habe ich viermal an die Anstalt in Chelmes b/Lublin geschrieben. Dagegen habe ich von 2 anderen polnischen Anstalten den Bescheid bekommen, daß meine Tochter nicht dort sei. Wo kann ich sie nun noch suchen? Sie hatten im Herbst die Freundlichkeit mir schreiben zu lassen, daß Sie meine Anfrage an die betr. Transportgesellschaft weitergeleitet haben. Ist es nun sehr unbescheiden von mir, wenn ich Sie um die Adresse dieser Gesellschaft bitte? Vielleicht habe ich doch Erfolg, wenn ich mich nochmals hinwende?

Sie sind vielleicht selbst Vater, verehrter Herr Direktor, und können wohl begreifen, daß ich qualvolle Monate mit schlaflosen Nächten in der furchtbaren Sorge um mein geliebtes Kind durchmache, abgesehen von der schlimmen Tatsache, daß mein Mann und meine andere Tochter weit fort sind. – Verzeihen Sie mir, wenn ich Sie nochmals belästigt habe, aber ich konnte mir nicht anders mehr helfen. Haben Sie, sehr verehrter Herr Direktor, vielen herzlichen Dank für die Ihnen verursachte Mühe! Ich empfehle mich Ihnen ganz ergebenst! « (12. Januar 1941, Frau J.)

Wer so viele Eingaben machte, wie diese Mutter, ahnte nicht, welchen Dämon er zu erweichen suchte.

Gefaßter rügten manche die Härte der Maßnahme und baten trotzdem »herzlich« oder mit naiver »Hochachtung« um Wiedergewährung des Status quo:

» Mit großem Bedauern hörte ich von der Verschickung meiner einzigen Schwester in die Pflegeanstalt Linz. Mit Befremdung empfing ich Ihr Schreiben genannter Anstalt, daß meine Schwester abermals und zwar in eine ›noch unbekannte‹ Anstalt verbracht wurde. Warum das alles? Es war mir eine große Beruhigung meine Schwester zeitweise besuchen zu können, ihr vor allem regelmäßig ein Päckchen senden zu können. Nun hört sich das mit einem mal alles auf ... Bitte wollen Sie doch das alles bedenken! Ich möchte deshalb an Sie das Ersuchen und die herzliche Bitte richten, meine Schwester in eine bayrische Anstalt verbringen zu wollen, am nächsten läge uns Gabersee. « (19. Oktober 1940, Frau Sch. über Josefine O.)

» Die Mitteilung, daß unsere Schwester Babette A. nach Niedernhart-Linz verlegt wurde hat uns bis ins Innerste erschüttert. Wir bitten um Mitteilung, warum wir nicht vorher wenigstens von dieser Maßnahme verständigt wurden. Die Verlegung ist für die Patientin und deren Angehörige eine ganz tiefgehende Härte, zumal ein Besuch in die weit entfernt liegende Anstalt für uns schon aus finanziellen Gründen nicht möglich ist. Für die Kranke wird es einen vollkommenen Zusammenbruch bedeuten, wenn sie ihre Angehörigen nicht mehr sehen darf ... Ich bitte Sie herzlich, sehr geehrter Herr Direktor ... die Angelegenheit wieder in den alten Stand zu bringen. « (10. Oktober 1940, W. Sch.)

» Auf Ihre gefällige Mitteilung, daß mein Bruder Bruno E. wegen planmäßiger Räumung in die Heil- und Pflegeanstalt Linz verlegt wurde, bin ich ganz entsetzt. Fürs erste möchte ich erwähnen, daß mein Bruder kein Geisteskranker ist, und es gewiß nicht notwendig hat, ihn in einer Heilanstalt zu verwahren ... Er ist ein ehrlicher, sittenreiner Mensch, den ich sehr hoch schätze ... nun schickt man ihn ganz heimlich in ein anderes Gebiet, wo mir jede Möglichkeit genommen ist, ihn zu besuchen. Was hat er getan? und was habe ich verbrochen, daß man mir ein so großes Leid zufügt? ... Nun würde ich Herrn Direktor bitten, Schritte unternehmen zu lassen, daß mein Bruder frei wird. Um gütige Berücksichtigung meiner Bitte ersuchend, zeichnet in größter Hochachtung ergebenst. « (30. Oktober 1940, Marie E.)

Im Gegensatz zu jenen mehr passiven, bescheidenen Bittstellerinnen erhoben andere Protest, stellten sich als Vormünder oder nahe Verwandte auf den Rechtsstandpunkt, forderten die Adresse, verlangten Rückverlegung, disqualifizierten die Direktion oder suchten sie haftbar zu machen, alles in gerechter Empörung über die heimtückische und gesundheitsschädliche Verschickung. Soviel Empörung um ein Unrecht, welches, soweit sie sahen oder zu erkennen gaben, noch kein Kapitalverbrechen war, nur eben das Vorspiel dazu. Hier ein halbes Dutzend, im Affekt sich steigernde Stimmen des Zorns:
1. »... ich hatte meinem Sohn geschrieben, den Brief bekam ich mit dem Bemerken zurück, daß sich derselbe nicht mehr dort befindet. Ich finde es sehr befremdend, daß mir davon keine Mitteilung gemacht worden ist. Ich habe doch als Mutter ein Recht zu wissen wo mein Sohn sich befindet ...« (18. Oktober 1940, Anna verw. B.)
2. »Am 29. Oktober 1940 bekam ich von der Heil- und Pflegeanstalt Eglfing die Mitteilung, wobei mein Sohn August nach Niedernhart-Linz verlegt werden mußte. Am 31. Oktober 1940 schrieb ich nach Linz ... Am 6. November 1940 schrieb mir die Direktion Niedernhart-Linz, daß mein Sohn sich leider nicht mehr dort befindet. Ich möchte daher die Direktion dringend bitten, wo mein Sohn sich befindet. Wo ist er? ...« (November 1940, August B.)
3. »Ist so etwas heute noch möglich und zulässig, daß man ohne Wissen und Verständigung der Eltern, einfach solche armen Geschöpfe ins Ungewisse in die Welt hinaus schickt, indem diese Anstalt es gar nicht aufnehmen konnte. Heute nach 5 Wochen vergeblichen Wartens, einer Anfrage dort, bekommt man endlich eine traurige Antwort. Sie wissen nicht, in welche Anstalt sie mitverlegt wurde ...« (10. November 1940, Familie B.)
4. »... Die Direktion einer weltbekannten Heilanstalt ist doch schließlich verantwortlich für die vom Staat in Obhut genommenen Kranken und kann nicht einfach auf Anfrage antworten: ›Wir wissen nicht, wohin die Kranke kam!‹ ... Andererseits haben die Angehörigen der Kranken das Recht zu erfahren, wie es ihr geht und sie zu trösten und zu besuchen ... Ich ersuche um sofortige Aufklärung durch Sie.« (13. Dezember 1940, L. Gebhard über Anna V.)

5. »Gegen die Überführung meines Sohnes Georg B. in die Landesanstalt Hartheim erhebe ich hiermit Protest. Ich erhielt von der Landesanstalt Hartheim die Nachricht, daß mein Sohn Georg dort nicht angekommen sei. Gleichzeitig wurde mir von der Direktion mitgeteilt, daß in der Anstalt Hartheim eine Seuche herrsche. Sie haben damit meinen Sohn Georg der Gefahr ausgeliefert, angesteckt zu werden, wenn auch vielleicht unwissend ... Wir erwarten, daß Sie meinen Sohn Georg B. wieder nach Oberbayern zurückbringen ... sollten Sie meinem Wunsche nicht nachkommen, so wird eine Verschlechterung des Gesundheitszustandes meines Sohnes allein auf Ihrem Konto stehen.« (26. Januar 1941, Ignaz B.)

6. »... Wenn nicht die verantwortlichen Stellen jeden Mitgefühls für menschliches Leid bar wären, dann müßten Sie Einsicht haben und daran denken, daß diese nicht endende Ungewißheit für die Angehörigen eine kaum zu überbietende Nervenbelastung auslösen muß und für die Kranke verheerende Folgen zeitigt ... Herr Direktor! Sie hätten unsere liebe Mutter ohne Bedenken von dieser brutal durchgeführten Maßnahme ausschließen und zu ihrer Familie entlassen können. Sie haben sie durch Monate in der Anstaltswäscherei beschäftigt ... Ich habe nicht die Absicht, an Ihr Menschlichkeitsgefühl zu appellieren noch Ihnen nachträgliche Vorwürfe zu machen, sondern ich stelle die nackte Tatsache fest. Erledigt ist diese Tragödie für mich selbstverständlich nicht ...« (9. Dezember 1940, Conrad B., »Vollarier«, für Frau Anna »Sara« B.)

Hinter aller Empörung steckt die Verbundenheit mit den Kranken. Ein Unteroffizier, der vor seiner Einberufung seine Ehefrau jahrelang jede Woche besucht hatte, erregte sich noch nach ihrem Tod über das menschlich rücksichtslose Verfahren, ihn nicht verständigt und dadurch jeglichen Abschied unmöglich gemacht zu haben, obwohl doch ein Plan vorlag. Er nahm das Gerede über planmäßige Räumung beim Wort:

» ... Gut, es wurde planmäßig durchgeführt. Hätte man nicht soviel Zeit aufbringen können, den Gatten zu verständigen nachdem doch der Plan vorlag?

Linz schrieb mir wiederum: ›Keinen Besuch, kein Paket senden, da Patient nach Erhalt der Nachricht schon in einer andern Anstalt ist.‹ Wahrlich ein Paket nachzusenden wäre auch von dort aus nicht zuviel verlangt gewesen.

Dann kam die Nachricht aus Brandenburg ... Anfall, Tod und sofort Einäscherung ... blieb keine Zeit mehr, den nächsten Angehörigen zu verständigen, der seine Frau noch einmal hätte sehen wollen. Darum war es von Ihnen rücksichtslos mich nicht vor dem Transport nach Linz zu verständigen. Ich hätte mich für mich verabschieden können. Bitte auch um die Adresse der Transportführerin nach Linz da ich selbe nach ihren letzten Eindrücken meiner Frau befragen möchte. « (27. Oktober 1940, Uffz. Heinrich D.)

Endlich gab es Angehörige, die den Zweck des Verschiebungsmanövers klar durchschauten und aus ihrer Erkenntnis kein Hehl machten. Für sie war die Verlegungsmitteilung der Anfang vom Ende. Sarkastisch bat eine durch Gerüchte aufgebrachte Mutter im voraus um die Asche ihres Sohnes oder ein Vater im voraus um die Urne seiner Tochter:

1. »Werthe Direktion! Wollte meinen Sohn besuchen, da bekam ich ein Telegramm, daß er ins Altreich verlegt worden ist. Wo ist dieses Altreich? weil ich ihn besuchen möchte außerdem sollte mein Sohn schon gestorben sein bitte ich um seine Asche, den in München geht allerlei Gerüchte, ich will einmal Klarheit.« (18. November 1940, Magdalene B.)

2. »Ich bitte die verehrliche Direktion mir mitzuteilen, wo sich meine Tochter Maria R. befindet ... Im Ernstfall bitte ich, da Familiengrab vorhanden, mir die Urne meiner Tochter zu übersenden.« (25. November 1940, Johann D.; vgl. Brief des Sohnes Uffz. D.)

In Erwartung des unnatürlichen Todes von Georg H. forderten seine drei Brüder die Überführung der »Leiche (nicht Asche)«, weil sie, den Arm des nationalsozialistischen Staates unterschätzend, eine »Leichennachschau«, d.h. eine Sektion machen lassen wollten. Ihre rhetorischen Fragen aber trafen ins Schwarze:

>> Warum wurde unser Bruder Georg ohne unser Wissen abgeschoben? Laut welcher Verfügung oder Anordnung ist das geschehen und wann? Wo befindet er sich jetzt und wie lautet die Anschrift um einen sofortigen Besuch machen zu können? Da die Heil- und Pflegeanstalt E. bis jetzt die Betreuung unseres Bruders hatte, müssen wir verlangen, daß bei einem evtl. Tod die Leiche (nicht Asche) auf Kosten der Anstalt nach München überführt wird, damit eine Leichennachschau von unserer Seite und Bestattung im Familiengrab erfolgen kann. << (5. September 1940, H.)

Ein Ja zur Methode oder zur Sache findet man in der Eglfinger Korrespondenz um erwachsene Opfer dagegen nicht.

▪ Dokumente der Klage um Tod

Auf die Todesnachricht reagierten diejenigen, die nichts Böses ahnten, natürlich ohne Aggression, ohne Anklage. Trauer war das gegebene Gefühl, bisweilen unvergällt und ohne Mißtrauen, bloß mit besorgten Fragen nach dem letzten Befinden und nach Gründen für die Einäscherung:

>> ... Sind Sie so freundlich und geben Sie mir Aufschluß, was Sich mein Bruder zugeschlagen hat da er so plötzlich verschieden ist hat er ein hartes Los hinter sich gehabt ... Vor allen Dingen möchte ich auch erfahren warum als er verbrennt worden ist ... denn das drückt mich am besten ... könnte man doch wenigstens das Grab aufsuchen denn das wäre meine Auffassung ... Er tut mir wirklich sehr leid weil er doch so gut war. Also sind Sie so freundlich und geben Sie mich Aufschluß ... << (27. September 1940, Michael B.)

Je unverdächtiger die Nachricht erschien, um so eher sprach man sogar seinen Dank aus für ärztliche Hilfe und pflegerische Betreuung, oder ging persönlicher Kummer in christliche Gefaßtheit über:

>> ... Wie lange war das arme Geschöpf schon leidend ... Was mag die Arme gelitten haben? Wir konnten leider für sie nichts tun als beten ... Als wir die Nachricht von Ihrem Ableben und ihrer Einäscherung erhielten, ... haben wir für die Verstorbene einen Gottesdienst halten lassen. Friede sei ihrer Asche. Segen dem ganzen Pflegs Personal. Unsern herzlichsten Dank. << (7. Oktober 1940, Maria Sch. über Therese B.)

Bis zur kordialen Anrede »Wehrter Freund« fühlte sich ein Vater mit dem ärztlichen Direktor, in der Annahme, daß dieser den sterbenden Sohn behandelt hatte, erinnerungs- und schmerzverbunden. Wie arglose Erkundigungen weiterhin zeigen, war Vertrauen zum Arzt eine nicht leicht zu erschütternde Basis.

>> Wehrter Freund! Wir möchten Sie bitten uns zu berichten warum ist unser Sohn Alois R. ... so schnell gestorben und wie lange war er in Hartheim u. was fehlte ihm. Sie schreiben uns daß er Nierenentzündung u. Harnvergiftung hatte u. warum ist er verbrennt worden u. wie war er zuletzt ... ich lege Ihnen eine Briefmarke bei u. sind Sie so gut u. berichten uns das. << (9. Dezember 1940, Anton R.)

Doch konnte die Trauer eingedenk des seltsamen Verschwindens und der eiligen Verbrennung etwa beim Urnenbegräbnis des »armen Franzl« den Charakter einer stummen Demonstration annehmen:

>> Überall wo man unsern armen Franzl kannte ... ist man in tiefster Trauer um ihn. Daß hat man bei der Erdbestattung der Urne gesehen, ein endloser Zug erwies ihm die letzte Ehre, ein Zeichen, wie gern ihn alles hatte ... wir unsern armen Sohn jederzeit auf unsere volle Verantwortung zu uns hätten nehmen können, aber das hat man dem Armen nicht mehr gegönnt. Meine Freundin ist dann mit dem Schreiben von Hartheim nach Berlin geflogen ... leider Gottes fand ich nirgends Gehör, ich kann nurmehr für ihn beten ... << (7. Januar 1941, Paula B.)

Kritischen Hinterbliebenen mußte, auch ohne daß sie den wahren Tatbestand erfuhren, der Verdacht kommen, ob der zeitliche Zusammenhang zwischen Verlegung und Tod nicht auch ein ursächlicher, zumindest ein teilursächlicher sei. Denn der Abtransport war ein sicherer Anhaltspunkt für unrechtmäßiges Handeln, ein Omen für alles Weitere. Selbst bei Arztgläubigkeit trägt die Überlegung, ob das Ende durch das unentwegte Verfrachtetwerden beschleunigt worden sei, den Keim einer Anklage wegen Fahrlässigkeit in sich:

>> ... theilen Sie uns mit, daß mein Bruder Alois Sch. in die Heilanstalt Niedernhart-Linz kommt. Kaum nach dem Eintreffen wurde uns mitgeteilt, daß er schnell und unerwartet gestorben ist und sofort wegen Ansteckungsgefahr Feuerbestattet wurde. Ich bitte mir mitteilen zu wollen, ob mein Bruder schon länger krank war oder ob das vom Transport kam, daß es so schnell ging, wie lange es noch gedauert hätte bis wieder eine Heilung eingetreten wehre. Hat mein Bruder von daheim was verlauten lassen und wie hat er sich stetz geführt. << (14. September 1940, Zenta K.)

Allgemein mußte die Anfälligkeit der aus behütetem Milieu Herausgerissenen – noch dazu bei Mitteilung von Seuchengefahr – das Schlimmste befürchten lassen. Die Witwe eines Getöteten führte den als Todesursache angegebenen, von ihr nicht bezweifelten Schlaganfall auf das seelische Trauma des Transports, zumal auf den Trennungsschmerz zurück:

>> ... traf von der Heilanstalt über Pirna/Elbe die erschütternde Nachricht ein, daß der Patient an einem Schlaganfall gestorben sei. Vermutlich werden durch die verschiedenen Transporte und die Ungewißheit über Zweck und Ziel der Veränderung hervorgerufenen Aufregungen den plötzlichen Tod des Unglücklichen herbeigeführt haben, nicht zuletzt die Unmöglichkeit eines späteren Wiedersehens mit den Angehörigen. Ich, die Witwe und die ebenfalls in München wohnenden Geschwister des Verstorbenen können Ihnen als einer sozialen Anstalt den schweren Vorwurf nicht ersparen, daß Sie uns nicht mehr die Möglichkeit gegeben haben Abschied zu nehmen von einem so hilflosen, vom Schicksal geschlagenen Geschöpf

dem ein Wiedersehen und Zuspruch sicherlich wohl getan hätten. Der Umstand nämlich daß Ihre Mitteilung ... das gleiche datum trug, wie diejenige der Heilanstalt Niedernhart, läßt den Schluß zu, daß ein Zusammentreffen mit dem Kranken, weil unerwünscht, unmöglich gemacht werden sollte, eine Maßregel, die uns unverständlich erscheint und große Bitternis hinterläßt. In der Erwartung einer Begründung Ihres Verhaltens ... **«** (29. September 1940, Rosina P. u. a.)

Wer gerüchtweise hörte, was in großem Maßstab geschah, geriet als Leidtragender in ohnmächtige Verbitterung, in Affekte, die, nach außen unterdrückt, im Innern um so heftiger bohrten. Bei der Unwiederbringlichkeit des Geschehenen einerseits und dem Bewußtsein der übermächtigen Schuldigen andererseits blieb nichts anderes übrig als zu resignieren. Aus fruchtlosem Grübeln über das Schicksal ihres »weggeschafften« Buben hatte Mutter N. sich bis in wahnhafte Spekulationen über Entwendung gar noch der beigesetzten Urne verloren, als ob die Entfernung der Urne eine symbolische Wiederholung der Verschleppung des Sohnes wäre. Noch nach Jahr und Tag spürte sie den Stachel, sobald an die Geschehnisse in den Anstalten etwa durch Zeitungsartikel erinnert wurde:

» Ich wäre sehr dankbar um gelegentliche Nachricht an mich, was mit meinem Bruder geschehen ist? Meine Mutter quält sich immerfort mit dem Gedanken: ›was ist mit dem Bub geschehen? Auf welche Weise wurde das Wegschaffen vorgenommen ...‹

Sooft die Tageszeitung etwas von Vergasung usw. bringt, ist Mutter unglücklich.

Außerdem wäre ich dankbar für Nachricht, ob diese Kranken vielleicht in Eglfing in einem Massengrab liegen. Ein paar Wochen, nachdem die Urne in unserem Familiengrab bestattet wurde, bemerkten wir eine sofort auffallende Veränderung am Grab. Die Erde war am Fußende aufgeworfen und wir kamen sofort auf den Gedanken: ob nicht die Urne wieder herausgenommen wurde? **«** (12. Januar 1946, Emma N.)

Was unter vier Augen dem Direktor oder dem Dezernenten im Innenministerium vorgehalten wurde, welche Ausreden oder versteckte Drohungen gemacht, oder wieviel Eingaben vernichtet wurden, läßt sich nicht ermessen. Die Tatsache aber, daß um Verschleppte gekämpft, um Getötete getrauert und Jahre hindurch Schmerz empfunden wurde, bleibt ein Zeichen dafür, wie lebenswert die zwischenmenschlichen Beziehungen waren, die um einer Ideologie willen zerschlagen worden sind. All denen, die unter der Ungewißheit, was ihren Kranken geschah, leiden mußten, aber möchte man mit Rilke (»Gebet für die Irren und Sträflinge«) – aller Aufklärung entgegen – den Schutz des Nichthörens und Nichtwissens nur wünschen:

»... daß keine Mutter erfährt,
daß es das giebt.«

Bei dem grausigen Metier mußten durch Fehlleistungen der Bürokratie Verwechslungen diabolischen Ausmaßes entstehen. Wie nach dem Transport einem Vater die falsche Tochter vorgestellt worden war (s. S. 62 f.) wurde einem Vormund bzw. Pfleger ein falsches Todesdatum mitgeteilt, welches, wie er trocken konstatierte, vor dem Verlegungsdatum lag:

» Werte Direktion! Habe Brief erhalten ist aber Irrtum darin, B. starb am 24. Januar 1940. Kann nicht in Eglfing weg kommen sein am 4. Februar 1940. Bitte um Antwort. « (9. Februar 1940, Th.)

Eine Ehefrau erhielt aus dem Nachlaß einen Ehering, der ihrem Mann nicht gehört hatte und statt tröstlicher Erinnerungen hellen Zorn wachrief.

» ... Der mir übersandte Ehering ist aber keineswegs identisch mit dem wirklichen Ehering meines Mannes. Dieser hatte den gleichen Ehering wie ich, nur etwas größer. Sein Ring war wie der meinige aus Gold mit dem Stempel 585 versehen. Der mir übersandte Ehering aber ist ein gewöhnlicher amerikanischer Double-Ring mit dem entsprechenden Stempel versehen und hat weder einen Materialwert noch für mich Erinnerungswert ... « (21. Dezember 1940, Theres Pf)

Was fehllief – vgl. die oft zitierte Übersendung von zwei Urnen oder die Bescheinigung einer Appendizitis als Todesurache, obwohl der Wurmfortsatz längst herausgenommen war –, mußte die Hinterbliebenen, ob sie Worte fanden, Proteste aufsetzten oder schweigend es hinnahmen, schockieren, nicht bloß wegen der Ungeheuerlichkeit des Irrtums, mehr wegen der menschlichen Beziehungslosigkeit dieses Apparates, welcher die Pfleglinge als Nummer, Name, Diagnose, als Urne, Nachlaß – Posten um Posten registrierte.

Der perfektionierte Kindermord

- **Die administrative Vorarbeit**

Zu Beginn des Krieges, bis Mitte 1940, lief die Selektion von Pfleglingen ohne Berücksichtigung anormaler Neugeborener, Säuglinge und Kleinkinder. Um solchen Halbheiten vorzubeugen, war der »Reichsausschuß zur wissenschaftlichen Erfassung von erb- und anlagebedingten Leiden«, eine Schwesterorganisation der »Reichsarbeitsgemeinschaft Heil- und Pflegeanstalten« gegründet worden. Beide gehörten zum Reichsinnenministerium, hatten dasselbe Postamt, Berlin W 9, Schließfach 101, und Schließfach 262.

Das Meldewesen für »Kinder mit schweren angeborenen Leiden« lief sogar früher an als die Pfleglingserfassung. Schon im Runderlaß vom 18. August 1939 wurde den Hebammen, da der Zugriff gleich bei der Geburt am einfachsten und vollständigsten zu sein versprach, »die Verpflichtung auferlegt, dem Gesundheitsamt Anzeige zu erstatten, falls ein neugeborenes Kind verdächtig ist, mit folgenden schweren Leiden behaftet zu sein:

1. Idiotie sowie Mongolismus (besondere Fälle, die mit Blindheit und Taubheit verbunden sind),
2. Mikrozephalie,
3. Hydrozephalus schweren bzw. fortschreitenden Grades,
4. Mißbildungen aller Art, besonders Fehlen von Gliedmaßen, schweren Spaltbildungen des Kopfes und der Wirbelsäule usw.
5. Lähmungen einschließlich Littlescher Erkrankung.«

Dieser Erlaß wurde »nicht veröffentlicht«, das heißt im Ministerialblatt nicht bekanntgegeben. Die Registrierung fand ohne Angabe des Zwecks statt, offiziell und doch verkappt, auf einen kleinen Kreis von Wissenden und professionell Informierten beschränkt.

Für Erweiterung der Meldepflicht durch Geburtshelfer und Leiter von Entbindungsanstalten sorgte der Reichsärzteführer, indem er auf § 46 Ziff. 3 und 4 der Reichsärzteordnung, RGBl. 1935 zurückgriff:

» ... Sie kann über die Beteiligung der Ärzte an den Aufgaben zur Erhaltung und Hebung des Erbguts und der Rasse des deutschen Volkes besondere Vorschriften erlassen. «

Mit Subsumierung dieser Meldepflicht unter die ärztlichen Aufgaben zur »Hebung des Erbguts und der Rasse« wird auch hier der merkwürdige Zusammenhang zwischen Tötung von Geistesschwachen und Rassenkomplex evident.

Für Anzeige geschädigter Kleinkinder wurden die behandelnden Ärzte eingeschaltet. Die Begrenzung des Erfassungsalters bis zum dritten Lebensjahr ist im Text des Erlasses unterstrichen, eine Markierung, die bald überschritten werden sollte (s. u.):

» Ferner sind von allen Ärzten zu melden, Kinder, die mit einem der unter Ziffer 1-5 genannten Leiden behaftet sind und das dritte Lebensjahr nicht vollendet haben, falls den Ärzten die Kinder in Ausübung ihrer Berufstätigkeit bekannt werden. «

Der Meldebogen »Meldung eines Falles von ...... bei dem Kinde ......« enthielt in seinem ersten Teil symptomatische und anamnestische (krankengeschichtliche) Eintragungen meist von Hebammen:
1. Angaben über das Leiden bzw. den Krankheitszustand
    a. auffallendste Erscheinungen ...
    b. Ist der Krankheitszustand gleichbleibend oder fortschreitend?
2. Angaben über die Geburt des Kindes
    ....
3. Angaben über die Familiengeschichte
    a. ... gleiche oder ähnliche Krankheitszustände,
    b. auffallende Krankheiten anderer Art ...

Der folgende Fragenkomplex über Entwicklung und Prognose war, falls Hebammen die Anzeige machten, vom Amtsarzt »soweit möglich zu ergänzen«:
a. Ist nach ärztlicher Ansicht eine Besserung oder Heilung zu erwarten?
b. Wird die Lebensdauer des Kindes durch den Zustand voraussichtlich beschränkt?
c. Ist das Kind ...... bereits in ärztlicher oder Anstaltsbegutachtung gewesen?
d. War die körperliche Entwicklung bisher regelrecht?
e. 1. Das Kind hat im ... Monat gesessen – sitzt – noch nicht – nicht selbständig.
    2. Das Kind hat im ... Monat sprechen gelernt – spricht noch nicht.
    3. Das Kind hat im ... Monat laufen gelernt – läuft – heute noch nicht – nicht selbständig.
    4. Das Kind ist im ... Monat sauber geworden – ist heute noch nicht sauber.
f. War das Kind dauernd oder zeitweise auffallend ruhig oder unruhig?
g. Entspricht die körperliche Entwicklung dem Alter des Kindes – inwiefern nicht?
h. Entspricht die geistige Entwicklung dem Alter des Kindes – inwiefern nicht?
i. Sind auffallende Erscheinungen, insbesondere Krampfanfälle beobachtet worden?

Die Frage, ob »Besserung oder Heilung« zu erwarten sei, mußte, so simpel sie klingt, den Gutachter überfordern. Denn sie war wegen der Nachreifchancen zurückgebliebener Kleinkinder oft unlösbar. Und während die Vielzahl an Rubriken den Anschein der Gründlichkeit erwecken konnte, ließ die Anlage in Wahrheit für Überlegungen und Zweifel nicht den mindesten Platz. Im Gegensatz zur Pfleglingsregistrierung fehlt diesen Anzeigen, sofern sie nicht aus Kliniken stammten, das Gewicht der Beobachtung. Alles in allem ist dieser Meldebogen ein kümmerlicher Fragebogen, doch folgenschwer genug, um unter Umständen, falls kein Bericht der Fachstation (s. u.) eingeholt wurde, als einzige Grundlage für die Entscheidung zu dienen.

■ Die Reklame des Reichsinnenministeriums

Im Gegensatz zur tristen Materie des Anzeigeformulars, das in keiner seiner Spalten positive Aspekte bietet, steht die ministerielle Anpreisung einer neuen therapeutischen Ära für das behinderte Kind (Sommer 1940). Damals, auf der Höhe des Kriegsglücks, wurden im Ministerialblatt des Reichs- und Preußischen Ministeriums des Innern eine Reihe Runderlasse bekanntgegeben, welche auf den amtlich »nicht veröffentlichten Erlaß« von August 1939 freimütig Bezug nehmen. Das um so freier, als die mit Elan angekündigten Einrichtungen und Vorhaben eine therapeutische Großtat voraussagten.

» Es ist beabsichtigt, in entsprechenden Fällen mit allen Mitteln der ärztlichen Wissenschaft eine Behandlung der Kinder durchzuführen, um sie davor zu bewahren, dauerndem Siechtum zu verfallen. Zu diesem Zweck wird der Reichsausschuß zur wissenschaftlichen Erfassung von erb- und anlagebedingten schweren Leiden besondere Anstalten errichten. «

Am 1. Juli 1940 wurde in der Heil- und Pflegeanstalt Görden bei Brandenburg a. H. die erste dieser bestmöglichen Stationen eröffnet,

» die unter fachärztlicher Leitung sämtliche therapeutischen Möglichkeiten, die auf Grund letzter wissenschaftlicher Erkenntnisse vorliegen, wahrnimmt ... Der Reichsausschuß wird in der Folgezeit an die Amtsärzte, in deren Bezirk das jeweils zur Einweisung kommende Kind wohnt, herantreten und ihnen mitteilen, in welcher Anstalt das Kind Aufnahme finden kann. Sache der Amtsärzte ist es, die Eltern des in Rede stehenden Kindes von der sich in der näher bezeichneten Anstalt bzw. Abteilung bietenden Behandlungsmöglichkeit in Kenntnis zu setzen und sie gleichzeitig zu einer beschleunigten Einweisung der Kinder zu veranlassen. Den Eltern wird hierbei zu eröffnen sein, daß durch die Behandlung bei einzelnen Erkrankungen eine Möglichkeit bestehen kann, auch in Fällen, die bisher als hoffnungslos gelten mußten, gewisse Heilerfolge zu erzielen. «

Ähnlich optimistisch, obendrein Ersparnisse durch Heilerfolge versprechend, klangen Runderlasse (18. Juni 1940, 30. Mai 1941) an die Fürsorgeverbände und ihre Aufsichtsbehörden, ihrerseits »die Notwendigkeit der Durchführung der Anstaltspflege in der von dem Reichsausschuß bestimmten Anstalt anzuerkennen«:

» Die hierdurch entstehenden Ausgaben werden sich reichlich lohnen, da bei einer Behebung des Schadens – und sei es auch nur in wenigen Fällen – wesentliche Ersparnisse an späteren Fürsorgekosten zu erwarten sind. «

Somit haben wir die verwunderliche Tatsache, daß statt Fachpresse oder Tagespresse ein Ministerialblatt Reklame für Fortschritte der Medizin macht. Worauf die Erfolge beruhen, erfährt man nicht. Ebenso unbegreiflich, warum die Heilgeheimnisse Privileg von Kinderstationen in Heil- und Pflegeanstalten sein sollten. Schon der ungewöhnlichen Anzeige und Ortsgebundenheit wegen mußte die Seriosität der angepriesenen Behandlung bezweifelt werden. Aus medizinischer Sicht kommt hinzu, daß die sogenannten Fachabteilungen mit bestenfalls kinderärztlich geschulten Psychiatern der jeweiligen Anstalt besetzt waren, daß kein Entdecker eines neuen Heilmittels, kein Wissenschaftler von Rang und Namen, kein Neurochirurg oder spezialisierter Neurologe, niemand, der neue Impulse hätte geben können, als Leiter an eine solche Station berufen wurde, daß diese Kinderhäuser nichts aufwiesen, was nicht jede halbwegs moderne Klinik geboten hätte. Wie wortwörtlich die offiziellen Ankündigungen weitergegeben wurden, schreibt Dr. Eidam (Stationsarzt der Eglfinger »Fachabteilung« von Anfang April 1941, der sich 1945 während der Untersuchungshaft erhängte):

>> In den ersten Jahren der Reichsausschußtätigkeit war draußen manchen Eltern vorgelogen worden, ihre Kinder würden zum Zweck der Besserung oder Heilung am Kopf operiert. **<<**

Es mag sein, daß der eine oder andere Amtsarzt, auf die Reklame hereinfallend, selber an operative Möglichkeiten geglaubt hatte. Auf alle Fälle war den Amtsärzten aufgegeben, Eltern mit Hilfe dieser ministeriellen Tiraden zu überreden:

>> Sollten wider Erwarten Schwierigkeiten seitens der Sorgeberechtigten entstehen, so sind diese in entsprechender Weise auf die erwähnten Runderlasse des Reichsministeriums des Innern hinzuweisen. **<<**

Diese Empfehlung, Eltern »in entsprechender Weise« zu belehren, läuft ohne Zweifel auf Anwendung autoritativen Drucks hinaus. Damit wird das Interesse höchster Stellen für jeden aufmerksamen Leser offensichtlich. Der Druck sollte sich bis zu obskuren Zwangsmaßnahmen steigern (s. u.).

Trotz des Resultats, daß bis Ende 1943 etwa zweihundert Kinder allein in Eglfing-Haar getötet worden waren, brachte es die Berliner Zentrale (»Abteilung: Betreuung anstaltspflegebedürftiger Säuglinge und Kleinkinder«) noch 1944 fertig, in ihren Rundschreiben an Gesundheitsämter die alten Versprechungen aufzufrischen:

>> Hier kann auf Grund der durch den Reichsausschuß getroffenen Einrichtungen die beste Pflege und im Rahmen des Möglichen neuzeitliche Therapie durchgeführt werden. **<<**

Die gesamte Propaganda war ein Fangmanöver, abgestellt gerade auf besorgte, hilfesuchende Eltern.

■ **Aufnahmeregelung:**
■■ **Kostensicherung**
Technisch begann die Aufnahme damit, daß man einen Kostenträger suchte und, sofern sich niemand fand, nach Möglichkeit die Eltern zahlen ließ – bei dem Angebot überragender ärztlicher Hilfe keine unbillige Härte. In »Fällen«, in denen ein Eintreten der Krankenkasse in Frage kommen kann, bin ich wegen der Kostenübernahme mit dem RAM in Verbindung ge-

treten« (Rd-Erl. vom 1. Juli 1940). Eltern, die nicht in der Lage waren, »aus eigenen Mitteln die Kosten zu bestreiten«, wurde, falls »auch der zuständige Fürsorgeverband die Kostenübernahme ablehnt«, anheimgestellt, »sich an den Reichsausschuß zur wissenschaftlichen Erfassung erb- und anlagebedingter schwerer Leiden in Berlin W 9, Postschließfach 101, unmittelbar zu wenden« (RdErl. vom 1. Juli 1940). Ein Vater, »einfacher Forstarbeiter«, der mit dem Direktor heftige Differenzen gehabt hatte, empörte sich noch nach dem Kriege (10. März 1946) darüber, daß er eine Anstaltsrechnung von 210,– RM an die Gemeinde hätte abzahlen müssen. Er empfand es offenbar als Hohn, für die mutmaßliche Tötung seines Kindes zahlen zu sollen:

>> Deshalb ersuche ich Sie freundlichst, mir vielleicht Auskunft zu geben, ob das Kind wirklich eines natürlichen Todes gestorben ist, oder ob es ein Opfer wie viele andere wurde. **《**

In anderen Fällen hatte man, um die Unkosten auf die Krankenkasse abzuwälzen, sich nicht gescheut, ärztliche Bescheinigungen gegen Treu und Glauben auszustellen:

>> Die Überführung des Kindes und die Unterbringung in unserer Fachabteilung war zur Klärung des Leidens des verstorbenen Kindes Peter V. unbedingt erforderlich. **《** (21. Mai 1941)

Da die »Klärung« der Diagnose nicht zu Heilzwecken, sondern zu Tötungszwecken »erforderlich« war, ergab die Inanspruchnahme der Krankenkasse einen glatten Versicherungsbetrug.

Notfalls war der Reichsausschuß nicht kleinlich, und war eine Kostengarantie »in jedem Falle gegeben«. Nicht selten erstreckte sich die Bereitwilligkeit, »aus noch zur Verfügung stehenden Stiftungsmitteln« zu zahlen, gleich auf drei, vier, ja sechs Monate. Die Gewährung unterschiedlicher, auch besonders langer Aufenthalte war aus Tarnungsgründen ratsam und durfte an finanziellen Hindernissen nicht scheitern.

▪▪ Einweisungen, Transporte

Die durch den Reichsausschuß eingewiesenen Kinder kamen meist von weit her: aus den verschiedensten Gegenden Bayerns, aus Württemberg, aus Baden, aus Österreich, besonders aus Salzburger und Innsbrucker Gemeinden. Weitere Aufnahmen rekrutierten sich aus Eglfings regulärem Kinderhaus. Für diese Kinder übernahm der Direktor die Meldungen. Schließlich war die Abteilung Endstation für Transporte aus anderen Anstalten. Aus der Assoziationsanstalt Schönbrunn wurden 1944 – angeblich auf Anordnung des Reichsverteidigungskommissars – siebenundvierzig Kinder nach Eglfing-Haar verlegt, davon fünfundzwanzig der »Fachabteilung« eingegliedert. Andererseits wurden aus Eglfing-Haar am 10. März 1942 sechsunddreißig Kinder in die Heil- und Pflegeanstalt Kaufbeuren überführt, darunter sieben Buben und fünf Mädchen, die erst 1941 aus der Anstalt Lohr am Main zugegangen waren. Sicher stand hinter diesen wie auch immer lokal begründeten Verschickungen das Beispiel der Pfleglingsirrfahrten mit dem Ziel, die Patienten fern von Zuhause und die Angehörigen auf Distanz zu halten. Da aber die Rückverlegung schwäbischer Kinder in die näher gelegene Station Kaufbeuren gegen die Abschiebetechnik verstößt, fragt es sich, ob nicht vielleicht die Vorteile der Entfernung und damit der Besuchserschwerung (s. u.) infolge Scherereien mit den Eltern problematisch geworden waren. Wie eigenmächtig anfangs Kleinkinder über Hunderte von Kilometern verpflanzt wurden, zeigt der Brief einer Mutter vom 13. Juni 1941, deren dreieinhalbjähriges Töchterchen von Wiesloch bei Heidelberg nach Eglfing bei München gebracht wurde, ohne daß die Mutter um ihre Zustimmung gebeten oder auch nur benachrichtigt worden war.

» Ich möchte die Direktion bitten, mir über den Gesundheitszustand meines Kindes Nachricht zukommen zu lassen, da das Kind von hier fort kam ohne uns irgendetwas zu sagen, ich als Mutter habe das Kind nicht mehr sehen dürfen seit Januar, am Christi Himmelfahrtstag war ich oben in der Anstalt, da wurde mir der Besuch verweigert, warum weiß ich nicht, ist das vielleicht recht, einer Mutter das zu verweigern? Ich habe das Kind drei Jahre lang Tag und Nacht gepflegt, trotzdem ich jeden Tag arbeiten gehe, für meine anderen vier Kinder. Bitte schreiben Sie mir oder lassen Sie von einer Schwester mir schreiben wie es dem Kind geht und warum das Kind so Hals über Kopf wegkam, ohne daß wir Eltern es noch einmal sehen durften.

- **Die gelenkte »Fachabteilung«**
» War dann das Kind aufgenommen oder von der Anstalt selbst gemeldet, so erhielt die Anstalt Mitteilung, ob eine Ermächtigung zur sogenannten Behandlung vorlag oder nicht, und nochmals ein Befund eingesendet werden müsse. « (Stationsarzt Dr. Eidam)

Hiernach gab es primär nur Wartefälle. Erst auf das Berliner Zeichen hin wurden die bereits aufgenommenen Kinder offiziell Patienten der »Fachstation«. Eine für Arzt und Klinik höchst seltsame, ja absurde Situation, daß man erst auf Befehl von oben sich der Kranken annahm. In welchem Zahlenverhältnis die beiden Aufträge, Anforderung eines Befundberichts und Ermächtigung zur Behandlung, zueinander standen, ließ sich wegen der Spurenbeseitigung nicht feststellen. Ohne Zweifel überwog die Ermächtigungsorder.

Die Kinder waren Marionetten. Ferne Spielleiter hielten sie an Fäden, um über kurz oder lang beinahe alle aus dem schwebenden Gleichgewicht des Wartens oder Beobachtetwerdens in die Versenkung fallen zu lassen. Freilich konnten die Schreibtischtäter, Aktengutachter auf Grund schmalster Akten, sachlich sich kaum in Gegensatz setzen zu den persönlichen Untersuchern. Die Entscheidung über Leben und Tod beruhte durchweg auf fremder Anschauung. Daher war der Befund der untergeordneten Amtsärzte und Fachstationsärzte einflußreicher, als man bei dem hierarchischen Aufbau des Verfahrens (Amtsarzt, Fachstation, Reichsausschuß) erwarten würde.

- **Beobachtung**
Im Sachverhalt unwiderlegbar, konnten undifferenzierte Befundberichte, klangen sie nur bestimmt und konsequent, genügen, um als Basis für das Votum der Obergutachter und mittelbar für die Unterschrift des »Reichsleiters« zu dienen. Ein Rapport der »Fachabteilung« vom 14. Mai 1942 ist nach fünftägiger Beobachtung eines Kleinkindes in den vernichtenden Satz zusammengedrängt:

» Es handelt sich bei dem Kinde um ein schwer verblödetes, unruhiges und epileptisches Kind, das zweifellos einer Behandlung bedarf. «

Lange Zeit konnte vergehen, ehe aus einem Wartefall auch nur ein Beobachtungsfall wurde. Bei der siebenjährigen Aloisia B., die am 21. November 1942 aus dem regulären Eglfinger Kinderhaus gemeldet und auf die »Fachstation« gelegt worden war, dauerte es zwei Monate, bis aus Berlin Nachricht eintraf, und zwar die Zwischenentscheidung, man solle einen Bericht einsenden.

» Mit Schreiben vom 21. November 1942 teilen Sie mit, daß das oben erwähnte Kind bereits Ihrer Fachabteilung zugeführt wurde. Eine Ermächtigung zur Behandlung dieses Kindes liegt noch nicht vor. Ich bitte daher, mir nunmehr über das Ergebnis Ihrer Beobachtungen ausführlich zu berichten und insbesondere zu der Frage, ob das Kind nach menschlichem Ermessen dauernd arbeits- und bildungsunfähig bleiben wird, Stellung zu nehmen. **«** (25. Januar 1943)

Nach drei Wochen lieferte die »Fachstation« eine überraschend gute Beurteilung:

» Das Kind ist noch nicht schulfähig, hat genügend sprachliches Verständnis, spricht noch agrammatisch, ist in seinem ganzen Wesen noch kleinkindhaft, recht lebhaft, streitet nicht über das übliche Maß, folgt, zeigt keine asozialen Eigenschaften, Strafen wirken bei ihr noch nicht recht nachhaltig. Auf der Abteilung verrichtet sie selbständig kleine Arbeiten wie Zusammenkehren, Schuhputzen, Tischabwischen, Kleiderzusammenlegen. Im Kindergarten hat sie das Stricken gelernt. Sie zeigt dabei Geschick und Ausdauer, verlangt auch nach Arbeit. Nach dem bisherigen Verlauf besteht die Aussicht, daß das Mädchen später zu einfachen häuslichen Arbeiten verwendet werden kann und damit sozial leistungsfähig wird. Herr Dr. W... hat sich bei seinem letzten Besuch meiner Meinung angeschlossen. **«** (16. Februar 1943)

Auf dem Durchschlag dieser gutachterlichen Äußerung ist die Entscheidung des Reichsausschusses vom 22. März 1942 handschriftlich hinzugefügt: »Zunächst entlassen«, »ein bis zwei Jahre beobachten«. Was sollte da noch beobachtet werden? Offenbar konnte man die einmal Erfaßte nicht leichten Herzens loslassen. Aber wodurch war dieses anstellige, arbeitswillige, doch nicht idiotische Mädchen in die Todesmühle geraten? Wie das mit Bleistift ausgefüllte Meldebogenduplikat erkennen läßt, hatte man im regulären Kinderhaus nichts Gutes, das heißt nichts Menschliches und nichts Fleißiges an der siebenjährigen Aloisia entdeckt:

» ... ist bis jetzt auf der Stufe einer etwa fünfjährigen stehengeblieben, hat keine geistigen Fortschritte gemacht ... nicht schulfähig für die Anstaltsschule. Eigensinnig, unbeherrscht. (Ist nach ärztlicher Ansicht eine Besserung oder Heilung zu erwarten?) Grenzfall, nicht bildungsfähig. Praktisches Verständnis und Ausdauer nur für *einfachste* Arbeiten, leistet keine produktive Arbeit. Später vielleicht einmal bei mechanischen einfachen Arbeiten zu verwenden. (Entspricht die geistige Entwicklung dem Alter des Kindes?) Nein, spricht stammelnd und agrammatisch, kann keinen einfachen Satz wortgetreu nachsprechen. **«** (22. November 1941)

Das Wort »Grenzfall« dürfte die Obergutachter zu Vorsicht und zum Einholen des Befundberichts veranlaßt haben, der dann dem Mädchen das Leben rettete. In diesem Fall hatte der Anstaltsdirektor – bei Kindern nicht Mitglied des obersten Dreiergremiums – sich selbst kontrolliert. Ein Trost, daß nicht jedes Kind negativ beurteilt wurde, gleichgültig, ob die Wendung ins Positive zur Beruhigung des eigenen Gewissens, als Konzession gegenüber Fürsprechern im eigenen Hause oder als Ausweis nach außen dienen mochte.

■■ Deckwort »Behandlung«
Bevormundung und Abhängigkeit gerade in Fragen der »Behandlung« erklären sich, sobald man weiß, was unter »Behandlung« zu verstehen ist. Sie war das Deckwort für Tötung. Tötung war die »neuzeitliche Therapie«, war die Wahrnehmung »sämtlicher therapeutischer Möglichkeiten« »auf Grund letzter wissenschaftlicher Erkenntnisse«, war die Methode, »auch in Fällen, die bisher als hoffnungslos gelten« mußten, Erfolge zu erzielen, war die »Behebung des Schadens«, die in der Tat »wesentliche Ersparnisse an Fürsorgekosten« zur Folge hatte und die

kleinen Patienten davor bewahrte, »dauerndem Siechtum zu verfallen«. Die »Fachabteilung« war also eine Vollstreckungsabteilung. Töten war ihr Fach.

Was trotzdem an diagnostischen Einrichtungen – etwa ein Röntgenapparat für Luftenzephalogramme – vorhanden war, diente, von Ausnahmen objektiver Untersuchungen abgesehen, analog dem Deckwort »Behandlung« zur Wahrung des Scheins und des Fangs. In bigotter Beibehaltung ärztlicher Kautelen wurde den Eltern eine Einverständniserklärung zur Vornahme der Lumbalpunktion abverlangt. Der Zustimmung zur Tötung bedurfte es nicht. Doch gab es Eltern, die ihren Kindern nicht einmal diesen an sich ungefährlichen, ihnen aber riskant oder zwecklos erscheinenden Eingriff zumuten mochten:

》 ... es wird denk ich, niemals etwas zu einem Erfolg führen und ich als Vater des Kindes würde bittend ersuchen von den zwei angeführten Untersuchungen abzusehen u könnte vorerst mein Einverständnis nicht beigeben. **《** (13. Oktober 1943)

▪▪ Antitherapie

Zu fragen, ob trotz Endbehandlung therapiert werden durfte, wäre widersinnig. Gewiß wurden im Kindergarten Bewegungsübungen gemacht, wohl das einzige, was zumal anfangs getan wurde. Im Brief vom 17. Juni 1941 wird der Mutter eines geistig zurückgebliebenen Kindes ein Therapieprojekt vorgeschwätzt, wonach Schwachsinn letzten Endes mit Gymnastik ausgetrieben werden sollte:

》 ... eine beträchtliche geistige Schwäche, die mit ungenügender Tätigkeit in Zusammenhang steht ... wird im Rahmen der möglichen gymnastischen Übungen versucht werden, das Kind etwas in seiner körperlichen Tätigkeit zu bessern; auch hoffen wir, daß sich die geistigen Fähigkeiten heben, wozu allerdings noch eingehende Untersuchungen nötig sind. **《**

Was sollen solche Übungen, selbst wenn die Indikation nicht absurd wäre, und was sollen Untersuchungen bei einem Kind, das auf dem Sterbeetat stand und drei Wochen später umgebracht wurde. (Brief vom 17. Juni 1941, Tod am 11. Juli 1941)

Es gab nicht nur keine spezialistische Behandlung. Jede ärztliche Therapie war späterhin – etwa ab 1942/43 – verboten: »Eine Behandlung körperlicher Erkrankungen der Kinder durfte nicht stattfinden« (Dr. Eidam). Überdies wurden die Ausschußkinder auf Grund einer Verfügung des bayerischen Staatsministeriums (30. November 1942, s. u.) zugunsten der »noch bildungsfähigen« auf Hungerkost gesetzt. Schließlich wurde nach einer Fürsorgerechtsverordnung vom 9. November 1944 (Reichsgesetzblatt S. 323) allen minderjährigen Anstaltspfleglingen »jegliche Erziehung und Ausbildung« offiziell verwehrt. Furchtbar, doch konsequent. Wozu lebensunwerte Geschöpfe therapieren, ernähren, erziehen! Wahrhaft die negativste aller Abteilungen, ohne ärztlichen, ohne pädagogischen, ohne leiblichen Sorgewillen. Nihilismus als Vorstufe zur letzten und einzigen »Behandlung«. Das ist das Spezifische dieser als Fachstation getarnten Todesfalle.

▪ Überschreitung des Solls:
▪▪ in Diagnose

Von unten her, aus der Ausmerzpraxis der »Fachabteilung«, auch des Amtsarztes, wurde das Programm über das Soll hinaus durchgeführt. Das zeigt die Engstirnigkeit in der Diagnostik. Namentlich in Grenzfällen, wo die Entscheidung am Blickpunkt des Betrachters hängt, gab der Wille, uneingeschränkt nach den Vernichtungsmaximen zu handeln (vgl. die Meldung über

Aloisia B.), den Ausschlag. Es konnte passieren, daß dasselbe Kind vor und während der Erfassungszeit mit zweierlei Maß gemessen wurde. Noch am 11. Mai 1939, also vor der Aktion, war die kleine Mathilde zwar als schwachsinnig, im ganzen aber nicht ungünstig beurteilt worden:

>> Ihr Kind Mathilde hat sich schnell hier eingewöhnt und macht keine Schwierigkeiten. Sie ist immer guter Laune und jeden Tag im Kindergarten. Sie brauchen sich also keinerlei Sorgen darum zu machen. **

Nach Einführung der Meldepflicht war die beruhigende Zusicherung vergessen und hieß die Diagnose unerbittlich: Idiotie!

Ähnlich engagiert, hielt das Münchener Gesundheitsamt bei P. Heinz, die Diagnose »mongoloide Idiotie« für den Inbegriff aller Beurteilung, die vom Jugendamt C III hervorgehobenen charakterlichen Vorzüge dagegen für nichtig:

>> Die Tatsache, daß das Kind im allgemeinen gutmütig, lenksam und nicht boshaft ist, schließt die Anstaltsversorgungsbedürftigkeit keineswegs aus. Da es sich um einen mongoloiden Idioten handelt, ist die von ihm benötigte fremde Hilfe nach Umgang und Erfahrung so besonders geartet, daß sie auch in einer sorgsamen Familie ohne Zuziehung geschulter Pflegekräfte nicht geboten werden könnte. Damit sind aber die Voraussetzungen für das Vorliegen von Anstaltsversorgungsbedürftigkeit ohne weiteres erfüllt. **

Daß Lenkbarkeit ein gewisses Maß an Intelligenz voraussetzt, hat der Assistenzarzt, der das Schreiben aufgesetzt hatte, nicht beachtet oder nicht beachten wollen, um die behauptete Anstaltsbedürftigkeit diagnostisch abschirmen und den Buben in die Reichsausschußabteilung einweisen zu können. Gegen ein Eglfinger Gutachten wiederum, Martin B. sei »ein so gut wie völlig idiotisches Kind«, wobei »so gut wie« doch nur einen Annäherungsgrad ausdrückt, opponierte der Fürsorgeverband mit der Begründung, Familienpflege reiche aus, das Kind sei »nur schwachsinnig«. Auch hier ging der Streit darum, ob das Verhalten Rückschlüsse auf den Grad der Intelligenzschwäche zulasse. Mit der scheuklappenförmig auf die formale Intelligenz gerichteten Diagnose waren die Würfel gefallen.

Auch der prognostische Einwand, daß Entwicklungsverzögerungen das Bild des angeborenen Schwachsinns vortäuschen können (s. o.), legte keine Zurückhaltung auf. Obwohl nach Auffassung der einweisenden Fachärztin über die Bildungsfähigkeit des vierjährigen F. K. B. nichts vorausgesagt werden konnte, wurde durch den Ausschußarzt der Stab über ihn gebrochen. Ebenso unbeachtet blieb bei einem anderen Kleinkind, Renate D., die Vorsicht des Ambulatoriums der Universitätskinderklinik: »Über die Weiterentwicklung der geistigen Fähigkeiten sind in dem jetzigen Alter noch keine bindenden Aussagen zu machen.« Auch sie wurde getötet. Zwei Beispiele, die zeigen, daß über prognostische Zweifel der nationalsozialistische Ausmerzgedanke triumphierte.

Nicht genug mit der scharfen Einhaltung des Programms, der Fanatismus griff darüber hinaus. Wie die Praxis zeigt, wurden die Richtlinien bei Kleinkindern nicht minder durchbrochen wie bei Erwachsenen, quasi eine Probe aufs Exempel, ein Beweis für die Progressionskraft des Vernichtungswillens im Sinn von Erfüllungs- und Vervollständigungstendenzen. Über die festgelegten Anomalien (Idiotie, Mikrozephalie, Hydrozephalie, Mißbildungen, Lähmungen) hinweg wurden weitere Leiden gemeldet wie »schwere Epilepsien und mittlere Schwachsinnszustände, die keine günstige soziale Prognose hatten« (Aufzeichnungen Dr. Eidams). Außerdem zählten zu den Opfern zwei angeblich geisteskranke Kinder, die ebenfalls nicht unter die

Meldevorschriften fielen. Für das Gehirn des einen hatte sich ein namhafter, inzwischen verstorbener Kliniker interessiert. Nachdem schließlich am 20. Oktober 1942 beim neunjährigen Georg H., um das Überrennen der diagnostischen Barrieren mit der Aussichtslosigkeit auch offiziell nicht erfaßter Zustände zu begründen, gleich das ganze Krankenblatt dem Ausschuß eingereicht worden war, erübrigten sich später, zumindest für die Person des Amtsleiters, solche Umstände.

Daß auch geistig normale Kinder mit weggerafft wurden, ist an sich kein Beweis für den Expansionsdrang der Exekutive. Denn im Erlaß von 1939 (s. o.) sind unter Nummer 4: »Mißbildungen« und unter Nummer 5: »Lähmungen« ohne Rücksicht auf den Geisteszustand aufgeführt. Daß aber das intellektuelle Niveau nicht als Gegengewicht gewertet wurde, diese buchstabenstarre Intransigenz kommt aufs Konto der Anzeigenden. Da ist einmal der Fall Maria R. mit angeborenem Gliedmaßenmangel. Ihre geistige Reagibilität, Fähigkeit sich einzuleben, brav oder nicht brav zu sein, wird aus einem Brief der Mutter voll Liebe, Sehnsucht, Sorge, Fürsorglichkeit gerade zu diesem mißgestalteten Kind, das für sie weiß Gott kein »Monstrum« war, noch heute erkennbar:

» Wollte nur fragen, wie es meinem lieben Kinde geht. Hats sich schon gut eingelebt. Habe ja so langweil nach ihm. Hat es immer noch so Fieber? Besorgt das Kind nur gut. Hoffentlich ist es brav. Bitte seit so gut und gebt mir baldige Nachricht. « (25. November 1940)

Die sechs Monate alte Helga K., überwiesen aus dem Kinderkrankenhaus Bethel, litt an einer »kompletten Lähmung beider Beine mit Blasen- und Mastdarmlähmung«. Von ihr heißt es ausdrücklich: »Die körperliche und geistige Entwicklung ist bisher normal verlaufen.« (23. September 1943.) Dieses Mädchen wurde also ausschließlich wegen der Funktionsbehinderung an Beinen und Unterleib, bzw. wegen der Befürchtung, daß es »zeitlebens ein Krüppel sein wird«, umgebracht. Der ärztliche Weg, das Kind vor Krüppeldasein zu bewahren, wäre, da die Ursache bei gründlicher neurologischer und apparativer Untersuchung des untersten Rückenmarks und der sogenannten Cauda sehr wahrscheinlich gefunden worden wäre, ein anderer gewesen.

Eine weitere »geistig normal entwickelte«, vom Reichsausschuß wegen Mißbildung eingewiesene Halbjährige (Margarete S.) hatte Glück. Sie war am 13. April 1942 dem Leiter der Chirurgischen Abteilung der Universitätsklinik zugeschickt worden, welcher eine Rückenmarksgeschwulst feststellte und eine Operation für indiziert hielt.

In diesem Fall war ein Konsiliararzt bemüht worden, in jenem nicht. Die neurologische Diagnostik der »Fachabteilung« selber war, wie die ärztliche Besetzung (s. o.) kaum anders erwarten läßt, unzureichend, völlig den überpersönlichen Gesichtspunkten der nationalsozialistischen Eugenik untergeordnet. Je blinder der Furor, um so vernichtender die Diagnose.

■■ in Altersgrenze

Ein anderer Durchbruch durch das Gehege der Meldekriterien geschah in Richtung Lebensalter. Nur vierundzwanzig Eglfinger Kinder hatten das erste, vierundneunzig das dritte Lebensjahr nicht vollendet, über die Hälfte waren sechs bis fünfzehn, ein Mädchen war sechzehn, ein verkrüppelter Idiot sechsunddreißig, ein Kretin fünfundvierzig Jahre. Mehr als zwei Drittel der Opfer hatten die im Runderlaß festgelegte Altersgrenze überschritten. Daß das Erfahrungsalter bis in die Schuljahre hinaufgeschraubt wurde, lag an der Initiative der Praxis. Im nahen Umgang mit mißgebildeten und geistig geschädigten Kleinkindern mußte das Haltzeichen der Dreijahresgrenze jeden Sinn verlieren. Sogar die sechzehnjährige Anstaltsinsassin E. – vgl.

Korrespondenz zwischen Vater und Direktor – ist in einem Schreiben an den Reichsausschuß als »Kind« deklariert, was bei der Verschleppung der beiden Kretins auf die Ausschußabteilung gar nicht erst versucht wurde. Sie wurden faute de mieux – in anderen Häusern der Anstalt wurden grundsätzlich keine Todesspritzen gegeben – auf der Kinderfachstation getötet. Alle drei wären ohne die mutwillige Verlegung am Leben geblieben. Am Emporschnellen des Vernichtungsalters bis zur Auflösung jeder Altersgrenze wird die einmal losgelassene Triebkraft der Ausrottungssuggestion beispielhaft sichtbar.

■■ im Verfahrensgang

In der Vollstreckung souverän, hatte der Anstaltsleiter es in der Hand, das Leben der kleinen Geschöpfe zu verkürzen, zu verlängern oder, sofern er dem Drängen auf Entlassung nachgab, zu erhalten. Ja er hatte im Zuge der Artbereinigung sich Befugnisse des Ausschusses zugelegt. So wurde die eineinhalbjährige Elfriede M. am 23. Januar 1943 umgebracht, obwohl die Berliner Order – einer Notiz auf dem Krankenblattdeckel zufolge – erst zwei Monate später, am 23. März 1943, eintraf. Denkbar ist, daß beim Datumseintrag ein Schreibfehler unterlief. Mit Sicherheit aber war für zwei Flüchtlingskinder aus Schlesien (W., Ruth und M., Marie), die am 8. April 1945 ankamen, der Kriegslage wegen jede Ermächtigung, ja schon die Meldung weggefallen. Sie waren die Opfer einer »wilden Euthanasie«, als ob die Selbstreinigung von der unerwünschten Brut bis zum letzten Kind durchgehalten werden müßte, als ob allem Untergang zum Trotz der Rassenwahn, in der Idee untangiert, nur durch Waffengewalt zum Stillstand gebracht werden könnte. Das eine Mädchen starb am 30. April 1945, das andere am 1. Mai 1945. Die einige Tage zuvor eingeleitete »Behandlung« konnte nicht mehr rückgängig gemacht werden. Beide waren auf der langen Flucht vor den Russen behütet und mitgeschleppt worden, um in einer deutschen Heil- und Pflegeanstalt nach System getötet zu werden. Bei diesen schlesischen Kindern war der Arzt Ankläger, Richter und Vollstrecker in einer Person. Mit seinem Durchhalten auf verlorenem Posten fungierte der Eglfinger Anstaltsdirektor vermutlich als letzter Amtswalter des Hitlerischen Rassenwahns.

■ Die Einschläferung:
■■ Verteilerplan

Für die planmäßige Durchführung der »Behandlung« hatte der Direktor einen Terminkalender. Daraus wurde zu Anfang jeden Monats bei der Visite sowohl dem Abteilungsarzt wie der Sonderpflegerin der Zeitpunkt zum Eingreifen verlesen. Auf diese Weise folgten die Opfer, genau verteilt, oft gleichviel Buben wie Mädchen, möglichst unauffällig aufeinander, und erhielt die Tötungskurve den Anschein eines natürlichen Verlaufs.

■■ Fraktionierte Dosierung

Das Mittel der »Behandlung« war Luminal in einer Einzeldosis von 0,5 g (Maximaldosis für Erwachsene 0,4 g, für Schulkinder 0,1 g, für Kleinkinder 0,05 g), zwei-, dreimal in stundenlangen Abständen wiederholt. Mit dieser fraktionierten Methode – zuerst ein Getränk oder gleich ein Klistier, später bei dem schlafenden Kind ein Einlauf und noch ein Einlauf – hatte man den Vorteil, daß der Tod nicht akut eintrat, konnte man das Sterben steuern und so lange hinauszögern, bis das tiefer und tiefer benommene Opfer schließlich an Bronchitis und Lungenentzündung eines scheinbar natürlichen Todes starb. Verglichen mit dieser Sukzessivbehandlung, mit ihrer einzigartigen, in einen wohlbekannten Krankheitsverlauf hinüberleitenden Tarnung, waren alle Sofortmethoden stümperhaft, das heißt vor Verdächtigungen weniger gesichert. Den Einlauf machten Sonderpflegerinnen, die für ihre »äußerst verantwortungsvollen Aufgaben« ein Aufgeld in Höhe von 25,– RM monatlich erhielten. Unter Hervorhebung ihrer »Umsicht, Gewissenhaftigkeit, Zuverläßlichkeit und Verschwiegenheit« wurde für eine dieser Todesschwestern Antrag auf »Beförderung zur Abteilungspflegerin« gestellt (11. November 1942).

Ab und an wurde auch injiziert, zum Beispiel »Modiskop«, ein aus Morphium, Dionin und Skopolamin zusammengesetztes Präparat. Gespritzt hat nur der Arzt bzw. der Abteilungsleiter. Mit Ausnahme einer »Jodfüllung in den Rückenmarkskanal eines Wasserkopfes« (Zeugnis Dr. Eidams) verliefen die »Behandlungen« schmerzlos.

- **Kaschierung des Giftmords:**
- **Klinischer Schein**

Die Krankenblatteinträge über den Eintritt des Todes machte zum Teil der Direktor selbst. Sie schlossen fast durchweg mit der Feststellung von Fieber, Husten, Geräuschen auf der Lunge. Bei einem angeblich durch den Leiter persönlich eingeschläferten drei Wochen alten Säugling, dessen Vater gottgläubiger SS-Mann war, fand sich kein Krankenblatt, obwohl sonst sämtliche Kinderakten bis auf die Reichsausschußblätter vorlagen.

Auf dem Leichenschein stand als Todesursache meist Bronchopneumonie (Lungenentzündung), was dem sichtbaren und faßbaren Befund nach tatsächlich stimmte. Dazu kam als klinisches Grundleiden die Krankheit, die zur Anstaltseinweisung geführt hatte. Mit diesen beiden scheinbar schlüssigen Angaben war die wahre Todesursache, in deren Verlauf die Lungenentzündung überhaupt erst auftrat, nämlich die Vergiftung, unterschlagen und aus der Welt geschafft. Jegliches Mißtrauen konnte entkräftet werden. Jedermann und auch dem Standesamt war Genüge getan – eine in dieser medizinischen Perfektion wohl unerreichte Kaschierung von Giftmorden.

- **Vordergründiges Sektionsergebnis**

Bei der Sektion fand man fast konstant Lobulärpneumonien (Lungenentzündungen) und Bronchitiden, nur 6% andere Erkrankungen, die als Todesursache in Betracht kamen, zumal aktive Lungentuberkulose. Bei diesen restlichen Kindern (6%) war nichts getan worden, um ihr Leben zu erhalten. Im Gegenteil, durch das Verbot von Therapie und Pflege und durch unzureichende Ernährung – häufig steht im Sektionsprotokoll »Abmagerung, hochgradige Abmagerung« – wurde die Widerstandskraft bewußt geschwächt. Trotzdem sollen sie in der Statistik der Kindertötung nicht mitgezählt werden. Ihr geringer Prozentsatz entspricht Dr. Eidams schriftlichem Eingeständnis: »Nur wenige starben eines natürlichen Todes.«

In einigen anderen Fällen wurden neben der obligaten Lungenentzündung Veränderungen festgestellt, die ihrerseits den Tod verursacht oder mitverursacht haben könnten. Bisweilen ist bei solchen pathologisch-anatomisch mehrgleisigen Erklärungsmöglichkeiten der Giftmord aus den Akten erschließbar. So erhielt kurz vor dem Ableben der vierjährigen Helga W. die Mutter die übliche Mitteilung über Auftreten einer Lungenentzündung. Als sich bei der Sektion eine nicht unerhebliche Tuberkulose herausstellte, wurden Leichenschein und Krankenblatt frisiert. Hier wird der prophylaktische Brief zum Indiz des Giftmords oder doch des Giftmordversuchs.

Bei dem zweijährigen Johann B. fand man pathologisch-anatomisch außer Lobulärpneumonien eine entzündliche Schwellung der Gaumenmandeln und pseudomembranöse Entzündung des Rachens. Schon die klinische Diagnose hieß Diphtherie. Im Rachenabstrich waren Diphtheriebazillen nachgewiesen. Damit scheint der Fall geklärt zu sein. Nun schließt das Krankenblatt aber mit dem vom Direktor persönlich geschriebenen Satz: »Unter Erscheinungen schwerer Herzschwäche heute vormittag 9 Uhr gestorben.« Dieses für einen Direktor auffällige Krankenblattschreiben bei einem eindeutigen Herztod infolge Diphtherie klärt sich auf, sobald man von Dr. Eidam erfährt, sein Chef habe bei Johann B. eigenhändig gespritzt. Demnach spielt auch hier die Vergiftung zumindest eine zusätzliche, wenn nicht die entscheidende Rolle beim Eintritt des Todes.

Durchweg ist die Bronchopneumonie der Indikator dieser Giftmorde. Chemisch wurden Organe und Körperflüssigkeiten in keinem Fall untersucht. Keines der Sektionsprotokolle verrät eine Frage nach der Ursache der permanenten Pneumonien und Bronchitiden, die über vier Jahre lang zu allen Jahreszeiten, jeden Monat, fast jede Woche auf den Sektionstisch kamen.

▪▪ Statistik

Insgesamt sind von November 1940 bis Mai 1945 in der Eglfinger Reichsausschußabteilung dreihundertzweiunddreißig Kinder gestorben. Davon wurden dreihundertzwölf vergiftet, die übrigen gingen in Zusammenhang mit gezielter Unterernährung und fehlender ärztlicher Hilfe zugrunde. Damit übersteigt der Eglfinger Kindermord den Bethlehemitischen sicher bei weitem. Die Jahresstatistik der Todesfälle zeigt ansteigende Tendenz:

1940 (2 Monate)	5 Todesfälle
1941	34 Todesfälle
1942	62 Todesfälle
1943	100 Todesfälle
1944	100 Todesfälle
1945 (4 Monate)	31 Todesfälle
1940-1945	332 Todesfälle

Während in rund fünf Kriegsjahren auf der Sonderstation 332 Kinder starben, verzeichnete das reguläre Kinderhaus in einem vergleichbaren Zeitraum vor dem Kriege, als die Schwerstkranken auf keine »Fachstation« abgeschoben werden konnten, nur 13 Todesfälle, d. h. 2,6 im Jahresdurchschnitt. Und während 1945 in den ersten vier Monaten 31 Reichsausschußkinder zugrunde gingen, hatte die Station, die am 10. August mit Rücktransport von 70 Kindern auch äußerlich aufgelöst wurde, in weiteren vier Monaten trotz Unterernährung nur zwei Todesfälle. Aus diesen statistischen Vergleichen müßte auch jemand, der vom Giftmord nichts weiß, zwangsläufig auf außergewöhnliche bzw. unnatürliche Todesursachen schließen.

▪ Das Spiel mit den Eltern

Der Umgang mit den Eltern war ein diplomatisches Kunststück von der Aufnahme über den Anfang der »Behandlung« bis zur vollendeten Tat. Zwar brauchte man für Vorspiegelungen nicht soviel Phantasie wie bei erwachsenen Opfern. Denn die Anzahl vergifteter Kinder betrug nur einen Bruchteil (etwa ein Sechstel) der Vergasungsopfer. Auch hatte die Verteilung der Gifttode über einen längeren Zeitraum (vier Jahre gegen eineinhalb Jahre) nichts durch Masse und Ballung Verdächtiges. Andererseits fehlte die Gelegenheit, sich auf den »Reichsverteidigungskommissar« herauszureden.

▪▪ bei Besuchswünschen

Unerwünschter Besuche entledigte man sich nach der Methode Ablenken und Handeln. Typisch ist die Erfahrung der Mutter des Hans-Dietrich R., die sich devot nach Besuchserlaubnis erkundigt hatte:

>> Ich möchte mir erlauben und anzufragen nach dem Befinden meines Buben Dieter. Ich möchte deshalb bitten, mir einen gütigen Bescheid und hierzu Nachricht zu geben, ob auch ein Besuch gestattet ist. << (11. September 1941)

Sie wurde zunächst einmal mit einem zuversichtlichen Bericht über die körperliche Verfassung ihres Buben in Sicherheit gewiegt. Tatsächlich hatte er sich – obschon nicht durch die Behandlung – inzwischen motorisch entwickelt, stand im Bett und ging am Gitter entlang. Besuch wäre, wie es am Schluß des Briefes scheinbar ganz nebenbei und selbstverständlich heißt, »jederzeit« gestattet, freilich – in welchem Krankenhaus gibt es das? – nach Anmeldung:

>> ... Bei Ihrem Jungen Hans-Dieter handelt es sich bei etwa körperlich altersgemäßer Entwicklung um einen Schwachsinn, der mit einigen typischen körperlichen Merkmalen wie überstreckbare Gelenke und großer Zunge einhergeht. Geistig werden wir das Kind wohl kaum wesentlich bessern können. Dagegen hoffen wir, daß sich das Kind durch unsere Behandlung in körperlicher Hinsicht vervollkommnen wird. Es steht auch schon im Bett und geht am Gitter sich anhaltend herum. Ein Besuch Ihres Kindes kann jederzeit vorgenommen werden; wir bitten lediglich um Angabe des Zeitpunktes Ihres Eintreffens. << (16. September 1941)

Sechs Wochen später hatte man Schicksal gespielt, eine Lungenentzündung in Gang gebracht. Danach, als es zu spät war, wurde der Mutter sogar nahegelegt, ihr Kind zu besuchen, das, wie vorausberechnet, bei der Ankunft tot sein würde:

>> Leider muß ich Ihnen heute mitteilen, daß Ihr Sohn Hans D., der sich in den letzten Tagen eine Erkältung zugezogen hatte, heute die Erscheinung einer doppelseitigen Lungenentzündung aufweist. Bei dem vor allen Dingen in körperlicher Hinsicht schlechten Zustand muß an einen ungünstigen Ausgang der Erkrankung gedacht werden. Falls es Ihnen möglich sein sollte, möchten wir Sie bitten, doch noch einmal hierher zu kommen. << (28. Oktober 1941)

▪▪ bei Entlassungsforderung

Schwierig war die Aufgabe, Entlassungswünsche abzuwehren. Bei schriftlichem Drängen war Zeitgewinn wieder das todsichere Mittel. Während die Eltern zum Schein in eine Korrespondenz verwickelt wurden, konnte die »Behandlung«, sobald die Formalitäten mit dem »Reichsausschuß« geregelt waren, ungestört anlaufen und sich auswirken. Ein Vater (J. S. aus der Fürther Gegend) fragte am 29. Juli 1941, wann er seinen Jungen abholen dürfe:

>> Nachdem doch mein Kind bereits sechs Wochen unter ärztlicher Aufsicht steht, bitte ich um die Nachricht, welche Behandlung meinem Kind helfen könnte. Ich möchte, sobald ich Nachricht habe, das Kind abholen, um es weiterer ärztlicher Behandlung zukommen zu lassen. Im voraus herzlichen Dank und bitte recht baldige Antwort. <<

Es folgte eine hinhaltende Antwort mit ablenkenden Gegenfragen, angeblich zur Vervollständigung der Krankengeschichte:

>> Ich bitte Sie, sich doch ein wenig zu gedulden, da die Beobachtung noch etwa zwei bis drei Wochen in Anspruch nehmen wird. Es geht Ihrem Leonhard recht gut. In den letzten Tagen hat er sich nur eine leichte Erkältung zugezogen. Zur Vervollständigung unserer Krankengeschichte bitte ich Sie, noch Angaben über den Gesundheitszustand Ihrer eigenen Familie, den Ihrer Eltern und Schwiegereltern zu machen. Vielleicht teilen Sie mir dies mit der nochmaligen Anfrage in etwa vierzehn Tagen mit. Heil Hitler! <<

Acht Tage später, am 8. August 1941, noch ehe der Vater die erbetene Auskunft geben konnte, war der Junge tot, das Entlassungsbegehren aus der Welt geschafft.

Bestanden Eltern im persönlichen Gespräch auf ihrer Forderung, und blieb alle Überredungskunst vergeblich, so gab es keine rechtliche Handhabe, die Kinder gegen den Willen der Erziehungsberechtigten zu behalten. »Mußte dem uneinsichtigen Vater gegen ärztlichen Rat mitgegeben werden.« (Schluß des Krankenblattes Josef Sch.) In diesem Fall erhielt ein Vater, der sein Kind nach Hause holt und damit vor dem sicheren Tode rettet, das Prädikat uneinsichtig. Bedrängt von einem anderen Vater, geriet der Direktor unter Vorspiegelung persönlichen Desinteresses in ein ordinäres Rückzugsgeplänkel:

>> Die Eltern, die offenbar in ihr idiotisches Kind vergafft sind, können dasselbe jederzeit, allerdings gegen ärztlichen Rat und auf eigene Verantwortung zu sich nach Hause nehmen. <<
(Brief an den Landrat des Kreises Kehlheim, 17. Mai 1943)

Ein Revers, den die Eltern unterschreiben mußten, fixierte ärztliche Bedenken und schob die »volle Verantwortung« auf die Unbelehrbaren:

>> ... wurde auf die Gefahren und Bedenken, die mit der Entlassung verbunden sind, aufmerksam gemacht, besteht aber trotzdem auf seinem Verlangen und übernimmt die volle Verantwortung für den Kranken. Er verpflichtet sich, für geeignete Aufsicht, Warte und Pflege des Kranken Sorge zu tragen und bestätigt dies durch Unterschrift. << (16. Januar 1945)

Tückisch, daß jemand, der willens ist, ein Kind umzubringen, dem, der es rettet, Aufsicht, Warte und Pflege zur Pflicht macht, also genau das anrät, wogegen er selber bewußt verstößt. Ein so besorgtes Krankenhaus, welches über den Klinikaufenthalt hinaus sich des Wohlergehens seiner Patienten versichert, war über jeden Verdacht erhaben, sie beseitigen zu wollen.

Der Spekulation auf Wiederaufnahme – so sehr war der ärztliche Mephisto hinter dem Leib des Kindes her – bot sich eine Rückversicherung mit Hilfe der Ämter, z.B. des Jugendamtes:

>> Wir teilen Ihnen mit, daß der Alois M. am 22. März 1944 auf dringendes Verlangen der Mutter gegen ärztlichen Rat aus der Anstalt entlassen wurde. Wir halten es nicht für zweckmäßig, wenn das Kind bei seinen gesunden Geschwistern bleibt, haben dies auch der Mutter mitgeteilt, die jedoch auf Entlassung bestand. Wir ersuchen, den Fall im Auge zu behalten und gegebenenfalls seine Einweisung in die Anstalt zu veranlassen. <<

Zur Zähmung widerspenstiger Mütter ließ sich im Zeichen des totalen Kriegseinsatzes das Arbeitsamt als unauffälliger Verbündeter einschalten:

>> In letzter Zeit wurden seitens des Reichsausschusses sogar Schreiben an einzelne Arbeitsämter gerichtet, um die Mütter solcher Kinder in Arbeit zu bringen, damit sie dann ihre Kinder abgeben müßten. Umgekehrt sollte die Anstalt bei geforderter Entlassung eine Bescheinigung des Arbeitsamtes verlangen, daß die Mutter das Kind zu sich nehmen könne. << (Dr. Eidam)

Die Repressalie hatte noch dazu den Vorteil, wie erhöhte Fürsorge auszusehen. Im Fall des fünfjährigen A. G. wurde dem Gesundheitsamt aufgegeben, dafür zu sorgen, »daß die Pflege des Kindes nicht als Grund für die Zurückstellung der Tante vom Arbeitseinsatz gelten kann« (Brief vom 15. März 1944). Bei so kategorischer Einwirkung auf den Amtsarzt war die gewünschte Bescheinigung kaum beizubringen, und war alles von langer Hand lanciert, um die Rückgabe des Kindes in die »Fachabteilung« als zeitgemäßen und spontanen Entschluß der Mütter hinzustellen.

■■ im Fall von Tötung

Dem Zwang, Deutungen zu finden, die das wahre Geschehen verschleierten und doch glaubhaft wirkten, kam der klinische Ablauf des Vergiftungsprozesses in idealer Weise entgegen. Lungenentzündung, für sich allein genommen keine Lüge, war das bald in beiläufigen, bald ernsten Andeutungen voraussagbare Unheil, war der Patentbefund, woran alle Welt, ja man selber sich halten konnte. Freilich, alle hinzugefügten Erklärungen, die vielen Erkältungsfinten, verdunkelten den trügerischen Schein der Wahrheit.

Im Sommer, als die Wendung »nach einer Erkältung« unpassend erschien, wurde sogar die Lungenentzündung, die doch da war, als Begründung aufgegeben. Der Mutter des fünfjährigen Friedrich St. hatte man am 26. Juni 1943 geschrieben, daß ihr Sohn an fieberhaften Durchfällen erkrankt sei. Einen Tag nach der Mitteilung starb der kleine Friedrich. Am Todestag (27. Juni) steht im Krankenblatt: »Kurz nach der Aufnahme an Bronchitis erkrankt. In den letzten Tagen Bronchopneumonie.« Weder Krankengeschichte noch Leichenschein noch Sektionsprotokoll geben einen Anhaltspunkt für Darmerkrankung.

Vielfach schließen die Benachrichtigungen mit salbaderisch weisen Beileidsbezeugungen, wobei Befriedigung über die eigene Rolle des Schicksallenkers durchklingt:

>> Ihr Kind bekam etwa vier bis fünf Tage vor seinem Tode eine schwere Erkältung mit Husten und Atemnot. Es trat ziemlich rasch bei dem auch geistig sehr zurückgebliebenen Kinde eine Verdichtung der Lungen ein, der das Kind am 24. April 1942 erlegen ist. Das Kind ist still und ruhig eingeschlafen. Bei der Aussichtslosigkeit seines geistigen Leidens glaube ich dürfen Sie dem Schicksal dankbar sein, daß das Kind durch einen schnellen und schmerzlosen Tod erlöst wurde. Heil Hitler! << (Brief vom 3. Juni 1941 an Karl B.)

Wie abgestumpft die Routine des Tötens in Wahrheit ablief, verrät der geschäftsmäßige Jargon in einem das Ableben voraussagenden Arztbrief:

>> Das Ableben des Kindes ist zu erwarten. Ich verständige Sie pflichtgemäß, sofern Sie ein besonderes Interesse daran haben, das Kind vor evtl. Ableben noch zu sehen. << (Brief an Vater Th.)

▪▪ Nunancierung der Korrespondenz

Ihren Haltungen und Reaktionen nach kann man drei Gruppen von Eltern unterscheiden: ahnungslose, mißtrauische und einverstandene. Das Zahlenverhältnis läßt sich nicht rekonstruieren, weil Vertrauensvolle wenig Anlaß hatten zu schreiben, ihr Anteil also zu gering ausfallen würde, und weil vieles, was schriftlich keinen Niederschlag fand, mündlich besprochen war.

▪▪ durch Ahnungslosigkeit

Viele Eltern ahnten nicht im mindesten, was passieren würde. Unsagbar ist der Kontrast zwischen offenen, ergebenen, liebevollen Briefen mancher Mütter und der nichtigen Sprache des Arztes:

» ... möchte mir heute wieder die höfliche Anfrage erlauben, wie es mit dem Befinden meines lb. Kindes Rosemarie P. steht. Ich hoffe zuversichtlich, daß Sie sicher schon nach eingehender Untersuchung mir bindenden und freudigen Bescheid geben. Da es doch unser einziges Kind und dazu mein Mann und Vater des Kindes in Polen weilt, ist es für mich besonders eine große und schwere Nerven- und Gemütsprobe so lange ohne Bescheid über den Zustand unseres Lieblings zu bleiben. Mit der herzlichen Bitte, mir recht bald, eine gute Nachricht zukommen zu lassen, grüßt Sie ... « (6. Januar 1941)

» Entschuldigen Sie bitte, wenn ich Sie heute schon wieder mit meinem Schreiben belästige. Mein Mann, der über Weihnachten und Neujahr zu Hause war, hätte gern unser Kind Rosemarie besucht und Herrn Medizinalrat selbst gesprochen. Aber der schlechten Witterung und Verkehrsverhältnisse wegen mußte es unterbleiben. Nun drängt er natürlich immer doch einmal gründlich Bescheid zu hören. Nachdem wir nun unser Mädchen schon über ein Vierteljahr weggegeben haben, möchten wir vor Allem Andern die eine Frage stellen, ob überhaupt noch Aussicht auf Besserung oder Heilung besteht. Anderenfalls, wenn ärztliche Kunst auch nicht zu helfen vermag, würde ich unser Kind nach Hause holen. Sollten Sie zu sehr mit Arbeit überlastet sein, so geben Sie doch bitte einer der Pflegerinnen den Auftrag, mir über den Zustand unseres Kindes näher zu berichten. Eine Frau dürfte ja sicher die Not und Qual einer Mutter, die ihr Kind fortgibt, besser verstehen. In der Hoffnung auf eine baldige gütige Antwort ... « (12. Januar 1941)

» Für Ihre Benachrichtigung über die Röntgenuntersuchung unseres lieben Kindes Rosemarie danke ich Ihnen von ganzem Herzen, und sehe dem endgültigen Bescheid von dieser kommenden Woche mit großer Spannung entgegen. Für all Ihre Mühe und Ihr Entgegenkommen dankt Ihnen mein Mann sowie Ihre ergebene Lisl P ... « (19. Januar 1941)

Noch am 21. Dezember 1940 klang der Tenor selbst des Krankenblatts nicht ohne Hoffnung:

» Gemeinsame Untersuchung und Besprechung. Auf Grund der bisher aufgenommenen Beobachtungen, nach denen zweifellos eine gewisse Zunahme der geistigen und körperlichen Funktionen besteht und eine Erziehbarkeit – wenn auch nur geringen Grades – angenommen werden kann, wird beschlossen, weiter zu beobachten. Das Kind sitzt normal, so daß Paresen (Lähmungen) ausgeschlossen werden können. Es macht die Gebärde des Bittens. «

Dann aber am 16. Januar 1941 heißt es undurchsichtig und lakonisch: »Besprechung eines Briefes der Eltern.« Am 11. Februar 1941 war das Kind getötet.

Obwohl diese Mutter »von ganzem Herzen« dankte, »zuversichtlich« um »baldige gütige Antwort« bat, es eine »Nerven- und Gemütsprobe« nannte, so lange über den Zustand ihres »Lieblings« ohne Nachricht zu sein, obwohl sie von Frau zu Frau einen Appell an die Pflegerin (die Sonderpflegerin!) richtete, »Not und Qual einer Mutter, die ihr Kind fortgibt«, zu verstehen, obwohl sie Soldatenfrau war und obwohl die kleine Rosemarie, noch nicht fähig zu sprechen, die »Gebärde des Bittens« machte, der Arzt blieb unerschüttert. Und obwohl medizinisch die Prognose nicht absolut schlecht war – das Kind hatte unter den Augen des Gutachters erste Zeichen einer bescheidenen geistigen Entwicklung gezeigt –, der Arzt fühlte sich nicht bewogen, von sich aus zu entlassen, oder doch es einzurichten, daß die arglose Mutter auf Entlassung bestand. Er tat, was seines nationalsozialistischen Amtes war. Ein Beitrag zur Herzensverhärtung unter dem Einfluß rasseneugenischer Fanatismen.

Die Arglosigkeit mancher Eltern reichte bis über den Tod ihrer Kinder hinaus:

» Bitte Sie nochmals um Auskunft meines Söhnchens Richard. Er war doch außer sein Leiden sonst gesund. Ich denkte mir Ihm kann sonst weiter nichts anstoßen. Daß ihn die Krankheit plötzlich befällt hatten wir keine Ahnung.

Sehr geehrter Herr Doktor! Als ich und meine Frau zur Beerdigung unseres Söhnchens Richard B. in Eglfing waren. Wollten Sie persönlich sprechen. Haben aber vernommen das Sie Urlaub haben. Und ich näheres nicht erfahren konnte. Bitte geben Sie mir bessere Nachricht über mein Söhnchen Richard. War er länger krank, was hat Ihm alles zugestoßen. Im voraus unsern Dank. Michael und Maria B. « (4. März 1941)

Diese Eltern, die zur Beerdigung ihres Söhnchens Richard in die Anstalt gereist waren und den Arzt nicht angetroffen hatten, dankten im voraus für ein paar Worte über die letzten Tage ihres Kindes. Sie ahnten nichts und ersehnten den Fetzen Papier, der ihnen etwas Ärztliches, etwas, woran sie in ihrem Schmerz sich halten konnten, mitteilen würde. Die Antwort, zweieinhalb Zeilen, enthält nicht ein einziges persönliches Wort. Ein Kapital an Vertrauen wurde mißbraucht:

» Ihr Kind Richard bekam einen Bronchialkatarrh, wozu solche Kinder sehr neigen, eine Lungenentzündung, die sehr schnell (innerhalb von 2 Tagen) zum Tod geführt hat. « (11. März 1941)

▪▪ durch Mißtrauen

Mit Eltern fertigzuwerden, die vom Massensterben in den Anstalten gehört hatten und das drohende Verhängnis durch aggressive Fragen oder durch Anspielungen abzuwenden suchten, erforderte Geschick oder doch Hartgesottenheit. Die dreisteste Antwort war, so zu tun, als wäre es unter der Würde des Arztes, auf solche Verdächtigungen einzugehen:

» Auf diese zweideutige Bemerkung des Vaters und auf seinen Brief gebe ich prinzipiell keine Antwort. « (Brief an den Landrat in Kehlheim, 17. Mai 1942; Martin B.)

Doch ließen sich längere Auseinandersetzungen nicht immer vermeiden. Nicht totzuschweigen war die Anfrage eines Vaters aus Garmisch vom 27. Juli 1941. Sie spiegelt die damalige Situation in Deutschland, als Gerüchte über das Anstaltssterben umliefen, sich mehrten und zum offenen Geheimnis wurden:

» Mögte an Sie folgende Bitte richten ... Es gehen so Gerüchte im Umlauf, daß die Insassen Ihrer Anstalt dem Einschläferungsgesetz unterstellt sein sollen? Auf Grund dieser Gerüchte bin ich ser beunruhigt, besonders meine Frau, läßt sich dieses ser fest in den Kopf. Wollen Sie mir auch weiterhin Mitteilung machen, ob mein Kind auch diese Verfügung unterstellt ist. Da ich diesen Gerüchten nicht recht glauben kann, so bitte ich Sie mir näheren Aufschluß zu geben. Es wäre ja furchtbar, wenn dies alles wahr wäre. Wir haben das Kind nicht aus Bequemlichkeit weg getan, sondern durch ein Fußleiden meiner Frau. Wir haben gegen Ihre Anstalt oder Pflege nichts auszusetzen. Unsere Beunruhigung liegt nur auf dem Umlauf der Gerüchte ... « (24. Juli 1941)

» ... An sich bin ich als Behördenvorstand nicht gewohnt, mich mit einfältigen Gerüchten zu befassen. Ich hätte deshalb keine Veranlassung, auf die Mitteilung in Ihrem Briefe einzugehen. Orientieren möchte ich Sie aber doch dahin, daß mir von einem Einschläferungsgesetz überhaupt nichts bekannt ist. Ich weiß auch gar nichts von einer Verfügung, nach der gewisse Kranke einem solchen Gesetz unterstehen sollten. Zu Ihrer Beruhigung kann ich Ihnen sagen, daß jedenfalls eine Verfügung bei mir nicht liegt, nach der Ihre Tochter in eine andere Anstalt verlegt werden soll. Wenn Kranke aus unserer Anstalt verlegt worden sind, so handelte es sich nur um absolut unheilbare Kranke, die in einfache Pflegeanstalten verlegt werden mußten. Ich bin bei der Verlegung dieser Kranken überhaupt nicht beteiligt, sondern wenn Kranke verlegt werden, geschieht das von höherer Stelle aus. Ich hoffe damit, Sie beruhigt zu haben ... « (26. Juli 1941)

» ... Ich habe heute Ihre Tochter Emma auf die Kinderabteilung des Abschnittes H. meiner Anstalt verlegt, da ich auf der anderen Abteilung Platzmangel habe und das Mädchen an sich in das Kinderhaus zur besseren Beobachtung gehört. Sie können selbstverständlich nach wie vor unter den bisherigen Bedingungen Ihre Tochter besuchen ... « (25. November 1941)

» ... Werte Pflegerin! Anbei für meine liebe Emma ein Päckchen. Hätte auch noch eine Frage. Durch den Besuch meiner Verwandten habe ich erfahren, daß Emma nun nach Haar kam und dort im Bett gelegen hat. Ist Emma krank? Oder warum muß sie jetzt ins Bett liegen? Hat sie sich schon wieder eingewöhnt. Ich bin so in Sorge um sie. Schreiben Sie mir in beiliegender Karte bitte ein paar Zeilen ...« (3. Dezember 1941.) »... Ihr Brief ... ist mir zuständigkeitshalber zugeleitet worden. Ihre Tochter konnten wir wegen anderweitiger Verwendung des Hauses, in dem Emma bis jetzt gelegen hat, nicht länger dort behalten. Da sie wegen des allgemeinen körperlichen und geistigen Zustandes sehr schwer zu warten ist, bedarf sie gründlicher pflegerischer Maßnahmen, die zusammen mit der notwendigen Beobachtung am besten im Kinderhaus der Anstalt gewährleistet ist. Irgendeine ernstere Erkrankung ist bei dem Kind nicht aufgetreten, jedoch ist Ihnen ja wohl bekannt, daß der Zustand keinerlei Hoffnung auf Besserung erwarten läßt, im Gegenteil sind ja gerade diese Kinder häufig sehr anfällig ... « (11. Dezember 1941)

» ... Hiermit teile ich Ihnen mit, daß Ihr Kind vorgestern, am 16. Dezember 1941, plötzlich an einem uns noch nicht eindeutig klaren Zustandsbild erkrankt ist. Seit diesem Tage schläft das Kind sehr viel, hat keinen Urin und keinen Stuhl allein gelassen und ist kaum ansprechbar. Nahrung nimmt es auch nur wenig zu sich. Wir haben aus diesem Grunde die Rückenmarksflüssigkeit abgenommen und zur Untersuchung eingeschickt, da wir vermuten, daß es sich bei dem Kind um eine Gehirnentzündung handelt. Wir nehmen an, daß an irgendeiner Stelle im Gehirn doch durch die enorme Ansammlung der Gehirnflüssigkeit ein Durchbruch an den lebenswichtigen Gehirnzentren erfolgte. Und somit auf diese Stelle stark drückt. Und zu diesem Bild geführt hat. Vielleicht handelt es sich auch um eine einem Schlaganfall ähnliche Krankheit. In diesem Fall ist es natürlich möglich, daß die Erscheinungen zunehmen und Schwierigkeiten in Kreislauf und Atmung auftreten. Wir nehmen an, daß Sie unter diesen Umständen das Kind gerne besuchen möchten, was Ihnen natürlich jederzeit frei steht ... **«** (18. Dezember 1941)

» An den Reichsausschuß ... Betr.: Ableben des Kindes ... Ich teile hiermit mit, daß das Kind Emma E. am 19. Dezember 1941 in hiesiger Anstalt verstorben ist ... **«** (20. Dezember 1941)

Hier bestreitet ein Arzt nicht zu Unrecht die formale Existenz eines Einschläferungsgesetzes, verleugnet aber zugleich den Tatbestand der Einschläferung, wiegt den Vater monatelang in Sicherheit, um dann, scheinbar frei von Verdacht, sein Werk vollbringen zu können. Gewiß, Geheimhaltung und Kaschierung waren vorgeschrieben. Die Lüge war obligat. Verräterisch aber das Gerede über Verlegungen, Verlegungsverfügungen, Fehlen einer Verfügung, wiewohl der Vater überhaupt nicht danach gefragt hatte. Noch erstaunlicher, daß die Gelegenheit, ihn zu beruhigen, die sich mit dem Vergasungsstopp wie eine Fügung bot, nicht genutzt wurde. Der mit rotem Kreuz und rotem Namenszeichen versehene Meldebogen für die Reichsarbeitsgemeinschaft vom 10. Juli 1941 – der zweite dieser Art (s. o.) – war durch die Ereignisse überholt. Statt froh zu sein, daß das Lügengebäude nachträglich mit einer Wahrheitsstütze abgefangen werden konnte, ersann der Gutachter, neue Ausreden nicht scheuend, einen Weg, um doch zum Ziel zu kommen. Das sechzehnjährige Mädchen wurde aus der regulären Frauenstation herausgenommen und auf die Kinder-»Fachabteilung« verlegt (s. o.). Vor dem Vater motivierte man die Umquartierung der diagnostisch längst abgestempelten Patientin (»Angeborener Schwachsinn, Schulbesuch unmöglich, Sprache stammelnd. Verblödet. Kann nicht gehen und stehen. Schielen. Wasserkopf (69 cm) Idiotie. Zu keiner Beschäftigung fähig«) mit der »besseren Beobachtung« und mit »gründlichen pflegerischen Maßnahmen« – jenem fiktiven Aushängeschild der »Fachstation«.

Der Bericht über die plötzliche Erkrankung – einen Tag vor dem Tode des Mädchens – unterscheidet sich von den sonst üblichen Erklärungen an Länge und Erfindungsgabe erheblich. Denn es galt, einen durch Gerüchte argwöhnisch gewordenen Vater zu überzeugen. An der Schilderung des Zustandsbildes zu Anfang des Briefes ist nichts zu beanstanden. Ganz richtig heißt es auch im Krankenblatt vom 19. Dezember 1941, das Kind sei »unter den Erscheinungen schwerer Benommenheit verstorben«. Groteske Erfindungen aber sind die differentialdiagnostischen Erörterungen: Gehirnentzündung; Durchbruch von Gehirnflüssigkeit in lebenswichtige Zentren; einem »Schlaganfall ähnliche Krankheit«. Eine entsprechende Notiz im Krankenblatt über den Verdacht einer sich entwickelnden Enzephalitis (Gehirnentzündung) ist eine Urkundenfälschung dazu. Denn auf dem Leichenschein steht als Todesursache schlicht und ausschließlich Lungenentzündung. Bei der Sektion fand man bis auf den angeborenen Hydrozephalus die üblichen Lobulärpneumonien (Lungenentzündungen). Das angeblich nicht klare Zustandsbild war ein klarer Giftmord. All diese findigen Redereien könnten an Pseudologia phantastica erinnern, stünde nicht der infame Täuschungszweck dahinter.

▪▪ durch Einverständnis der Eltern

Ein halbes Dutzend Eltern forderte nachweislich unter dem Einfluß des Zeitgeistes, ja in der Sprache der Rasseneugeniker den Tod ihrer Kinder. Nach einer Konsultation im Staatsministerium des Innern hatte ein Vater sich zu dem »Standpunkt durchgerungen, daß nur das Lebensfähige zum Leben berechtigt ist«. Wieder einer verstand, sein Interesse und das des »Volkskörpers« auf einen Nenner zu bringen, und fragte zugleich im Namen seiner Ehefrau, ob es:

» ... nicht vielleicht am besten wäre, ein solches Kind aus dem Volkskörper auszuscheiden, da das glaub ich auch im Sinn des Staates liegt. «

Im Anschluß an eine, wie es scheint, recht unumwundene Unterhaltung mit dem propagandistischen Arzt argumentierte eine Mutter (Frau Sch.) logisch und sachlich:

» Leider muß ich zugeben, daß jede Mühe und Hoffnung umsonst ist. Darum wäre mir lieber, er wäre bald von einem solchen Leiden erlöst. «

Und jener Vater, der darum bat, »Euthanasie anzuwenden« (s. o.), hielt es für seine »größte Pflicht«, seinen »Stammbaum in Reine aufrecht zu erhalten«. Ermutigt durch eine Führerrede, hatte er sich an den Ortsgruppenleiter, dann an den Gauleiter von Innsbruck gewandt. Um das Gewissen zu beruhigen (»damit ich ein reines Gewissen habe und in meinem Leben ruhig schlafen kann«), kam das Kind »in die größte Anstalt in Bethel«, bis es dann durch Vermittlung des Reichsausschusses (schriftliche und fernmündliche Verhandlungen mit dem Anstaltsdirektor) am 9. Mai 1942 in das Eglfinger Kinderhaus abgeholt wurde. Wenige Tage später, am 14. Mai 1942 war das schon zitierte Gutachten (»schwer verblödetes, unruhiges, epileptisches Kind«) fix und fertig. In absoluter Abhängigkeit von der Kostenhaft, die der Reichsausschuß für ein halbes Jahr (9. Mai bis 9. November 1942) übernommen hatte, lief das Leben des Buben wie ein Uhrwerk ab, mit Verspätung um einen halben Tag. Paul N. starb am 10. November 1942 um 11 Uhr 15 Minuten, fast fünf Jahre alt (geboren 5. Dezember 1937), also beinahe zwei Jahre über der Altersgrenze für Reichsausschußkinder. Warum zog sich aber die Vollstreckung sogar in diesem Fall, wo der Vater um den Tod ersucht hatte, monatelang hin? Ganz offenbar, um das Gesicht auch vor einverstandenen Eltern zu wahren. Von Privatpersonen, selbst wenn sie die Ausmerze ihrer Kinder gewollt hatten, ließ man sich nicht gern in die Karten schauen.

Privatim hatte der darwinistisch daherredende Vater das Bestreben, seine Ehefrau zu entlasten.

» Ich muß und werde mit jeder Nachricht fertig werden und kann sie dann meiner jungen Frau, die durch die aufopfernde Pflege des Kindes sehr in Mitleidenschaft gezogen worden ist, entsprechend übermitteln. «

Und jene Eltern, die den »Volkskörper« und den »Sinn des Staats« voranstellten, wollten ihre gesunden Kinder vor dem kranken Kind bewahren. Allerdings spricht ihr Drängen, obwohl sie überzeugt waren, es werde »kein Alter erreichen«, mehr für materialistische als für psychologisch-pädagogische Gründe. Mit dem eugenischen Motiv des Stammbaum-Vaters schließlich verband sich, wie die Selbstdarstellung als »ärmster Geschäftsmann« und die Bitte um »größtmögliche Hilfe« besagen, eindeutig die Hoffnung auf finanzielle Vorteile.

Selten gab es rassenpolitisch nicht verbrämte Triebfedern. Ihr egoistisches Interesse nicht verschweigend, erklärt eine Mutter:

» Es ist die einzige Lösung für das Kind und vor allem für mich selbst, wird das Kind erlöst von seinem Leiden. «

Acht Wochen danach war das Leiden beendet (Brief vom 21. Februar, Aufnahme am 9. März, Lungenentzündung am 18. April, Tod am 20. April 1942, Emil R.). Aus der behutsamen Bitte eines Vaters, seine Ehefrau das kranke Kind nur »von weitem sehen« zu lassen, kann man schließen, daß die Mutter, die doch von Last und Sorge befreit werden sollte, sich innerlich nicht losgesagt hatte. Hätte sie das Kind auch weggetan, wenn sie die letzte Absicht ihres Mannes gekannt hätte? Oder ahnte sie, was geschehen werde, und fand darum keine Ruhe?

>> Möchte Ihnen mitteilen, wenn meine Frau kommt, lassen Sie Ihr nur das Kind von weitem sehen, ja nicht zu ihr hinein. Und eine Bitte habe ich an Sie meine Frau weint und kümmert sich um ihr Kind und findet keine Ruhe. Sie ist der Meinung es müßte erst recht leiden in der Anstalt. Erlösen Sie mein Kind von ihren Schmerzen daß Sie nicht zu lange leiden braucht und meine Frau mir erhalten bleibt für meine drei gesunden Kinder. Den das Ungewiße bringt sie zur Verzweiflung. Ist mein Kind dan Entschlafen so schicken Sie mir ein Telegram daß ich dan an Sie bezahlen werde mit der Anschrift. An die Dienststelle. Feldpost Nr.... An Uffz. Sch., Kind gestorben komme sofort. Wegen schneller Beförderung. <<

Wie die Ausmerzmotive, eugenische und private, letzten Endes sich verschlingen, geht aus diesen Anträgen, die offiziell unbeantwortet blieben, nicht genügend hervor. Sicher ist, daß die nationalsozialistische Propaganda geheime, halb unbewußte Regungen, ein anomales Kind bisweilen sich tot zu wünschen, bewußt machte und sittlich berechtigt erscheinen ließ.

Die Eglfinger Hungerhäuser

- **Hungeredikt**

Mit Einstellung der Zwangsdeportierungen war der groß angelegte Versuch einer eugenischen Reinigung auf halbem Wege steckengeblieben. Auch die fortlaufende Beseitigung von anlagegeschädigten Kindern änderte daran nichts. Eine Reihe »asozialer« Pfleglinge, durch die Meldebögen erfaßt, nicht weniger »lebensunwert« als die vorausgegangenen, war mit dem Leben davongekommen und stand bei jeder Visite als leibhafte Mahnung vor den Augen des Ausmerzarztes. Aus dieser schon über ein Jahr andauernden eugenischen Untätigkeit fand das bayerische Innenministerium, beraten durch seine Anstaltsdirektoren, am 30. November 1942 einen Ausweg, welcher die verräterischen Todesspritzen vermied und doch garantierte, daß wenigstens die Unproduktivsten eliminiert werden konnten. Das Rundschreiben hat folgenden Wortlaut:

>> Nr. 5263 a 81 München, den 30. November 1942. Der Bayr. Staatsminister des Innern. An den Herrn Reichsstatthalter in der Westmark und die Regierungspräsidenten. *Betr.:* Verpflegung in den Heil- und Pflegeanstalten. Beilagen: Nebenabdrucke für die Heil- und Pflegeanstalten des Regierungsbezirks. Im Hinblick auf die kriegsbedingten Ernährungsverhältnisse und auf den Gesundheitszustand der arbeitenden Anstaltsinsassen läßt es sich nicht mehr länger verantworten, daß sämtliche Insassen der Heil- und Pflegeanstalten unterschiedslos die gleiche Verpflegung erhalten ohne Rücksicht darauf, ob sie einerseits produktive Arbeit leisten oder in Therapie stehen oder ob sie anderseits lediglich zur Pflege in den Anstalten untergebracht sind, ohne eine nennenswerte nutzbringende Arbeit zu leisten. Es wird daher angeordnet, daß mit sofortiger Wirkung sowohl in quantitativer wie in qualitativer Hinsicht diejenigen Insassen der Heil- und Pflegeanstalten, die nutzbringende Arbeit leisten oder in therapeutischer Behandlung stehen, ferner die noch bildungsfähigen Kinder, die Kriegsbeschädigten und die an Alterspsychose Leidenden zu Lasten der übrigen Insassen besser verpflegt werden.

Auf die am 17. November 1942 beim Staatsministerium des Innern stattgefundene Besprechung mit den Anstaltsdirektoren wird Bezug genommen. Die Anstaltsdirektoren haben unverzüglich die entsprechenden Maßnahmen zu veranlassen. «

Ein Beispiel für den »Übermut der Ämter«: hier mit Übergriff ins Ressort des Reichsernährungsministeriums – erst zwei Jahre später wurde die Krankenkost in Heil- und Pflegeanstalten, Krüppelheimen, Trinkerheilstätten offiziell auf das Niveau des Normalverbrauchers herabgesetzt (13. November 1944, IIB 2 b 1000) –, da mit Willkür gegenüber dem Verbraucher. Wieviel Kalorien dem einen hinzugegeben und wieviel dem anderen genommen werden durften, lag von nun ab im Belieben des Anstaltsdirektors.

Man fragt sich, ob die »kriegsbedingten Ernährungsverhältnisse« schon im November 1942 so schlecht waren, daß eine unterschiedslose Verpflegung »nicht mehr länger« hätte verantwortet werden können. Das war nicht der Fall. Denn das Durchschnittsgewicht der männlichen Patienten in Eglfing hielt Ende 1942 noch etwa 60 kg. Es war nur um 3,5 kg gegen den Vorkriegsstand abgesunken, mehr infolge örtlicher Lebensmittelveruntreuungen so großen Umfangs, daß zahlreiche Strafverfahren eingeleitet wurden, als infolge generell gekürzter Rationen, die immerhin Krankenrationen waren. Wenn wirklich die Sorge um den »Gesundheitszustand der arbeitenden Anstaltsinsassen« der Grund gewesen wäre, dann ist nicht einzusehen, warum Patienten, die »in therapeutischer Behandlung stehen, ferner die noch bildungsfähigen Kinder, die Kriegsbeschädigten und die an Alterspsychose Leidenden«, warum Massen von Untätigen ausgenommen wurden. Die vielen Ausnahmen, zumal die Unterschiede in der Ernährung von Kindern, beweisen, daß es auf anderes ankam als auf Ausgleich der Energieverluste durch Arbeit. An der Sonderstellung von Kriegsbeschädigten und Alterspsychotikern verrät sich der Geist der Meldebogen, welcher Schutzlose vernichtet, vom Volksempfinden Getragene dagegen schont.

Ohne Zweifel stand hinter dem Wortlaut der Verfügung die vom »Reichsausschuß« her bekannte Methode, Positives zu proklamieren und Negatives zu meinen. Es läßt sich leicht zeigen, daß die »auf Kosten der übrigen« angeordnete Verbesserung der Verpflegung in Wahrheit das Ziel hatte, Hunger und Hungertod unter diesen übrigen zu sanktionieren. Da nach Abzug der arbeitsfähigen, behandelbaren und sonst bevorzugten Patienten nur die »Asozialen« – seit der großen Säuberung eine Minderheit – leer ausgingen, kann man rechnerisch überschlagen, daß der Gewinn um so nichtiger sein mußte, je größer die Zahlenspanne zwischen Privilegierten und Parias war. Wurden bei einer Gesamtbelegung von annähernd 3000 Patienten jeweils etwa 100 auf Minuskost gesetzt, so beträgt die Zulage für die große Masse je ein Dreißigstel einer Ration, also nichts Nennenswertes, während der Abzug bei den wenigen, je radikaler er war, um so verheerender sich auswirken mußte. Mithin war die Entschließung ein Hungeredikt, um die Widerstandskraft der Überfälligen zu unterhöhlen.

▪ Methode und Ergebnis

In Eglfing existierten zwei sogenannte Hungerhäuser (Haus 25 für Männer, Haus 22 für Frauen, aushilfsweise auch Haus 39). Ab Januar 1943 bis Kriegsende, also zweieinviertel Jahre, war die Abgabe von Fleisch und Fett an diese beiden Stationen untersagt. Die ausgesonderten Pfleglinge erhielten Gemüse, Kartoffeln und täglich eine Scheibe Brot. Das war eine angeblich in der Anstalt Kaufbeuren erprobte Kost, welche den Magen füllt und doch langsam zum Ziel führt. »Wir geben ihnen kein Fett, dann gehen sie von selber«, so hieß die vielerseits bezeugte Devise des Eglfinger Direktors, wobei Eiweiß, ohnehin Mangelware, nicht einmal erwähnt wird. Fiel die Abmagerungskurve nicht erwartungsgemäß, so gab es Vorhaltungen, nicht ganz unberechtigt, weil von der Küche öfter Fett oder Fleisch in die Suppe geschmuggelt worden wäre.

Der elendeste Zustand der Eglfinger Männer am Kriegsende lag mit 51,2 kg Durchschnittsgewicht immer noch 11 kg über dem Ernährungsniveau von Haus 25. Das ist der in Gewichten ausgedrückte Unterschied zwischen den Folgen vorsätzlicher Aushungerung und kriegsbedingter Notlage.

Gelegentlich hört man gegen die Feststellung bewußter Aushungerung den Einwand, daß Abmagerung und Anstaltssterblichkeit schon im ersten Weltkrieg erschreckend hoch waren. Bedenkt man aber, daß die Ernährungslage im ersten Krieg schlechter war, und daß trotzdem 1945 die Sterblichkeitskurve weit höher kletterte, so wird der zusätzliche Einfluß des nationalsozialistischen Vernichtungswillens offenbar. Während 1918 bei einem Verpflegungsstand von 2338 Personen 363, d. h. 15,5% Todesfälle gezählt wurden, stieg 1945 bei einer Durchschnittsbelegung von 2686 die Zahl der Todesfälle auf 821, d. h. 28,6%. Diesem Vergleich ist das ganze Jahr 1945 mit seinen seit Mai fortwirkenden Kriegsschäden zugrunde gelegt. Gemessen am ersten Halbjahr mit allein schon 17% Todesfällen, verschiebt sich das Verhältnis weiter zu Lasten der nationalsozialistischen Zeit. Die Todesquote in Eglfing-Haar war Anfang 1945 gut doppelt so hoch wie 1918.

Absolut gerechnet, waren bis zum 1. Juni 1945 an direkten und indirekten Folgen des Nahrungsentzugs auf den beiden – angeblich meist unterbelegten – Stationen zu je 60 Betten 444 Patienten gestorben. Dabei fällt der hohe Prozentsatz an Tuberkulose auf, der bei Frauen 54,1%, bei Männern 65,7% beträgt. Der schon im ersten Weltkrieg beobachtete Zusammenhang zwischen Entkräftung und Tuberkuloseanfälligkeit ist evident, freilich nicht im Sinne eines Experimentes, weil unbekannt ist, wieviel Kranke trotz oder gerade wegen eines floriden Lungenprozesses auf die Hungerstationen verlegt wurden.

Mit der Massenvergasung in »Reichsanstalten« konnten die Hungerhäuser wegen ihrer langwierigen Prozedur nicht konkurrieren. Auch ließen sich dort lediglich ausgesucht antriebslahme, körperlich geschwächte Pfleglinge halten, unfähig, Widerstand zu leisten. Unter so eingeengten und protrahierten Umständen darf die in zweieinviertel Jahren erreichte Gesamtzahl von 444 Eglfinger Hungertoden als erstaunlicher Beitrag zur Ausrottung von Geisteskranken gebucht werden.

In Auswahl und Anzahl der Patienten basierte die Aushungerung, nachdem sie prinzipiell auf der Konferenz im Staatsministerium festgesetzt worden war, auf der Initiative des Anstaltsdirektors. Hier war er wirklich unabhängig, frei, souverän. Kein Meldebogen, keine Reichsarbeitsgemeinschaft, kein Reichsausschuß, kein Nebengutachter und kein Obergutachter engten ihn ein.

Der Wegfall jedes Verfahrengangs erklärt sich daraus, daß mit der Pseudoernährung eine Tötungsmethode gefunden wurde, die im klassischen Sinn keine Tötung ist, kein einmaliger, als Ursache wahrnehmbarer oder erschließbarer Akt. Man entzog ja niemandem die Nahrung und ließ ihn abrupt verenden, sondern gab unter Berufung auf die »kriegsbedingten Ernährungsverhältnisse« den bettlägerigen »Asozialen« nur so wenig Kalorien, daß sie nicht leben und nicht sterben konnten, bis endlich, unterstützt durch Tuberkulose und Schlafmittelmedikationen (s. u.), die Stoffwechselintoxikation sie hinwegraffte. So ähnlich war diese Scheinernährung einer vertretbaren Rationskürzung, daß der Dolus hinter der Not der Zeit verschwand und es wenig Sinn hatte, diese den Verhältnissen angepaßte, schwer abhebbare Tötungsparte zentral erfassen und dirigieren zu wollen.

- **Das Hungererlebnis**

Juni/Juli 1945 gab es noch 95 Überlebende in den ehemaligen Hungerhäusern. Sie wurden in meinem Auftrag von verschiedenen Assistenzärzten daraufhin exploriert, wie sie ihr Schicksal erlebten. Zwar war der Zustand in jenen Nachkriegswochen, als die Mauer des Schweigens sich lockerte, vermutlich nur ein schwaches Nachbild dessen, was sich bis dahin abgespielt hatte. Noch immer aber bohrte der Hunger in Leib und Seele, da der Nachholbedarf durch die schmalen offiziellen Rationen und gelegentliche Zuwendungen nur sehr langsam gedeckt werden konnte.

- - **Dämpfung durch Vitalitätsschwäche**

Der erste Eindruck, den man als Besucher im Hungerhaus noch Juni/Juli 1945 erhielt, war der eines Siechenasyls. Kein Lärm, keine Bewegung. Alle Intentionen waren gedämpft. Bekannt ist die nivellierende Lethargie infolge Fehl- und Unterernährung in Gefangenenlagern, wo »aus Offizieren wie Mannschaften je länger je mehr eine homogen-stumpf hintrottende Masse« wird, »die nur sich selbst gleicht, weder Spontaneität noch Aktivität zeigt und zu allem gedrängt und geschoben werden muß« (Erich Funk, 1949, Fortschr. Neur. u. Psychiatr.). Die Anstaltspfleglinge, primär lahm, indolent, autistisch, vegetierten unter der ermattenden Wirkung des Mangels nun gänzlich apathisch und initiativelos dahin. Hinzukam, solange die Hungerhäuser ihrem Zweck dienten, der Einfluß dauernder Schlafmittelgaben. Mit der von einer Patientin erwähnten Relation: mehr Schlaftrunk – weniger Essen ist der subjektiv wohltuende, objektiv immer willenloser machende Effekt von Betäubungsmitteln als zusätzlicher Noxe prägnant bezeichnet.

Somatisch hatten alle Hungerhäusler im Grunde die gleichen Beschwerden und Klagen, die trotz objektiver Dringlichkeit asthenisch und selten spontan vorgebracht wurden. Alles drehte sich ohne Nachdruck, ohne Stoßkraft um Quantität und Qualität des Essens, um das erbärmliche Gewicht, um Mißempfindungen und Hungersensationen.

» Dies Bröckel Brei. Davon wird man nicht satt. « (S., Ursula)

» Mit so einem Stück Brot, wie ein Kartenblatt so dünn. Das Wasser und das Brot ist nur, daß der Magen grad gefüllt ist. « (L., Katharina)

» Ach matt, matt, matt. Eine Speise fehlt. Zu wenig Essen, zu wenig Essen. « (S.)

» Ich hab einen Heißhunger, eine Scheibe Brot für den ganzen Tag. « (Sp., Heinrich)

» Ich hab immer Hunger ..., der Hunger plagt mich fürchterlich. Das ist so schwer ums Herz. « (K.)

» Ich kann manchmal vor Hunger nicht in den Schlaf kommen. « (K.)

Zur speziellen Frage, ob Absicht hinter der ungenügenden Zuteilung stecke, nahmen manche überhaupt nicht Stellung. Sie reagierten kaum oder gaben wunderliche, gleichgültige oder gar euphorische Antworten. Ohne aktuelles Zeitgefühl und ohne viel Kausalitätsbedürfnis waren einige überzeugt und fügten sich drein, daß noch Krieg sei und zu ihren Lasten die Armee verpflegt werden müsse. Andere hielten, ob sie auch hungerten, nichts von Gründen und nichts

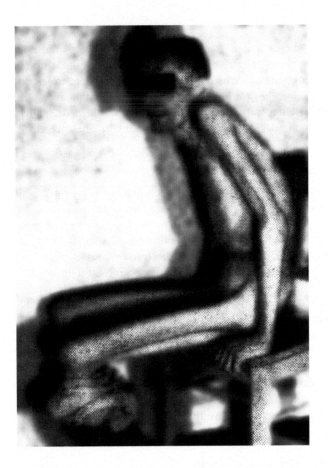

vom Denken. Einer erlahmte und wollte fatalistisch, ohne Aufheben davon zu machen, nur noch sterben.

» Nein, nein, es ist eben nicht so viel da. « (Bl.)

» Ich weiß nicht, ich kann das nicht sagen; nein, keinen besonderen Zweck. « (Bl.)

» Kein Grund, warum es so wenig zu essen gibt ... Nicht weniger, als die andern auch, ich habe 50 Pfund abgenommen. « (Tr.)

» Dieses Warum kann ich nicht beurteilen. Man liegt hier, magert ab und weiß nicht warum. Ich mache mir keine Gedanken. Wenn man denkt, schon falsch. « (Bl.)

» Jetzt ist ja Krieg. Da muß man zufrieden sein. (Zu wenig?) Ich rede darüber nicht, Herr Doktor, es ist etwas zu wenig. Wenn es etwas mehr sein könnte, wäre ich Ihnen verbindlich. « (Sch.)

» Ja, wie die Zeiten so sind, 's ist halt schlechter als früher, die Soldaten brauchen zuviel. « (R.)

» Seit der Krieg ist und die Ernte zurück. « (H.)

>> Es wird wohl kriegsbedingt sein. << (S.)

>> Weil Krieg ist. Weil andere es beschlagnahmen. << (R.)

>> Was wollen Sie von mir? Wo ich nur noch ein paar Tage lebe, wo wir nichts zu essen kriegen! 36 Kilogramm habe ich nur noch. Aber man kriegt nichts mehr, es ist zuviel Militär im Krankenhaus, und die brauchen alles. << (H., August)

>> Das wird irgendjemand zurückhalten. Das muß doch jemand sein. Wer, weiß ich nicht. Die Küche oder die Ausgabe oder vielleicht der Lieferant. Auf der Abteilung wird mir nichts weggenommen ... Das kann ich keinem Pfleger nachsagen, daß er sich bereichert. << (B., Josef)

>> Entweder, daß die Leute leichter gelenkt werden ... Aber es wäre besser für die Kranken, sie kriegten voll zu essen. << (K.)

>> Hunger hab ich schon, am liebsten möcht ich bald sterben. << (L., Matthias)

Immerhin kamen etwa 10% Antworten, ohne die Zusammenhänge ganz zu durchdringen, der Wirklichkeit des Hungerhauses nahe. Manche dieser in sich abgekapselten und von aller Welt abgeschnittenen Kranken, die ja Juni 1945 zum Teil noch meinten, es sei Krieg, hatten ein Empfinden dafür, daß man sie als »nicht gleichwertig«, »Mensch zweiter Klasse«, »Zuchthausmensch«, »Volksschädling« abgewertet und auf den Aushungerungsindex gesetzt hatte. Sie merkten die Absicht. Man spürte Verbitterung. Und doch entflammte auch ihren Erkenntnissen, teils aus Furcht, teils infolge Lahmheit, kein echter Protest. Entlassungswünsche, im Augenblick vielleicht sthentisch vorgebracht, verpufften sogleich.

>> Das liegt an der Obrigkeit. << (P.)

>> Eine Behörde in München, mit der kann man sich nicht verständigen. Die befürworten nicht mehr ... << (S.)

>> Vielleicht öffentlich verordnet. << (G.)

>> Oh, oh, es traut sich da keiner was zu sagen. Aber mir ist das egal, ob ich eine Leiche bin ... Wir werden langsam ausgehungert. << (F., Ludwig)

>> Da herin kriegst Du doch nicht genug, weil es ein Zuchthaus ist, wo sie Dich umbringen möchten. Du bist ein Narrenhausweibi. Du brauchst nichts. Sie sagen, Du brauchst mehr Schlaftrunk, da brauchst Du net soviel zu essen. Sie sagen, daß ich ein Zuchthausmensch bin. << (W., Elfriede)

>> Mit 59 Kilogramm bin ich hergekommen, jetzt nur noch 44 Kilogramm, zumal in diesem Haus! Hier kriegt man nichts, weil man nicht schafft. << (St., Martin)

>> Ich bin ein schlechter Arbeiter, ich habe Papierarbeit getan, bekomme immer nur die schlechten Kartoffeln, die minderwertige Kost betr. des Geschmacks. Die Oberpfleger teilen das aus. Da gibt es immer Unterschiede. Man sagt mir, ich arbeite nicht. << (K., Kurt)

» ... kein besseres Essen wert, hat man gesagt, seien Volksschädlinge. « (Sp.)

» Na ja, daß man mich nicht als gleichwertigen Menschen betrachtet und unterschätzt, aber wenn einer krank ist, dann soll man ihn doch nicht vernachlässigen. « (R.)

» Viel soll verschoben worden sein. Hunderte Zentner, jahrelang. Das ist in der Zeitung gestanden. « (H., Otto)

» Ich will weg! Ich kann mir das nicht bieten lassen. Man will mich aushungern. « (H., Anna)

» Daß die Affekte auch bei den halbwegs Einsichtigen nicht anhielten, sich nicht stauten und nicht plötzlich durchbrachen, erklärt sich, wie gesagt, aus der alle seelischen Akte dämpfenden Körperschwäche. Mit Zunahme des Verfalls nimmt die Leidensfähigkeit ab – ein Selbstschutz der Natur. «

■■ Projektion in den Wahn

Trotz des Energieverlusts waren Wahnkranke – jedenfalls doch Juni/Juli 1945 – in der Lage, die Hungerkost in ihr psychotisches System einzugliedern, zumal als Zeichen persönlichen Verfolgtwerdens zu mißdeuten. Die Ernährung wurde zum Inhalt egozentrischer Verdächtigungen, als ob niemand anders als allein der Kranke, mit dem man gerade sprach, unter Not zu leiden hätte, als ob aller Hunger die Folge von Schikanen der nächsten Umgebung wäre, der zuteilenden Pfleger, des Küchenpersonals, der Mitpatienten. Ungleichheiten des Brots und des Eßgeschirrs, alle möglichen Zufälle und Unbedachtheiten erhielten die Bedeutung von Mitteln zum Zweck. Daß für Härten »von oben« die ausführenden Organe verantwortlich gemacht werden, ist als Primitivreaktion wohl bekannt. Doch wird so ein Kurzschluß im Unterschied zum Wahn mit seinem Festhalten und Weiterspinnen meist sehr bald korrigiert. Im Einzelfall können Fehldeutungen oder Wahrnehmungstrübungen auf Grund von Futterneid oder auch wirkliche Benachteiligungen von seiten der Pfleger die Natur des primären Wahns, welcher nach früheren Verfolgungsthemen nunmehr die Vorgänge im Hungerhaus zum Gegenstand nimmt, stark verwischen.

» Mich friert so. Ich möcht a warmes Essen. Die hat mir alles weggefressen, die mit den Handschuhen, die wo da so hockt, schleckt die Schüssel aus ... « (G., Helene)

» Man will mich sozusagen hier ausschmieren, indem man mir immer das kleinste Stück Brot gibt. Heute bekam ich ein Ei, das Weiße zu drei Vierteln ausgelaufen. Da muß man schon merken ... « (K., Kurt)

» Ich bekomme nur die Hälfte Portion ... die Küche hört, wer hinspricht. Da tun sie in die Schüssel so viel rein, mir aber nur für ein kleines Kind. Die Leute alle bekommen zwei Schöpflöffel und ich nur einen. Wenn ich ein Paket bekomme, darf ich mir etwas herausnehmen, und jeder darf sich etwas herausnehmen und ich habe nichts. Des Nachts kommt der Jakobius und zeigt mir, was in meinen Paketen ist. Ich kenne die Äpfel von den Bäumen zu Hause. Und am nächsten Tag sehe ich, daß die andern sie essen. Der Heilige Jakobius gibt einem soviel zu essen, wie man mag, und der Jesus vergönnt einem nichts und gibt das Essen ohne Salz. « (H., Walburga)

» Fünfzehn verkappte Männer kommen nachts zu mir und fressen mir das Essen weg. In der Früh ist mir schwach und schlecht, dann werde ich ohnmächtig. « (F., Lieselotte)

» Irgend etwas höre ich oft, manchmal so an Pfleger oder Pflegerin, die sagen: ›Kriegen tut er gar nichts.‹ Von der Rotgräfin da, die soll die Marken gestiftet haben. Die Pfleger haben 's Wecken weiß verteilt. Ich habe nichts gekriegt. Die Stimme hat gesagt: ›Der muß net soviel haben …‹ Es war oft jemand da, ich hörte es ganz genau, der für mich Pakete abgab. Ich bekam es nie. Der Pfleger sagte, ›der kriegt es nicht‹. « (G., Max)

» Die Patienten nehmen einem auch alles ab. Ich habe sechs Pfund Geräuchertes g'habt. Der Pfleger hat das weggenommen und zwischen den Fenstern gelegt und am nächsten Tag war von beiden Seiten ein Stück abgeschnitten. Die Patienten nehmen es mir mit Gewalt ab, und der Pfleger schaut zu. « (St., Martin)

» Nur ein Brötchen bekommt man im Tag. Mir hat der Pfleger mit Absicht das Eckerl gegeben und, als ich mich beschwerte, am nächsten Tag noch ein schlechteres. Ich bekomme immer ungefähr die Hälfte. Auch wenn ich sage, bitte keine schlechten Kartoffeln, kriege ich weniger. « (Br., Martin)

» Wenn das Essen ehrlich zuginge, wäre ich schon viel besser. « (F., Ludwig)

» Ich bin von Gabersee hierher … Da bin ich ein Stiefkind gewesen und das Pflegepersonal hier kann mich nicht leiden … Ja, die Portionen werden ungleich verteilt. Wie ich im Bett war, haben das Übriggebliebene die bekommen, die auf waren. « (L., Helmuth)

» Mit den Kartoffeln ist es auch so. Denen geben's mehr, die sie besser leiden können. Es ist eine ungerechte Verteilung. « (G., Max)

» … daß die Pfleger lieber das Essen wegschütten, als es mir zu geben. « (H., Otto)

» Sie haben mir alles weggefressen. Sie haben auf mich gespritzt und gestoßen. Die Pfleger wollten mich direkt vernichten. « (F., Ludwig)

» Das Essen, das für mich ist, bekomme ich nur den Rest, das andere bekommen die Lieblingspatienten, die abspülen. Morgens kommt eine große Kanne Kaffee, ich bekomme aber nur eine kleine Tasse. « (H., Lothar)

» … immer das kleinste Stück Brot … die Kartoffeln aus der Hand geschlagen … extra die schlechtesten … « (St.)

» Drei kleine Kartoffeln. Andere fünf, sechs große. Das ist immer nur halb voll. « (Gl.)

» Brotschiefabschnitte, Abfall bekomme ich. « (K.)

» Es besteht schon ein Unterschied. Manchmal sind ganz kleine Näpfe. Die unbeliebten bekommen weniger. « (Sp.)

>> Es ist für mich wirklich wenig, andere bekommen mehr Portionen. Das Geschirr ist ungleich, zum Beispiel die Milchgefäße und Kaffeekannen. Die Schüssel mit Sauce und Bandnudeln. << (R., Auguste)

>> Es gibt zwei Sorten Näpfe, einen mit breitem Boden. Die meisten Patienten wissen es nicht. Wenn der Oberpfleger verteilt, dann bekommen die Oberbayern mehr. Dann heißt es, die Preußen fressen uns doch nur ... << (St., Heinrich)

Nicht genug mit dem vermeintlich schikanösen Vorenthalt der Nahrung, ein Patient spürte, wie ihm beim Verzehren des Wenigen, das er bekam, auch noch die Lust am Essen geraubt wurde:

>> Der Hugo ißt seine Sachen schnell hinein, die Kartoffeln mit der Schale. Dann steht er am Fenster, dann habe ich das Gefühl, daß er mir ein Hungergefühl aufdrängt, als ob ich er wäre; die Befriedigung, die ich mit dem Essen hätte, nimmt er mir weg, ich habe keinen Genuß. Er schnalzt mit der Zunge dann, während ich mich nicht hörbar mache. Mit der positiven Genußsucht und Lebenswillen das ist räuberisch. << (L., Leonhard)

Dagegen schrieben andere ihr Gewichtsdefizit sich selbst zu, teils ihrem schuldhaften Verhalten, teils ihrem vermeintlich von Parasiten bewohnten oder von irgendeinem Sukkubus besessenen Körper. Im Schuldwahn wird der Hunger zur Strafe für Völlerei. »Er (Dalarmedelarede) hat gesagt, weil du zuviel gefressen hast, mußt du jetzt hungern.« In seltsamer Illustration, ja Objektivierung quälender Empfindungen kam ein Abgemagerter zur Überzeugung, daß er, einem undefinierbaren »Wesen im Hals« ausgeliefert, »eigentlich zwei Hunger« habe. Seine Stimmen verlangten auch ihr Teil: »Jetzt nehmen wir was! Jetzt bekommen wir was!« Eine Patientin bezog ihre Abmagerung auf die Gefräßigkeit eines Bandwurms:

>> Zu mir hat man immer gesagt, ich habe einen Bandwurm. Der Bandwurm setzt sich am Magen fest und frißt meine guten Säfte weg. Jetzt abends, wenn ich esse, dann steigt er herauf in die Gurgel, und frißt meine guten Säfte weg. Ich seh ihn, ich hab nämlich so komische Augen. Die sehen viel. Alle, die so mager sind, haben einen solchen Bandwurm ... Der Bandwurm fresse alles. Wenn es ein Kraut gebe, das er net möge, dann streike er. Aber ein Haschee möge er sehr gern. Sie sähe ihn manchmal spüre sie ihn auch. Vor allem, wenn sie nicht genug zu essen habe. Dann sage er, sie solle ein Stück Brot stehlen. Das höre sie genau und nachts, wenn sie nicht genug zu essen gehabt hätte, dann quäle er sie. Sie möchte die anderen Patienten gerade umbringen, damit sie den Bandwurm satt bekomme. << (Z., Josefa)

Dieser Wahn ragt als einziger universal aus der Vielzahl egozentrischen Spintisierens hervor, ein Erklärungswahn, welcher für die eigene Person und für alle des Rätsels Lösung, d.h. für die Abmagerung die Ursache entdeckt zu haben glaubt. Vom Persönlichen ins Allgemeine abstrahierend, schwang sich die Josefa Z. zur Interpretin der Kachexie ihrer Mitpatienten auf, freilich ohne Erfolg. Daß sie keinen Anklang fand, lag nicht etwa an der Abwegigkeit ihrer Ideen – es gibt historische Beispiele für die Zündkraft widersinniger Überzeugungen –, vielmehr an der Abwegigkeit dieser aus Einzelgängern bestehenden Hungergemeinde, die trotz aller Leidensverwandtschaft wesensmäßig außerstande war, einen verbindenden Gedanken aufzunehmen, geschweige denn zu entwickeln.

Im Effekt war die wahnhafte Resonanz des einzelnen weniger qualvoll, als es die Erkenntnis gewesen wäre, von Staats wegen vernichtet zu werden. Mit Personifizierung der Hungersnot wurden undurchdringliche Hintergründe in faßbare Konturen verwandelt. Im Beraubungs- oder Bestehlungswahn waren die Patienten beschäftigt, indem sie vor ihren Widersachern auf der Hut sein und – zumindest in Gedanken – sich abschirmen mußten. Im Selbstbestrafungs- wahn wurde das Maß des Leidens durch Eingebung eigener Schuld bejaht – allemal eine Ver- menschlichung des Unmenschlichen.

Verheißung und Trost brachten hier und da religiöse Wahnexaltationen. In ihnen gelang eine totale Illusionierung der objektiven Wirklichkeit vom Grauen vor der Not zur Verklärung der Not derart, daß die rare Nahrung ins Göttliche oder zu einer dem Himmel vorbehaltenen Speise erhöht wurde:

» Ich höre Brotstimmen, das sind göttliche Stimmen ... Das Brot ist die Göttlichkeit, wenn es die Größe hat, für den Körper den Hunger zu stillen. « (Sch., Heinrich)

» Meine Schwester hat mich im Himmel für Honig einschreiben lassen. Weil die mich kennen dort und wenn ich nein komme. « (A., Hertha)

▪▪ Spiegelung im Begehren

Schwunglos und den dürftigen Verhältnissen angepaßt, hielt die Ärmlichkeit vieler Wünsche sich ans Mögliche, vielleicht doch Erhältliche. Eine Geizige gab ihren Bitten unter Verzicht auf alles, was teuer ist, den Anstrich des Bescheidenen, um auf servile Weise eine Zulage durch- zusetzen: »Teuer braucht es nicht zu sein, nicht Fleischspeisen, aber bissel Kartoffel und Sauce mehr.« Ein Realist sah die Gelegenheit und bat um Erlaubnis, »Essensreste von andern Kran- ken aufessen« zu dürfen. In Abhängigkeit von der jeweiligen Mahlzeit kannte einer, der gerade kalte Suppe gegessen hatte, keinen größeren Genuß als warmen Tee oder Zucker im Kaffee:

» Heut hätt ich gern einen warmen Tee gehabt. Die Suppe war kalt. Und im Kaffee war kein Zucker mehr drin. Der, wenn süß ist, ist gut. «

Andere spekulierten durch Deklamation ihres Untergewichts, schlechten Aussehens und al- ler Plagen des Hungerns auf Mitleid, um ein Stück Brot, Kartoffeln oder irgendeine Zukost zu ergattern, wobei Nachdruck durch Schreien, wie im Fall Therese Sch., nur eine flackernde Demonstration war:

» Seien Sie doch so gut zu mir! Ich will mich ja nicht herausessen, aber doch nicht hungern ... Kartoffeln können Sie mir doch geben. Ich seh ja nicht aus, als ob ich ein Vielfraß wär. « (K., Emil)

» Ich hab gedacht, daß ich Zukost bekomm. Ich wiege schon bald 38 kg. « (K., Kurt)

» Schlecht ist es, arg schlecht. Mal wär ich fast verhungert. Da habe ich geschrieen: Bitte, bitte Brot. Grad geklopft hat der Magen. « (Sch., Therese)

Oder es drang – Gradmesser des Bedarfs, nicht mehr der Anpassung – durch allen Aktivitätsverlust die flehentliche Bitte, viel, ganze Massen, alle Augenblicke etwas vorgesetzt zu bekommen:

» Bitt schön, zwei Schüsseln voll Gemüse, mittags zwei und abends zwei. Bin ganz ausgehungert. Bitt schön, millionenmal. « (L., Katharina)

(Die Patientin starb bald nach ihrem Bittschön.)

» Ich möcht halt mal einen Haufen, daß ich essen kann, soviel ich mag. « (S., Ursula)

» Alle Minute müßte die Stunde herum sein, daß ich was zu essen krieg. « (R., Walburga)

» An Geschmack und Genuß, was ich eingebüßt habe! Da habe ich keine Gedanken, da kann ich höchstens an Essen denken. Ich hätt gern ein dickeres Brot und Kartoffeln und Suppe, einen Haufen Kartoffeln. « (Bl.)

Mitunter überstieg ein Verlangen nach hochwertigen Speisen den Milieurahmen, und verschmolz mit der Gier nach Quantität die Lust an Qualität zur Vorstellung ewig sich wiederholenden Sättigungsgenusses:

» Möchte gerne jeden Tag sechs Jahre lang zwei Pfund Wurst essen. « (Bl.)

Oder es meldete sich trotz allgemeiner Initiativelosigkeit spontan Hunger auf Süßes (Bonbons, Schokolade, Pudding, Kompott, Marmelade, Honig, Kuchen, Obst), was subjektiv Entbehrung des Leckeren, objektiv Senkung des Blutzuckerspiegels anzeigt. Durchweg war das Begehren mehr auf Süßigkeiten als auf Fleischspeisen gerichtet. All diese frei steigenden Wünsche hatten eine stärker elementare Note als jene milieuadäquaten Bitten.

■■ Spiegelung im Erinnern
Biographisch spiegelte die Wunschwahl an Speisen den Lebensstandard. Als Vorstellung vom guten Essen produzierten viele Pfleglinge gern das, was ihnen, »als sie bei den Fleischtöpfen saßen und hatten die Fülle Brot zu essen« (2. Mose, Kap. 16, Vers 3) einst selbstverständlich war:

» Früher gab's morgens noch eine Suppe, da hat man sich drauf gefreut. « (Bl.)

» Auf Haus VI hatten wir volle Schüsseln. « (E., Martin)

Ein Patient traf mit seiner Sehnsucht nach karitativen Anstaltsbräuchen den Wohlstand der guten alten Zeit: »Mehlspeise hat's gegeben und spazieren sind wir gegangen mit den Schwestern.« Kontrastreich hoben sich Geflügelerinnerungen über die Nachkriegsrationen, die nicht ausreichten, um das Nichts der Scheinkost vergessen zu lassen: »Ich möchte daheim meine Göcker und Hennen, aber nicht das Fressen hier.« Einer glorifizierte sein früheres Dasein als süßes Leben:

>> Früher war ich beim Bananenabladen, da war man schnell gesättigt an Bananen und Datteln. Und Bier trank ich, weil Malz drin ist. Als Knabe mit 12 Jahren hab ich schon Staubzucker gegessen und Brot und Äpfel, innen mit Zucker. « (K., Karl)

Was aus der Vergangenheit herüberleuchtete – »Es hat doch eine andere Welt gegeben, die anders gegangen ist, und schön war's« –, reichte ab und an als Hoffnungsstrahl in die Zukunft. In den Wunschvorstellungen jenes Kranken, welcher sich »so matt« fühlte, erstand nicht bloß ein Modell der verlorenen Speisen. Er baute an der Wiederkehr einer urbanen Welt:

>> Wenn ich nur ausgehen könnte, ausgehen in den Park, daß man sich ein Stück Brot kaufen könnte. In ein Café gehen, in ein Wirtshaus ... Ein Essen fehlt, eine Speise. Wenn man sich was kaufen könnte und Fisch. « (S.)

▪▪ Pseudoüberwindung im Traum

In Träumen konnte der Mangel ohne Anstrengung kompensiert und konnte gegessen werden, als ob das Vermißte in Hülle und Fülle vorhanden wäre:

>> A Brot und a Semmel mit Butter und Wurscht – Auch vom Geselchten – Apfelstrudel, Mehlspeis, Käse – Kompott, Pudding und Marmelade – Kuchen und gekochte Mehlspeise. «

Doch ist dieses »Als-ob-Essen« mit seinem Genuß und seinem Sekretionsfluß nicht entfernt vergleichbar der Wirkung sexueller Lustträume, wo realiter sich Spannungen lösen. Den Traumessern schlägt im Augenblick des Erwachens die Pseudobefriedigung in die Leere des Hungers um. Oft hält das Glück nicht einmal während des Träumens vor und erweist sich als trügerisch, sobald das Kauen beginnt:

>> Heut nacht hab i träumt, ich hab in den Fisch nein bissen, aber der Kopf war ein bissel zäh. «

Resignierend erklärt der imaginär Genarrte: »Und i hab mi denkt, wenn i das 'gessen hätt, wär i satt.« Vielfach erscheint das Begehrte gleich den Äpfeln des Tantalus, ohne es greifen und zu sich nehmen zu können: »Butter hab i da gesehen ...« Bei einer Patientin, die ihre Mitpatientinnen gierig bestohlen hatte, drangen Gewissensbisse ins nächtliche Schlaraffenland. Sie widerstand der Versuchung eines Korbes Brötchen und stellte noch im Traum – sofern sie hinterher nichts retouchiert hat – die sittliche Idealfigur dar, die sie im Alltag, vom Hunger getrieben, nicht zu sein vermochte, die Ehrliche und Opferbereite:

>> Da hab ich einmal geträumt, ich wär in der Kirch gewesen, und wie ich rauskam, hat da ein Korb mit einem Brot und drei Brötchen gestanden. Den hab ich zur Polizei getragen. Die sagten, ich soll das behalten. Ich habe aber gesagt, sie sollen es denen geben, die es notwendiger haben. « (R., Katharina)

▪▪ Pseudoüberwindung im Tagtraum

Auch in Tagträumen bildeten sich Genußvorspiegelungen, wennschon seltener und weniger intensiv als in echten Träumen. Immerhin hatte man den Eindruck, daß die von Haus und Landschaftscharakter her vorgegebenen Speisenschemata einen hohen Leibhaftigkeitsgrad erreichten, ja momentweise in satten, üppigen Farben aufleuchteten. Als ob er eine Wahrnehmung, einen Vorgeschmack seines Leibgerichtes hätte, schwärmte ein Däne von »Fruchtsuppe mit schönem Kuchen«, ein Bayer von »Geselchtem«, ein anderer von »Haserlnuß, Johannisbrot und Minzenkugeln«. Verzückt steigerte sich ein Franke in eine Reihe wahrnehmungsnaher Vorstellungsreize:

>> Reisauflauf, Fisolen, Spinat und Kartoffeln und Butterbrot, doppelt belegt. Mit Löffel, mit Löffel aufzuessen. Und Gugelhupf, Gugelhupf in der Pfanne und Birnen gedörrt. <<

Eine Patientin redete traumverloren in die Ecke des Krankensaals hinein, wie sie ein Lebensmittelgeschäft einrichten werde mit in- und ausländischen Delikatessen, Getränken, Konfekt, Pasteten, Braten und beschrieb Zubereitungen und Kochkünste. Offenbar war es ihr gelungen, sich unter Bewußtseinseinengung in kulinarische Bilder, Düfte und Geschmäcke bis zu halluzinatorischem Genuß zu verlieren. Aus solchem Sinneszauber ergibt sich der überraschende Schluß, daß das Vorstellungsvermögen der niederen, hier stark engagierten Sinne wie Geschmack und Geruch mit der normalerweise dominierenden optischen Einbildungskraft unter Umständen konkurrieren kann.

Gewöhnlich bestand die Scheinbefriedigung der Tagträumer nur aus lebhaften, selten aus leibhaften Sinnesgebilden. Es überwogen spielerische Reminiszenzen, die gleichwohl ihren Trostwert hatten. Eine frühere Köchin, eidetisch veranlagt, konnte das Schriftbild der Rezepte, wie sie in ihren Kochbüchern standen, vor sich sehen und an diesem inneren Lesen kulinarisches Ergötzen haben:

>> Ich habe selber meine Küche. Eigenes Kochbuch für drei oder sechs Personen. Englisches Kochbuch. Französisches Kochbuch. Menukochbuch. Kochbuch à la carte. << (A., Hertha)

Auch Erich Funk (s. o.) berichtet von einem kriegsgefangenen Kameraden, welcher sich auf dem Umweg über Kochrezepte zu delektieren verstand.

Der leibliche Zwang und die Vanitas des Versuchs, den Hunger mit imaginären Speisen überspielen zu wollen, wird am Beispiel einer akustisch halluzinierenden, halbwegs deliranten Patientin evident, welche zahlreiche Lebensmittelsendungen ins Blaue hinein anforderte, diese einen Augenblick wohl auch optisch wahrnahm, um im nächsten Moment, vom Nichts erschüttert, Unterschlagungen auf dem Anweg zu konstatieren:

>> Tausend Gläser Marmelade haben sie geschickt, und ich habe keine gekriegt. Einen Königsschmarren, einen Kaiserschmarren bestellt. Nichts bekommen … teure Delikatessen, Spalierobst, Konditoreien … abhandengekommen … Eine große Bestellung von Lebkuchen. << (K. Paula)

Daß in Wunschbildern doch so oft eine Fata Morgana an Speisen sich darstellen konnte, widerspricht nicht der geschilderten Vitalitätsschwäche. Denn die Hungerproduktionen blühten hektisch im sonst brachliegenden geistigen Feld.

▪▪ Überwindung durch innere Haltung
Neben den vielen Beschwichtigungen des Hungererlebens in Traum und Tagtraum zeigten sich nur selten Ansätze, das Elend durch innere Haltung abzuschalten, zu verdrängen oder gar zu beherrschen. Fatalistisch, das Unabänderliche in seinen Willen aufnehmend, machte ein

Patient die unmögliche, doch bewundernswerte Anstrengung, den Mangel durch Negation des Hungers zu ignorieren, d. h. das leidige Essen sich durch Autosuggestion abzugewöhnen:

» ... Da hab ich mir selbst gesagt, dann gewöhn ich mir das Essen ab. « (P.)

Ein anderer hatte noch so viel Selbsterhaltungstrieb und optimistische Unabhängigkeit, daß er trotz aller Misere die Hoffnung hochhielt:

» Es muß doch eine bessere Zeit kommen. « (K., Kurt)

Nur ein einziger, dessen geistige Intentionen nicht restlos zerbrochen waren, schlug auf die Frage, ob er vom Essen träume, ein immaterielles Thema an:

» Das kommt bloß selten vor. Ich träume von der Freiheit. « (W., Wilhelm)

Der Arzt als Täter

Die Tatsache, daß Hungerhäuser existierten, zwingt zu Schlüssen auf Gesinnung und Haltung der Täter. Bei der Aushungerung hört jeder Gedanke an Wohltat auf, wie auch bei Überrumpelung durch das beengende und erstickende Gas ein leichter Tod nicht angenommen werden kann. Für beide Exekutionserlebnisse, Qual der Aushungerung und Schrecken der Vergasung, ist Hitlers Losungswort »Gnadentod« schon der Methode nach sinnverkehrt, was ein Wort wie Aushungerungseuthanasie deutlich macht. Deswegen bei den Hungerkost-Ärzten aber schlechtweg Sadismus zu konstatieren, wäre eine allzu summarische Erklärung des Problems.

Man könnte fragen, ob die Schonungslosigkeit des Vorgehens an der Natur einer den Menschen als Menschen nicht achtenden Biologie liegt, und ob, wie Viktor von Weizsäcker es ausdrückt, »eine bestimmte Art von Medizin, nämlich die naturwissenschaftliche Pathologie mitschuldig« sei. In der Tat ist mit jener »Jodfüllung in den Rückenmarkskanal bei einem Wasserkopf« (s. o.) eine medizinische Roheit an einem Kinde geschehen, ein Zeichen dafür, daß, schwindet einmal die Unangreifbarkeit des Lebens, die Tür für jegliches Laborieren am Menschen offensteht. Auch besagt die Anforderung des Hirns eines zur »Behandlung« ausersehenen Reichsausschußkindes (s. o.), daß es Ärzte gab, die sich nicht scheuten, am Verhängnis der Kinder wissenschaftlich zu profitieren. Solche Nutznießereien – bei der Vergasung geisteskranker Todeskandidaten kam es schon aus Zeitgründen nicht zu »heroischen« Versuchen – blieben Ausnahmen. Sie können nicht der Biologie, sondern nur dem einzelnen Biologen zur Last gelegt werden, welcher die sittlichen Schranken zwischen Forscherdrang und Respekt vor dem Menschen aus skrupellosem Ehrgeiz durchbricht.

Freilich entsprach die Pfleglingstötung als solche – wirtschaftliche Gesichtspunkte wie Ballastabstoßung nur als Zusatzmotiv gerechnet – rassenbiologischen Spekulationen. Doch sind Verschwommenheit in der Zielsetzung und Hast im Vorgehen mit wissenschaftlicher Versuchsanordnung nicht vereinbar, ganz abgesehen davon, daß ein Experiment, dessen Ergebnis – ein völkischer Reinigungseffekt – für die Initiatoren von vornherein feststand, kein Experiment ist. Eugenisch war mit der gesetzlichen Unfruchtbarmachung alles getan, um erbkranken Nachwuchs zu verhindern. Tötung Sterilisierter oder auch nur Asylierter hatte demnach für Erbgesundheitsforscher nicht den mindesten Sinn. Somit darf der Vollzug des Tötungsprogramms, ob grausam oder schonend, nicht einer Forschungsrichtung zugeschrieben werden.

Nicht die experimentelle Biologie, sondern eine Pseudoeugenik im Fahrwasser des Chauvinismus vermag zu erklären, warum ärztliches Denken und Tun so exzessiv pervertierte. Der vom Führerwillen und von Propaganda induzierte Arzttyp setzte alles daran, um den Wahn der Zeit auf ebenso zielbewußte wie heuchlerische Weise zu realisieren. In seiner Familie vielleicht ein warmherziger Vater, ließ der Besessene, unempfindlich gegen den Aushungerungsschmerz der Artschwachen, im Sektor Staatsideologie nichts Menschliches gelten.

Allenfalls darf psychologisch konzediert werden, daß ein rassenideologisch Verblendeter nur Erfahrungen annahm, die seine Aufgabe zu fundieren schienen, etwa die Bitte einiger Eltern um Einschläferung ihres idiotischen Kindes oder das Aufatmen in Familien, wenn endlich ein heillos Dahinsiechender stirbt. An solchen Beobachtungen aus der ärztlichen Praxis dürfte sich, obwohl der Tod als Erlöser und die Erlösung durch Töten nicht vergleichbar sind, die Überzeugung geklammert haben, der Zweck heilige die Mittel sowohl der Heimtücke gegenüber dem Gros der Angehörigen wie auch der Härte gegen die Selektierten. Auch mag mancher dieser pseudowissenschaftlichen Eugeniker darum so zelotisch gehandelt haben, weil er die Unmenschlichkeit des Vollzugs durch höhere Menschlichkeit, wie Hoche sie verstand, vor dem eigenen Gewissen zu kompensieren trachtete. Eine rein ärztliche Erklärung, man habe die eugenisch-politische Konstellation nur genutzt, um »geistig Toten« ein sinnloses Dasein zu ersparen, ist angesichts der Massentötungen von Debilen (leicht Schwachsinnigen) eine nicht ernstzunehmende Schutzbehauptung.

Gnadentoddämmerung

Wir wissen nicht, ob die Tötung »Unheilbarer« mit dem Untergang des Nationalsozialismus auch geistig überwunden ist. Ausmerztendenzen, keine Erfindung Hitlers – vgl. die auch historisch ausgezeichnete Darstellung des katholischen Theologen F. Walter, München, 1935 –, mögen in anderen Formen, unter anderen Motiven und unter anderen Voraussetzungen wiederkommen.

Aus Überalterung der Gesellschaft beispielsweise könnten sich Versuche zu neuen »Endlösungen« herausbilden. Mit immer weiterer Verlängerung der Lebensdauer nimmt die Zahl der Alten so enorm zu, daß ihr Prozentsatz an Dementen, eines Tages die Masse der »geistig Toten«, zu einer sozialen Frage werden dürfte, womöglich mit äußersten Konsequenzen. Die Lösung dieses Problems aufs medizinische Gleis abzuschieben, weil psychisch ausgebrannte Greise quasi Halbtote seien, deren geistiger Verfallsprozeß körperlich nur beendigt zu werden brauche, ist sachlich unmöglich. Denn mit Altersgeistesschwäche, d. h. senilem Hirnschwund an sich ist keine Auflösung, kein Todeskampf und also kein Ansatzpunkt für Sterbehilfe (Euthanasie) gegeben. Hier hieße Sterbehilfe Verkürzung der Lebenserwartung um unbestimmte Zeit, oft um Jahre, mithin Verursachung des Sterbens.

Die Medizin, zumal die Psychiatrie, würde zum Ausführungsorgan sozialer und ökonomischer Interessen. Daneben mögen im sanierten Wohlfahrtsstaat ideelle Motive Gehör finden. In Ansehung der Würde des Menschen läge ein Vorschlag nicht so fern, man solle die senil Dementen gerade wegen des verglimmenden geistigen Funkens, wegen des unkenntlich gewordenen Ebenbildes ihrer selbst auf sanfte Weise auslöschen. Gegen eine menschlich so verstehbare Versuchung schützt, von opferbereitem Ethos und von christlicher Haltung abgesehen, praktisch am ehesten die Warnung vor der Dynamik von Kettenreaktionen, die den humanen Ansatz verzerren, ja ins Pragmatische verkehren würden.

Dem Zeitungsleser taucht das Problem der Vernichtung Unheilbarer, abgesehen von Prozessen gegen nationalsozialistische Täter, in Pressemeldungen über Mütter auf, die ihr anomales Kind töteten. Daß diese Mütter zu Märtyrerinnen für die »Freigabe der Vernichtung lebensunwerten Lebens« werden könnten, diese Entwicklung bahnt sich, solange die Delikte unter Berücksichtigung mildernder Umstände geahndet werden, sicher nicht an. Andererseits öffnet sich aus geringen Strafen, selbst aus Freisprüchen keine Perspektive auf moralische Rechtfertigung der abgeurteilten Taten, geschweige denn der nationalsozialistischen Selektionen. Niemandem wird es einfallen zu behaupten, daß, um einen vergleichbaren Sachverhalt zu nennen, die Exkulpation von Kindsmörderinnen, das heißt von Müttern, welche ihr Kind unter der Geburt aus persönlichen Gründen umbrachten, den Strafrechtsbestand als solchen aufhebt. Wie variabel die Beweggründe sind, zeigen Motivübergänge zwischen erweitertem Selbstmord, das heißt Mitnahme kranker, schutzloser oder für schutzlos gehaltener Kinder in den Tod und isolierter Tötung irgendwie abnormer Wesen. In der Regel ist der Zustand solcher Kinder nicht der einzige, sondern nur der manifeste Grund in einem Bündel von Motiven. Akte radikaler Selbsthilfe aus Protest gegen christlich-demokratische Leidens- und Mitleidensmaximen wären eine Rarität, und sollten Anlaß geben, nach Hintergründen solcher Aggressionen zu fahnden.

Zur Masse jährlich neugeborener Idioten (ca. 2000, Koch, »Med. Welt«, 1961) sowie Mißbildeter in Deutschland (0,3 bis 0,7‰), die zur Zeit der Thalidomid-(Contergan)Schäden noch erheblich zugenommen hatten (3,07‰, v. Massenbach u. a. »Geburtshilfe und Frauenheilkunde«, 1964), stehen, wenn auch viele Kinder bald starben, andere sogleich in Krankenhäusern untergebracht wurden, zwei, drei Selbsthilfe-Mütter in keinem Verhältnis. Nichts spricht dafür, daß diesen Ausnahmen eine prinzipielle, das Tötungsverbot in Frage stellende Bedeutung zukommt.

Ein Vorstoß zur Rehabilitierung des Gnadentodes müßte heute, zwei Jahrzehnte nach dem eugenischen Blutrausch, von gesetzlichen Hypothesen ausgehen. W. Catel, damals Obergutachter in Reichsausschußverfahren gegen defekte Kinder, plädierte 1962 für eine »gesetzliche Regelung derart, daß diejenigen, die einer beschränkten Euthanasie ... zustimmen, durch geltendes Recht geschützt sind«. Juristisch spricht die Straffreiheit des Arztes gegen die Rechtsgleichheit. Medizinisch konzentriert sich der Tötungsvorschlag, im Umfang nun sehr bescheiden, auf »idiotische Kleinkinder« und Sterbende, das heißt sowohl auf Tötung einer bestimmten Spezies von Kranken wie auf Tötung Sterbender. Mit Aufstellung dieser zwei Vernichtungsgruppen hat die arithmetische Reihe begonnen, die wegen des Grundsatzes von gleichem Recht auf den Tod (s. o.) kein Ende findet. Auf die Dauer würde kein Gesetz dem in der Natur der Sache liegenden Trend zur Progression standhalten. Auch würde bei »idiotischen Kleinkindern«, von denen die organisch schwerst geschädigten übrigens ohne Nachhilfe zugrunde gehen, sich die Schwierigkeit der Abgrenzung wiederholen (s. o.).

Sterbenden »die größten Schmerzen« zu nehmen – eine spezielle Indikation Catels –, ist heute eine medikamentös lösbare Aufgabe, so daß jede Beendigung des Terminalstadiums aus Schmerzgründen überholt erscheint, eine Kapitulation ärztlichen Handelns ohne sachliche Notwendigkeit. Moribunde aber – eine weitere Indikation – aus »seelischen Nöten« zu befreien, ist Sache des psychotherapierenden, nicht des todbringenden Arztes. Die »Zuziehung einer Kommission« »zwecks Ausschlusses eines Irrtums« käme in der Todesstunde meist ohnehin zu spät.

De facto und in Wahrheit ist Euthanasie eine rein ärztliche Aufgabe am Sterbebett. Ob aber der Arzt im Bestreben, Beschwerden zu lindern, die Todesstunde, ohne es zu beabsichtigen, abkürzt, ob er alles und ein übriges tut, um das schwindende Leben künstlich zu verlängern, oder ob er der Natur ihren Lauf läßt, das zu entscheiden, ist eine Ermessenssache und ergibt zwischen Handeln und Unterlassen (vgl. Kautzky, »Hochland«, 1962) oft einen Konflikt, welcher dem Gewissen durch kein Consilium abgenommen werden kann.

Den weitesten Abstand von der eugenischen Zwangstötung hat die »Tötung auf Verlangen«. Trotz der Formulierung (»Gnadentod gewähren«) im Brief an Brandt und Bouhler und trotz des Films »Ich klage an«, in welchem eine unheilbar Kranke um den Tod bittet, waren offizielle Verfahren mit Antrag, Prüfung und Gewährung unterblieben, zweifellos infolge Zurückweichens vor der Öffentlichkeit, die, durch solche Entscheidungen aufgewühlt, das Verschwinden von psychisch Kranken zur Sprache gebracht hätte. Mit Tötung auf freiwilliger Basis rückt der körperlich Unheilbare, bei der Eliminierung im Dritten Reich nur beiläufig erfaßt (s.o.), ins Blickfeld. Damit würde das ohnehin uferlose Gnadentodproblem aufs neue kompliziert. Somatisch würden die Indikationen ins Chirurgische und Medizinische übergreifen. Psychiatrisch stünden wir vor dem Problem des freien Willens mit all seiner Fragwürdigkeit. Es ist klar, daß zurechnungsunfähige Patienten a priori ausscheiden (vgl. die Bitte um die Todesspritze bei jener depressiven Bauersfrau [s. S. 12]).

Anlaß, die Unbeugsamkeit eines solchen Entschlusses auch bei Zurechnungsfähigkeit zu bezweifeln, geben Parallelen aus der Selbstmordpsychologie körperlich Unheilbarer. Wir kennen Krebskranke, die sich umzubringen versucht hatten und trotzdem dankbar für Hilfe und Leben waren.

Frau H. Th., 50 Jahre, geschieden, hatte eine Überdosis Schlaftabletten genommen, wurde bewußtlos in die Klinik gebracht und wachte erst am vierten Tag wieder auf. Befund: Anus praeter (künstlicher Darmausgang) nach Entfernung eines Dickdarmkrebses. Kleines Becken voll Tumorgewebe. Metastasen auch in Leber und Bauchfell.

» Mir geht es so schlecht, immer Durst … Wenn ich trinke, kommt es wieder raus, immer Bauchweh … Ich hab einen künstlichen Ausgang … Ich habe das Gefühl, daß das nicht funktioniert. Ich habe krebsartige Geschwülste am Dickdarm … habe Röntgenstrahlen bekommen … drei, vier Wochen Kobaltbombe, 20 Stück. Es war zuviel … nicht zu ertragen … Ich hatte immer Schmerzen, laufend Schmerzen, die Schmerzen lassen mich nicht los … Dies Geschmiere … Jedesmal hielt ich das nicht aus … Wenn ich das sauber machte, jedesmal kamen mir die Tränen … Es erschien mir alles unsagbar … Die Krebsangst, weil es morgen dasselbe ist und übermorgen und nicht weitergeht …

Ich mocht nicht mehr, Herr Doktor … Ich habe schon lange über nachgedacht, ich mochte nicht mehr, weiß nicht, wie es weitergehen soll. Entschuldigen Sie, ich möchte nicht mehr, Herr Doktor, verzeihen Sie mir … Ich hab ja auch gedacht, es langt … Ich hab das lange überlegt, ich mocht nicht weiter … Meine Kinder waren weg … hab ich die Gelegenheit benutzt … Ich habe noch lange rühren müssen, bis das (Tabletten) klein war …

Kommt das Materielle hinzu. Wir hatten ein Geschäft, hab mitgearbeitet … bin schuldlos geschieden vor vier Jahren … Das Geld von meinem Mann langt nicht … Die große Wohnung … Die Schwiegermutter war dreieinhalb Monate bei mir … Ab 10. Dezember war ich allein …

Ich tät's nicht wieder, weil mir hier doch vielleicht geholfen werden kann … Ich denk, daß mir hier geholfen wird. Dann hat das auch wieder einen Sinn … Das finde ich sehr nett von Ihnen, daß Sie gekommen sind … Mir ist ordentlich leichter … Ach, Herr Doktor, ich bin ordentlich leicht (aber Ihr Gewicht, 80 Pfund) hol ich wieder auf. Sie sind alle so lieb hier, daß man doch eigentlich gesund werden muß. (Und die Schwiegermutter, obwohl Sie geschieden sind?) einmalig, nun ist sie wieder da. Die bleibt … «

Angenommen, ein Gremium von Gutachtern und Richtern wäre um Zulassung des Gnadentodes ersucht worden, wozu hätte man dieses unweigerlich dem Tode zueilende Leiden abkürzen
sollen? Die Schmerzen konnten wir ihr nehmen. Sie starb fünf Wochen nach ihrem Selbst-
mordversuch auf natürliche Weise. Instruktiv ist ferner, daß die scheinbar so schlüssige Krebs-
bilanz erst im Affekt auf persönliche Schwierigkeiten hin entstanden war. Wer ihrer Klagsam-
keit nicht auf den Grund geht, würde – zumal als Gutachter – den inneren Komplex ihrer Not
überhaupt nicht bemerken. Das Gefühl des Verlassenseins hatte die Tat ausgelöst, der Kontakt
in der Klinik alle Verzweiflungen zerstreut. So unbeständig kann das Todesverlangen selbst bei
Schwerstkranken sein. Zustimmungen zum Tötungsantrag würden zwar nie als Justizirrtümer
offenbar werden, aber den Verdacht psychotherapeutischer Unzulänglichkeit, ja Fahrlässigkeit
nicht ruhen lassen.

Weltanschaulich wird jede Gnadentoddämmerung wieder darauf beruhen, daß die Person, ihre Unantastbarkeit, an der Fehlerhaftigkeit ihres Erscheinungsbildes zerbricht. Nicht
ein Schaden wird des Patienten wegen gelinde oder erträglich gehalten, sondern der Patient
wird dieses Schadens wegen ausgelöscht. Damit ist die Achtung vor dem Leben dahin. Grundsätzlich übersteigt die Frage nach Sinn und Nutzen des Daseins den Zuständigkeitsbereich des
Mediziners und macht seine Hilfe, sobald sie zur Konsequenz des Tötens führt, zweischneidig.
Der absolute Imperativ: »Du sollst nicht töten« verträgt, von Defensivhandlungen abgesehen,
keine Relativierung, am wenigsten durch den Arzt.

Nachwort

Nachwort[5]

Dieses Buch zeigt die Selektionsspuren und Resonanzen, die 1945/46 in acht bayerischen Anstalten für Geistesschwache und Geisteskranke festzustellen waren. Eglfing-Haar, die größte unter ihnen, war während des Krieges Sammel- und Durchgangsort für Patienten der sieben anderen. Wie passive Trabanten standen die sieben in einseitigem Abhängigkeitsverhältnis zum Giganten Eglfing, der sie leerte und teilweise verschlang. Am ungleichen Kräftespiel interessiert hier nicht so sehr Schuld oder Verdienst, vielmehr das zeittypische Milieu besessenen Treibens und widerstrebenden Hineingerissenwerdens.

Daß Musterung und Opferung der Pfleglinge zügig liefen, war das Werk des rührigen Direktors Dr. Pfannmüller, der schon vor dem Kriege aus der Heil- und Pflegeanstalt eine NS-Musteranstalt mit rassenbiologischen Kursen gemacht hatte. Das lokale Geschehen ist daher beispielhaft für den Geist der Krankentötung, wenn auch die Rücksicht auf die Nähe der Großstadt Verzicht auf eine Vergasungsanlage erforderte und man sich bis auf Verlegungen großen Stils mit einer Tötungsabteilung für Kinder sowie zwei Hungerhäusern abfinden mußte.

Aus Berichten von Schwestern, Pflegern, Ärzten noch unter dem Eindruck der Katastrophe das Schicksal der Ausgerotteten medizinisch und menschlich nachzuzeichnen war eine Aufgabe, die mich (nach Kriegsende kommissarischer Direktor in Eglfing-Haar) nicht losließ. Gesichtet wurden Personalbogen, Karteien, Grundbücher, Schriftwechsel mit Behörden, Korrespondenzen mit Angehörigen, Akten, soweit sie beim Einzug der Amerikaner nicht verbrannt worden waren. Man spürte Zorn, Trauer, Klage. Viele zitterten in Gedanken an die Panik des Abtransports. Hungerhäusler erlebten eine Fata morgana entbehrter Speisen. Der perfekte Mord auf der Kinderfachabteilung würde sich wie ein Krimi lesen, stünde nicht das hilflose Unglück dahinter. Mit Davongekommenen als stellvertretenden Opfern, mit ihren Elendsphysiognomien und den Stimmen Angehöriger schließlich hat dieser schon vor dem Nürnberger Ärzteprozeß fertige Bericht den Charakter einer Reportage nach der Nacht der Vernichtung, eines Tatortbuches, des Selektionsbuches der nächstmöglichen Stunde.

Am 20. November 1945 sprach ich im Bayerischen Rundfunk – als erster unter den deutschen Psychiatern – über die NS-Krankentötung, speziell im Vernichtungszentrum Eglfing-Haar (»Heilanstalt zu Hitlers Zeit und heute«). Die Zeitnähe, an sich ein unersetzbarer Vorzug, hatte das Erscheinen des Buches verzögert. »Erst zu früh« (1946) fand ich keinen Verleger. »Nicht Öl ins Feuer gießen«, mahnten honorige Professoren. Das Manuskript, am 24. März 1947 der Medizinischen Fakultät Hamburg vorgelegt, um die Dozentur nachzuholen, war im Gegensatz zu den eingereichten medizinischen Schriften nach über zwei Jahren des Zirkulierens, wie sich im Juni 1949 herausstellte, verschwunden. »Dann zu spät« erschien das Buch 1965 in der ursprünglichen, fast unveränderten Form im Evangelischen Verlagswerk Stuttgart. So beredt die Rezensionen waren, bei der Unzahl aufgedeckter Schreckenstaten und der hier sensitiv, da grimmig verdrängenden Haltung blieb noch 20 Jahre nach dem Krieg die Nachfrage reserviert.

Nach beinahe weiteren 20 Jahren, mit Nachrücken einer Generation, die, am Krieg nicht beteiligt, unbefangener zurückschaut, hat die Neigung zu verdrängen nachgelassen. Aus größerer Unbefangenheit aber zieht die Gefahr herauf, daß der Täuschungscharakter von Tötungseuphemismen (Schönfärbereien) weniger durchschaut wird. Mit der Darstellung, in welcher Weise das Urteil geschah, erfüllt das Buch nun immanent die Aufgabe, Verharmlosungen dokumentarisch zu durchkreuzen und Legendenbildungen abzuwehren.

---

5   Bereits erschienen in:
    Gerhard Schmidt: »Selektion in der Heilanstalt 1939 – 1945«. Frankfurt am Main: Suhrkamp Taschenbuch, 1983.

Den Glauben an Barmherzigkeit im Gnadentoddekret erschüttert, wenn überhaupt, nur die Sprache der Tatsachen, soweit sie durch alle NS-Tarnungen hindurch in ihrem Charakter erkennbar werden. Zu Beginn des Krieges hätte das Thema Gnadentod mit seiner Auflage zu »kritischster Beurteilung« vielleicht nicht wenig Resonanz gefunden. Doch blieb der Erlaß geheim. Beim Vergleich von Wortlaut und Durchführung des Dekrets klafft ein riesiges Mißverhältnis. Ausersehen war ein kleiner Sektor »nach menschlichem Ermessen unheilbar« Kranker. Erfaßt wurden massenhaft Kranke, fast ausschließlich Anstaltsinsassen aller Schattierungen, Leichtkranke, viele Hunderte allein in Eglfing-Haar. Nach den Schilderungen der Pflegepersonen aus Eglfing-Haar, die 1945 jeden einzelnen noch gut in Erinnerung hatten, waren 721 Kranke, rund ein Drittel der zur Vergasung Abtransportierten, körperlich wohlauf, psychisch nicht grob gestört, unter Anleitung beschäftigungsfähig, geschweige denn erlösungsbedürftig. Umgerechnet auf 100 000 Anstaltsopfer im Reich ergäbe sich die hohe Zahl von ca. 33 000 Leichtkranken, die getötet wurden. Da Urteile über Beschäftigungsfähigkeit, damals ein Maßstab über Leben oder Tod, naturgemäß schwanken, sollte das ermittelte Drittel nicht als feste Zahl, besser als Schätzung verstanden werden. Dieser Schätzung entspricht etwa ein Eindruck der Krankenschwester Kneißler: »Die Patienten, die von uns vergast wurden, waren ... wohl geisteskrank, aber sehr oft in gutem körperlichen Zustand« (zit. Mitscherlich und Mielke, »Das Diktat der Menschenverachtung«, 1947). Menschlich ergänzt wird der beispiellose Befund durch Angehörige. Aus ihren Klagen formt sich ein oft euphorisches, ja liebenswertes Charakterbild. Wer wollte sagen, daß auch nur einer dieser Verschleppten, deren Schicksal von den Hinterbliebenen betrauert wurde, »lebensunwert« war. Bei einem derart positiven Fazit kann nicht die Rede davon sein, daß die Gutachter die Auflage »kritischster Beurteilung« beachtet hätten. Die Uferlosigkeit in der Auswahl wäre nicht denkbar, wenn das Dekret in seiner Begrenzung bekannt und verbindlich gewesen wäre.

Doch auch die zwei Drittel stärker gestörter Anstaltsinsassen waren bis auf Ausnahmen nicht entfernt so schemenhafte Wesen, wie sie Viktor Brack, Oberdienststellenleiter der Kanzlei des Führers, angeklagt im Nürnberger Ärzteprozeß, aus durchsichtigen Gründen an die Wand malte: »Das Leben des Geisteskranken hat für diesen selbst und seine Umgebung und für seine Angehörigen jeden Zweck verloren und bedeutet nur noch Qual und Leid« (Alice Platen-Hallermund, »Die Tötung der Geisteskranken«, 1948).

Hinter der bigotten Mission, unheilbar Kranke erlösen zu wollen, verbarg sich der Plan, mit Hilfe riesiger Krankenopfer eine rassische Erneuerung einzuleiten. Ins Rassenprogramm fügt sich der Nachweis, daß massenhaft Leichtkranke unter den Vergasten waren, widerspruchslos ein. Denn, rassisch gesehen, entscheidet nicht jener enge Maßstab, Gnadentodbedürftige auszulesen, vielmehr das weitere Kriterium, ob die geistig Behinderten auf Bewahranstalten angewiesen waren. Mit Verlust der »Kraft zum Kampf für die eigene Gesundheit«, mit Anpassungsschwäche und Erwerbsunfähigkeit war »das Recht zum Leben auf dieser Welt des Kampfes« (»Mein Kampf«) nach Hitlers darwinistisch-wahnhafter Überzeugung verwirkt. Daß ihm, um sein Ziel einer starken Herrenrasse zu erreichen, kein Opfer zu hoch war, dokumentiert eine Rede auf dem Nürnberger Parteitag 1929. Bei jährlich einer Million Neugeborener würde die Beseitigung von 700 000 bis 800 000 der »Schwächsten« am Ende eine »Kräftesteigerung« bringen (zit. Fest, »Hitler«, 1973). Eine derart radikale Selektion galt sinngemäß auch für Anstalts-Schwächlinge.

Auch der Vollzug der Tötungen – das weiß man inzwischen – hatte nichts Sanftes. Voraus gingen Vorspiegelungen eines Duschraums und ablenkende Anweisungen: »Es passiert Euch nicht das Geringste! Ihr müßt nur in den Kammern tief Atem holen. Das weitet die Lungen« (Zeuge Gerstein, »Vierteljahrsschrift für Zeitgeschichte« 1953, 177 f.). Das war Routine, um Mißtrauen zu zerstreuen und das Tötungswerk unbehelligt abwickeln zu können. Sicher ahnte mancher, was geschehen werde. En masse, nackt in die Todeskammern gepfercht, dem Gas ausgesetzt, starben sie einen entmenschten Tod. Hier erhält das Wort des Predigers Salomo eine neuzeitliche Variante. »Denn es geht dem Menschen wie dem Vieh: wie dies stirbt, so stirbt er auch« (Kap. 3, Vers 19). Man stelle sich vor, einer hört andere um ihr Leben schreien, sieht, wie sie zusammensinken, kein Platz zum Liegen, und spürt, gleich fällst du –. In Auschwitz, Vergasung von Juden durch das Blausäurepräparat Zyklon B, dauerte es 3-5 Minuten. »Wenn ihr Schreien aufhörte, wußten wir, daß sie tot waren« (Rudolf Höß, Lagerkommandant in Auschwitz, zit. Broszat, »Quellen zur Darstellung für Zeitgeschichte« 5, 1961). In Grafeneck (Württemberg), wo Geistesschwache, -kranke durch Kohlenoxyd vergast wurden, spritzte man »in den meisten Fällen« vorher 2 ccm Scopolamin (Schwester Kneißler, zit. Mitscherlich und Mielke, s. o.). Ein Zeichen, daß auch hier Ängste und Qualen aufkamen. Nach alldem war dieser Gnadentod ein »Tod ohne Gnade« (Dietrich Strothmann bei der Rezension des Erstdrucks dieses Buches, »Die Zeit« 11/66). Diese Gnade, eine Blasphemie, wurde nicht gewährt, sie wurde vollstreckt.

Analog bedeutete Euthanasie (Euthanasieren) nur scheinbar Sterbehilfe, in Wahrheit Tötung Geistesschwacher, -kranker oft trotz körperlich bester Verfassung. Obendrein bot ein Wort wie »Euthanisiebefehl« Entlastung für die Täter, ob Schreibtischtäter oder Krematoriumsdiener. Manche Deckwörter wie »behandeln« für töten, ein Jargon auf der Kinderfachstation, waren im Zusammenhang eher zu durchschauen. Irreführender aber, wenn halbe Wahrheiten für die ganze Wahrheit ausgegeben wurden: als Todesursache etwa Lungenentzündung (Bronchopneumonie), noch dazu durch den Sektionsbefund bestätigt, wobei verschwiegen wurde, wie es dazu kam, nämlich durch wiederholte, tiefer und tiefer einschläfernde Luminalinjektionen. Nach solchen Erfahrungen wird klar, wie schwer es sein kann, die doppelte Buchführung der NS-Krankentötungen zu erkennen. Angesichts der Verschleierungstaktik kann ein Unbefangener leicht in Gefahr der Übernahme alter Schönfärbereien geraten, zumal wenn ihm die Ermittlungen aus den Nachkriegsjahren unbekannt sind.

Kürzlich hat ein Psychiater der jüngeren Generation (Klaus Dörner, Vorstand des Vereins für Soziale Psychiatrie) ein Bild von Tätern gezeigt, die »an den Gnadentod, die Euthanasie geglaubt«, »das Tötungsprogramm gläubig und besten Willens gefördert« hätten. »Von therapeutischem Idealismus getrieben«, wollten sie »die ganze Gesellschaft beglücken und von Leiden befreien« »aus Mitleid, das Leiden nicht ertragen und daher abschaffen wollte«, »aus einem Allmachtsanspruch des Helfens um jeden Preis, – auch um den Preis der Gewaltanwendung« (Psychiatrie-Verlag 1980 und »Die Zeit« 24. 10. 80). Zugestanden, es gab blinden und eingedrillten Gehorsam, Führer-Faszinierte, durch den Rassenwahn Induzierte, die Hitlers Gnadentoddekret zu realisieren entschlossen waren, ob sie den Wortlaut kannten oder nicht.

Gleichwohl. In welcher Zeit lebten jene mitleidsmotivierten Idealisten? Mitleid war aus männlichem Heroismus verpönt. Anstaltspfleglingen helfen zu wollen stand im Widerspruch zum Geist des Regimes mit seinen das »biologisch Minderwertige« verdammenden Parolen. Längst hatte man gelernt, inspiriert durch »höhere Sittlichkeit« (Hoche, s. Text), den Menschen im »lebensunwerten Leben« zu verleugnen. Erbarmen mit Auszuhungernden war verboten (s. Hungerhäuser). Faktisch wird Mitleid als Motiv damit ad absurdum geführt, daß massenhaft Patienten, etwa ein Drittel der Abtransportierten, leichtkrank waren, überhaupt nicht hilfsbedürftig, geschweige erlösungsbedürftig (s. o.).

Dagegen verriet sich das Rassenthema auf Meldebögen mit Fragen nach »Rasse und Staatsangehörigkeit«. Da ging es im wesentlichen um einen Sonderstatus für jüdische Kranke (s. Text). Eine Ankündigung, einem Menetekel gleich, bis die »Endlösung« der Judenfrage die gemeinsame Wurzel erkennen ließ: den Rassenwahn, wonach außer Schäden von innen durch

»biologisch Minderwertige« auch Schäden von außen durch das Judentum unterbunden werden sollten. Materielle, zum Zweck der Reichsverteidigung vorgeschützte Gründe entpuppten sich als pfleglingsferne Rabulistik (s. S. 14 ff.) – schon im Frieden waren Unterhaltskosten für Geistesschwache demonstrativ aufgerechnet worden (s. Bild 24).

Letzten Endes deckt sich das Ziel jener so sensiblen Therapeuten, die Leiden nicht vertrugen und den Tod als Heilmittel verordneten, mit dem imperialistischen Rassenziel, das auf Vernichtung der Schwachen und Unterlegenen basiert. Waren diese Therapeuten mit ihrem neuen, unfehlbaren Mittel nicht doch Wölfe im Schafspelz? In jenem Allmachtsanspruch des Helfens auch um den Preis der Gewaltanwendung zerfließen die Begriffe: »Wir üben – wie sie – schwer kontrollierbare Macht und Gewalt aus« und pflegen »Menschen auszusondern ... in forensische Abteilungen, Alkoholikereinrichtungen ... in Alten- und Pflegeheime, wobei im letzteren Falle die buchstäblich tötende Auswirkung des Aussonderns erwiesen ist.« Strafrechtlich wird hier der Unterschied zwischen – unterstellt – unbeabsichtigter Tötung und systematischer Tötung verwischt. Gewalt steht für Mord, als ob »Mord nur das Ende einer Ausgrenzung« sei. Zwischen gewaltsamer Aussonderung und Mord liegt eine Mahnung nicht des psychologischen Verstehens – dem Verstehen sind keine Grenzen gesetzt –, sondern des uns immanenten Imperativs des Sittengesetzes »Du sollst nicht töten«, die innere Verpflichtung für Menschenrechte, für das Daseinsrecht jedes einzelnen. Auch psychiatrisch greift der Begriff Aussondern übers Ziel hinaus. Wir sondern nicht aus, wir versuchen zu »bergen« (Klaus Böhme, Hamburg-Ochsenzoll).

Unhaltbar ist schließlich ein Slogan der Identität, der Wesensübereinstimmung mit den Tätern: »Wir sind wie sie – sie sind wie wir.« Dem widerspricht sowohl die zahlenmäßige wie die qualitative Unvergleichbarkeit einer Tätergruppe mit einem ganzen Stand. Die ärztlichen Täter (nicht »ärztlich Tätigen«!) im Zug der Geisteskrankentötung waren eine Minderheit, »eine halbe Hundertschaft von Medizinern« (Bert Honolka, »Die Kreuzelschreiber«, 1961). Mit dieser Minderheit, und wären es zehnmal so viele, darf weder die Masse der Ärzte damals, auch wenn sie ihr Parteiabzeichen trugen, noch die Masse der heutigen Ärzteschaft identifiziert werden. Was an bruchstückhaften Erfahrungen und Gerüchten in der NS-Zeit durchdrang, das erschreckte viele, auch Parteigenossen:

1.) Beim Abtransport aus Ottilienheim (Absberg, Franken), als die Busse statt im Hof des Heims auf dem Markplatz hielten und die weiblichen Pfleglinge trotz Widerstands in die Busse gezerrt wurden, hatte die Bevölkerung, »die stark katholisch ist, ... laut weinend dem Geschehen zugesehen ... Pg. Kirchhof teilte mit, daß sich unter den weinenden Zuschauern auch Parteigenossen befunden hätten« (Gaustabsamtsleiter Sellmer an seine Dienststelle in Nürnberg, zit. Dolf Sternberger, Dokumente zu den Geisteskrankenmorden, in: »Die Wandlung«, 1947). Dazu eine »Richtigstellung« des Kreisleiters von Ansbach, Gerstner: »... konnte ich nicht feststellen, daß irgendwelche Parteigenossen beim Abtransport von Anstaltsinsassen geweint oder sonst sich daneben benommen haben« (zit. Bert Honolka, s. o.). Hier abgedruckt nicht der Richtigstellung wegen, sondern des Geistes wegen, der Tränen, weil »daneben benommen«, nicht wahrhaben will.

2.) Unter den Ärzten der Psychiatrischen Klinik München-Schwabing (Kurt Schneider) gab es einen NS-Aktivisten. Er wurde bald nach Kriegsbeginn eingezogen und kam nach Polen. Während eines Neujahrsurlaubs (39/40) berichtete er voller Entsetzen, in der Warschauer Gegend habe man Anstaltskranken die Matratzen weggenommen und zwei Anstaltsärzte, auf deren Schreibtisch ein Buch Kurt Schneiders, unseres Chefs, lag, ohne Erklärung abgeholt. Dieser Arzt (Medizinalpraktikant), ein eifriger Pg., wich also, persönlich mit Unmenschlichkeiten konfrontiert, existentiell erschüttert zurück.

Bei allem Zugeständnis, daß arglose Heilsbeflissene »gläubig« anfingen, den Gnadentod zu verordnen, sehr bald hätte die Vernichtungsmaschinerie mit ihren indolenten, pauschalen, vieltausendfachen Menschenopfern und hätten die Lügennetze selbst den Naivsten mißtrauisch machen müssen. Die doppelte Orientierung aber, durch Erlösung von Anstaltspfleglingen die »ganze Gesellschaft« beglücken zu wollen, besagt letzten Endes, auch die ärztlichen Todesengel waren der Suggestion des NS-Rassenmythos verfallen, der sich bis zum Rassenwahn festigen konnte. Trotzdem fragt man sich, warum hörten die Täter nicht aus Entsetzen auf? In Goethes Drama »Die natürliche Tochter« – von Dolf Sternberger »Parabel der Verfolgung« genannt – heißt es in humaner Zuversicht: »Fürchterlich / Ist der bedrängten Unschuld letzter Blick.« Schwer zu fassen, daß dieser Blick bei den Massentötungen nichts auszurichten vermochte. Sah man nicht hin? Außer der Motivation, speziell dem fühllosen Wahn, mag die Erziehung zu Härte, zu Führerergebenheit jedes Kapitulieren vor der einmal übernommenen Aufgabe erschwert haben, wenn nicht gar die Vertrauensstellung als Henker das Selbstbewußtsein stärkte. Welche Antwort man auch finden mag, es darf nicht verklärt werden, es darf keine Gnadentodlegende werden, daß Pfleglinge, die ihr behütetes Leben anstellig führten, den Gastod sterben mußten.

Ein Menschenfreund, Arzt aus innerer Überzeugung, stellt im Ernstfall sein Wirken über die eigene Person, setzt eher sein Leben aufs Spiel, als daß er Kranke tötet. Den Scheideweg wies ein Arzt aus Eglfing-Haar, den ich nach dem Kriege kennenlernte. Er schrieb, als er Tötungsaufgaben in der »Reichsausschuß«-Station für Kinder übernehmen sollte, seinem Direktor:

» ... es ist ein andres, staatliche Maßnahmen mit voller Überzeugung zu bejahen, ein andres, sie *selbst* in letzter Konsequenz durchzuführen ...

Denn was mir die Arbeit im Kinderhaus so lieb gemacht hat, war nicht das wissenschaftliche Interesse, sondern das ärztliche Bedürfnis, inmitten unserer oft so fruchtlosen Arbeit, hier in vielen Fällen zu helfen und wenigstens zu bessern. **«** (in der Nachkriegszeit mehrmals abgedruckt)

Man spürt den Konflikt eines den NS-Staat bejahenden Arztes, wie er in Verantwortung vor sich und der Welt den Auftrag zu töten ablehnt und wahrhaft »besten Willens« handelt. Das ist therapeutischer Idealismus, zu helfen, auch wenn Heilen aussichtslos erscheint, auch wenn es ideologisch verpönt ist.

Den Rassismus beiseitegelassen, an sich ist der Impuls, einen aussichtslos Leidenden erlösen zu wollen, keine Eingebung des Unmenschen. Als Medizinalpraktikant an der Heidelberger Klinik hatte Karl Jaspers 1919 beobachtet, wie der Oberarzt angesichts eines dementen, schreienden Paralytikers »beim Füllen der regelmäßig verabreichten Spritze eine zu hohe Dosis zu nehmen schien« (s. Geleitwort). Daraufhin tauchten Zweifel auf, ob der seiner »humanen Verantwortung bewußte Arzt ... den Kranken seinen unerträglichen Leiden überlassen« dürfe. Dazu psychiatrisch ein Ja. Unser Verstehen von Bildungsunfähigen und schwerst Abgebauten hat Grenzen. Nicht alles, was uns unerträglich erscheint, empfindet die »ihrer selbst nicht bewußte Kreatur« in vergleichbar differenzierter Weise. Daher dient die Versuchung, einem solchen Dasein ein Ende zu machen, mehr der Befreiung von dem Kranken als der Erlösung des Kranken um seiner selbst willen. Faktisch hat sich seit dem Aufkommen der Psychopharmaka die Hilfe für schwerstkranke Pfleglinge entschieden verbessert. Das Risiko einer Arzneimittelgewöhnung sollte nicht zur Zurückhaltung in der Dosierung führen, sofern Unerträgliches nicht anders abwendbar erscheint. Bei qualvollem, langsam sich hinziehenden

Sterben ist jedes Lindern wahrhaft Euthanasie. Doch zugegeben, mit dem medikamentösen Fortschritt ist die Penetranz mancher Leiden nur beschwichtigt. So gesehen kann uns noch heute ein schwer lösbares Problem anfechten. Jener Oberarzt war nicht der einzige, der den Konflikt zwischen Lebenlassen und Töten in schweigsamer Vollstreckung entschied. Den Verstoß gegen das Strafgesetz und gegen das abendländisch-christliche Sittengesetz hatte er vor sich selbst zu verantworten.

Die Zulassung einer Gutachterkommission aber würde mit ihrem Einbruch ins Tötungstabu unabsehbare Folgen heraufbeschwören. Aus den NS-Krankentötungen hatte sich ein Progressionsdruck entwickelt, der, mit dem Stopp der offiziellen Vernichtungsaktion nicht endend, noch bis Kriegsende Opfer auf Opfer forderte. Wie stark der einmal losgelassene Drang zu töten um sich griff, zeigt die bei Abfassung dieses Buches wenig bekannte Erfahrung des Kinderarztes Catel, der im Reichsausschußverfahren als Gutachter tätig war. Der Professor wollte die Selektion auf großhirnlose, »geistig tote« Kleinkinder beschränken, mußte aber feststellen, »daß die Nazis sich überhaupt nicht um die Gutachten kümmerten, sondern alles dem Chef der Klinik überließen, in der die letzte Entscheidung gefällt wurde«, wie Fabian von Schlabrendorff als Catels Verteidiger berichtet (»Begegnungen aus fünf Jahrzehnten«, 1973). Der Versuch, die Tötungsaktionen einzuschränken, mißlang also einem ihrer renommierten Obergutachter. Keine Aussicht, daß man lediglich diese oder jene Krankengruppe nach eigenem Ermessen ausmerzen konnte. Die Lawine vergrößerte sich im Rollen. Auf die Lawinengefahr hingewiesen zu haben, ist eine Mahnung, die nie vergessen werden darf.

Vielleicht vermißt der eine oder andere Leser in diesem Buch Distanz. Wer sine ira et studio (ohne Zorn und Eifer) schreibt, neutralisiert eine noch schmerzliche Vergangenheit und trägt zum Verdrängen gerade solcher Tatbestände bei, die den Ungeist sichtbar machen sollten. Jean Améry, damals Häftling in Auschwitz und Bergen-Belsen, hielt das emotionale Engagement bis in unsere Zeit für bitter nötig:

>> Hitler ist uns zu nahe, Täter und Opfer leben noch. Der unauslöschliche Haß, der sie auf unheimlich paradoxe Weise verbindet, brennt – <<

>> Erlebte Geschichte ist wirklicher als historiographisch niedergelegte. << (Hitler und wir, »Merkur« 1978)

Man darf erwarten, daß mit Aussterben meiner Generation, die im NS-Reich als Täter oder Opfer, aktiv oder passiv dabei war, eine Betrachtung ohne Vorhalt und ohne Abwehr die Regel wird.

Juli 1983   Gerhard Schmidt

Das unerwünschte Buch

Zur Verleihung der Wilhelm-Griesinger-Medaille gehört, daß der Gelehrte gebeten ist, einen Festvortrag zu einem selbst gewählten Thema zu halten. Herr Prof. Schmidt hat über »Das unerwünschte Buch« geschrieben.

Felix Böcker

(Präsident der Deutschen Gesellschaft für Psychiatrie und Nervenheilkunde)

Das unerwünschte Buch[6]

G. Schmidt

Aufgabe dieses Beitrags ist es, über die ressentimenthafte Resonanz zu berichten, wie das Buch »Selektion in der Heilanstalt 1939/1945« von der Nachkriegszeit bis heute aufgenommen wurde. Unter Rückblick auf die Ausrottung in der NS-Zeit folgen Hinweise, neuem Unheil vorzubeugen.

Gleich nach dem Krieg (Anfang Juni 1945) zum kommissarischen Direktor der Heil- und Pflegeanstalt Eglfing-Haar bestimmt, berichtete ich am 20. November 1945 im Bayerischen Rundfunk München über die vorgefundenen Elendsspuren. Sie waren so gespenstisch, als ob die Zeit stehengeblieben wäre. »Jetzt ist ja Krieg«, meinten einige. Der Rundfunkvortrag (»Heilanstalt zu Hitlers Zeit und heute«), angeregt durch den Programmdirektor, meinen verstorbenen Freund Schneider-Schelde, war die erste Wortmeldung eines deutschen Psychiaters zur Tötung von Anstaltspfleglingen.

Das Manuskript mit Befunden aus der Anstalt Eglfing und den Zubringeranstalten, im Winter 1946 eingereicht, fand keinen Verleger. Zwei winkten ab. Am 23. Januar 1947 schrieb der Chef eines medizinischen Verlages:

>> ... Ich bin erschüttert über die von Ihnen aufgezeigten Tatsachen. Indessen glaube ich doch, daß mein rein medizinischer Verlag nicht den richtigen Rahmen abgeben würde für die Veröffentlichung dieser Monographie, deren Bedeutung meines Erachtens auf historischem Tatsachenmaterial beruht, das für die Akten der Ministerien und als Material für den öffentlichen Ankläger von hohem Wert ist. Ich möchte Ihnen empfehlen, das Buch ... einem Verlage anzuvertrauen, der das Gebiet der Politik und der Geschichtsforschung pflegt. <<

Welcher Verlag wird von der Ausrottung Kranker in Krankenanstalten näher tangiert als ein medizinischer? Gewiß, mit der Rolle des Staats als Urheber ist auch die Geschichtsschreibung gefordert. Doch kein Zweifel, man wollte nicht derjenige sein, der die Morde bis in alle Tücken publik machen hilft.

Im Frühjahr 1947 rieten namhafte Professoren, offensichtlich noch unter dem Eindruck des verlorenen Krieges, davon ab, das Manuskript zu veröffentlichen. Der eine schrieb am 10. 3. 47:

>> Sie haben mit dieser Arbeit dem ganzen Volk einen Spiegel vorgehalten und übrigens ganz besonders der Ärzteschaft ... Wo freilich die Wurzeln für die Bejahung all dieser abgründigen Absichten liegen, das geht ja hervor aus dem kleinen Aufsatz von Fritsche »Forscher und Dämonen«, ... also bei den hochverehrten Autoritäten der vorigen und vorvorigen Generation,

---

6   Felix Böcker, Wolfgang Weig. Aktuelle Kernfragen in der Psychiatrie 1988. Berlin New York Springer.

Leuten, die mit eiskaltem Zynismus längstens alle Prinzipien der Humanität innerlich überwunden hatten.

... Das Verhalten zahlloser, irgendwie mit hineingezogener Deutscher, sei es auch nur von Chef- oder Assistenzärzten, von Pflege- oder Transportpersonal macht einen scheußlichen und furchtbar entmutigenden Eindruck über die Charaktereigenschaften unseres Volkes. Man wird nur sehr, sehr wenig Menschen finden, die, wenn das Schicksal sie in diesen Strudel hineingeworfen hat, stark genug waren, sich ganz klar von dem Geist dieser Aktion zu distanzieren und sich aus dem Chaos wieder selbst zu entwinden.

Ich hatte mir wieder und wieder überlegt, ob Ihre Schrift gedruckt werden sollte, und ich bin der Meinung, daß es *nicht* geschehen sollte, und zwar aus folgenden Gründen: Die Arbeit würde vor allen Dingen im Ausland mit ungeheurer Sensation aufgegriffen werden, und wird dort nur Wind in die Mühlen der Unversöhnlichen blasen. Die Selbstgerechtigkeit aller Nichtnationalsozialisten und aller Nichtdeutschen, aber auch ihre Unsicherheit gegenüber den Dämonen, die uns zerstört haben ... ist bei allen so groß, daß man auch heute noch jede Verirrung der Deutschen als Ausdruck ihrer konstitutionellen Niedertracht und Gemeinheit gern betrachten wird ... das Werk selbst aber würde dem Ansehen Deutschlands, und vor allem auch den schwachen Hoffnungen Deutschlands auf einen Wiederaufstieg ungeheuer schaden ...

Wohl aber wäre ich sehr dafür, wenn Sie die Erfahrungen zum Gegenstand eines *Fortbildungsvortrags* machen könnten, der sich zunächst an die Assistentenschaft, d.h. an die junge Generation wendet, ... in dem klar ausgeführt wird, daß es keinerlei Konzessionen gegen den Geist der Humanität für einen Arzt gibt, und daß jede, auch die geringste »Sünde wider den Geist« tödliche Folgen nach sich zieht ... Dann haben Sie wenigstens die *erzieherischen Konsequenzen* für unseren eigenen Stand gezogen ... **«**

Der engagierte Briefschreiber verurteilt die Tötungen als »Sünde wider den Geist«. Daran gemessen, ist sein Vorschlag, in einem Fortbildungsvortrag »die erzieherischen Konsequenzen für unseren eigenen Stand« zu zeigen, nichtig. Wen erreicht schon ein Vortrag im Vergleich zu einem Buch. Die Befürchtung aber, meine Schrift könne dem Ansehen Deutschlands »ungeheuer schaden«, wirkt, nachdem die Massenmorde zumal an Juden weltweit bekannt waren, verdächtig übertrieben. In seiner Geißelung der »Selbstgerechtigkeit aller Nichtnationalsozialisten und aller Nichtdeutscher« zeigt sich ungeläuterter Patriotismus. Aus seinem Rat, das Manuskript nicht zu veröffentlichen, spricht die scheinbar souveräne Entscheidung eines wohl selber »irgendwie mithineingezogenen« Mannes.

Ein zweiter Professor schrieb am 16. 3. 1947:

» ...Natürlich muß man sich fast überwinden, Seite um Seite umzudrehen und diese Dinge, die man bisher trotz ihrer räumlichen Nähe nur ahnte, nun wirklich zu erfahren und mit Zahlen belegt zu sehen. Ja: man möchte am liebsten nichts Näheres davon wissen und eben ,den Kopf in den Busch stecken'.

Das führt schon zur Frage der Veröffentlichung. ... Man kann sie gutheißen aus dem Impuls der Wahrheit heraus und aus dem Willen, alles Schlimme aufzudecken und nichts zu verschweigen. Und man kann andererseits der Meinung sein, daß man dem Stand des Psychiaters, ja des deutschen Arztes überhaupt und dem Wiederaufbau und der Bemühung um ein neues Vertrauen einen schlechten Dienst erweist, wenn man diese Dinge so mit Einzelheiten aufrollt. Man könnte das den Gerichten überlassen, die zwar Recht sprechen und vergelten, aber das Geschehene doch nicht so ausführlich der Öffentlichkeit vorlegen ... daß ich beide Anschauungen verstehen kann, aber dazu neige, der zweiten den Vorrang zu geben – womit die andere nicht als unberechtigt verworfen wird, sondern in der Konkurrenz der Werte nur hinter der zweiten zurücktritt.

Nach langem Abwägen des Für und Wider, nicht nur seit Eintreffen Ihres Manuskriptes, sondern schon seitdem Sie von dem Plan berichteten, halte ich es doch für besser, dieses Buch nicht zu veröffentlichen ... noch etwas Wichtiges ... Sie dürfen meines Erachtens ohne Einverständnis der Aufsichtsbehörde von Eglfing kein Material veröffentlichen, das Ihnen in Ihrer Eigenschaft als Direktor von Eglfing amtlich bekannt wurde. **«**

Der Schreiber dieses Briefes, der beim Umblättern die Augen zumachen wollte, war entsetzt über die mitgeteilte Wahrheit, die nichts verschweigt, nichts beschönigt. In »Konkurrenz der Werte« aber wird dem nationalen Bemühen, neues Vertrauen und Ansehen zu gewinnen, Vorrang gegeben vor dem »Impuls der Wahrheit«. Solche Konkurrenz läßt sich nicht aufrecht erhalten. Echtes Ansehen hat den Wahrheitsgehalt zur Voraussetzung, nicht als Alternative. Im Rat endlich, das Einverständnis der Aufsichtsbehörde für die Veröffentlichung einzuholen, verrät sich die leise Hoffnung, daß der politisch flagrante Bericht bürokratisch ad acta gelegt werde.

Ein dritter Professor antwortete dem zweiten am 19. 3. 1947:

» In mir ist etwas von der infernalischen Gesinnung, daß ich wünsche, solche Dinge müssen bis ins Detail restlos bekannt werden, und daß ich selber nicht derjenige sein möchte, der sie mitteilt. **«**

Hier verbindet sich geschichtsbewußte Verantwortung mit, wie mir scheint, Scheu vor einem Bekennertum, das den Anfragenden verletzen könnte.

Nach Absagen durch Verleger, Abraten durch Professoren, verschwand das Manuskript beim Umlauf in der Medizinischen Fakultät Hamburg. Beabsichtigt war, die im Dritten Reich verweigerte Venia legendi nachzuholen (1. Antrag 24. März 1947; 2. Antrag 9. Juli 1949). Zum Verlust des Manuskripts äußerte Prof. Bürger-Prinz, die Schrift sei ins Ausland manipuliert worden. Dann wäre irgendeine Publikation durch den Dieb ein Schmuck mit fremden Federn. Näher liegt der Verdacht der Unterschlagung, um einer vermeintlichen Nestbeschmutzung vorzubeugen.

Anläßlich eines lokalen Ärzteprozesses erschien eine entlastende »Erklärung« der Hamburger Gesundheitsbehörde und der Ärztekammer Hamburg (Ärztliche Mitteilungen 1961). Es gebe »keine Möglichkeit und auch keine Veranlassung« gegen Ärzte, die an Kindestötungen in Rothenburgsort teilgenommen haben, »behördliche oder berufsgerichtliche Maßnahmen einzuleiten«. Weil das »Bewußtsein der Rechtswidrigkeit nicht nachgewiesen werden« konnte, habe das Landgericht 1949 die Hauptverhandlung abgelehnt. Erschreckend am Beschluß des Landgerichts ist die unbelehrbare Gesinnung, die Anschauung,

» ...daß die Frage der Verkürzung lebensunwerten Lebens zwar ein höchst umstrittenes Problem, daß ihre Durchführung aber keineswegs eine Maßnahme genannt werden kann, welche dem allgemeinen Sittengesetz widerstreitet. **«**

»Im Sinne einer ethischen Berechtigung der Euthanasie« hatte der Vorstand der Ärztekammer (1949) sich auf »hochangesehene Persönlichkeiten« wie Binding und Hoche berufen – nach Jaspers »hochangesehene, intelligente und seelendumme Professoren«.

Unmittelbar auf die Hamburger »Erklärung« (1961) berichtete ich in demselben Ärzteblatt, noch immer ohne die Legitimation durch mein Selektionsbuch, über Tarnungs- und Täuschungsmanöver, die auf solchen NS-»Kinderfachabteilungen« obligat waren, und zitierte zur Frage des »Bewußtseins der Rechtswidrigkeit« eine Grundsatzentscheidung des 1. Strafsenats des Bundesgerichtshofs vom 6. 12. 1960. Hiernach verstößt:

» ...die Tötung von Menschen ohne die förmliche Grundlage eines Gesetzes, für das die öffentliche Verkündung wesenseigen ist und auch in der nationalsozialistischen Zeit wesenseigen blieb, ganz allein so eindeutig gegen die allen Kulturnationen eigenen rechtsstaatlichen Grundsätze ... daß sich schon hieraus die Rechtswidrigkeit der nationalsozialistischen Maßnahmen zur Tötung von Geisteskranken für jeden Einsichtigen ergab. «

Mein Hamburger Intermezzo hatte ein Nachspiel. Vom Lübecker Senator für das Gesundheitswesen in sein Dienstzimmer bestellt, erhielt ich, damals Chefarzt, den Verweis, ohne Genehmigung zum Verfahren einer benachbarten Behörde Stellung genommen zu haben. Dieser Verweis, sachlich von mir zurückgewiesen, war rechtlich ein Verstoß gegen die im Grundsatz garantierte Meinungs- und Pressefreiheit:

» Jeder hat das Recht, seine eigene Meinung in Wort, Schrift und Bild zu äußern und zu verbreiten und sich aus allgemein zugänglichen Quellen ungehindert zu unterrichten. «

1965 endlich wurde das Buch mit Vorwort von Karl Jaspers im Evangelischen Verlagswerk Stuttgart gedruckt. Zwar hatte Frau Platen-Hallermund 1948 auf Seite 69 ihres Buches »Die Tötung der Geisteskranken ...« meine Schrift erwähnt, die ihr als Mitglied der deutschen Ärztekommission beim amerikanischen Militärgericht irgendwie in die Hände geraten war. Doch fehlt jede Notiz im Literaturverzeichnis. Die Publikation stand ja noch aus. 1983 Neudruck bei Suhrkamp. Das Buch hatte bei uns, auch im Ausland, eine durchweg positive Presse. Die Nachfrage war weniger lebhaft. An diesem Gegensatz zeigt sich ein Kräftespiel zwischen dem Bestreben, die Vergangenheit aufzuhellen, und der Neigung, die Augen vor den furchtbaren Details zu schließen.

Inzwischen hat die junge Generation sich eingeschaltet mit Dokumentationsarbeit, Sensibilität, ja Trauer. Man errichtet Gedenktafeln und geht wie in Eglfing, geführt vom Anstaltspfarrer, vorbei am Hungerhaus, am Kinderhaus und an der Stelle, wo die Verladerampe stand. Gegen eine Gedenktafel opponierten Leute sogar aus der Gemeinde Haar, wozu die Anstalt Eglfing gehört, die von Krankentötung nichts wissen oder nichts wissen wollen. Vgl. Äußerungen aus einer Gemeinderatssitzung:

Ein Gemeinderatsmitglied polterte los, er habe es satt, sich ständig das Bild des häßlichen Deutschen vorhalten zu lassen. »Mir wird diese dauernde Selbstanklage langsam zuviel«. (s. u.)

Ein anderes Ratsmitglied wollte mit der lapidaren Feststellung »Es gab doch überhaupt keine Euthanasie in Haar« das Thema ein für alle Mal beendet wissen ... Dem altgedienten Haarer Kommunalpolitiker wurde geraten: »Machen Sie sich wissend. In der Bahnhofsbücherei gibt es ein Buch über die NS-Verbrechen in der Anstalt.« (Süddeutsche Zeitung 11. 6. 1986. Alfons Kraus »Berührungsängste mit der Vergangenheit«)

Ein alter Gemeinderat ... Familie seit Generationen in Haar .. erklärte während der Diskussion über die Gedenktafel: »Das stimmt doch alles gar nicht. Da ist nie etwas passiert. Ich weiß von nichts.« (Pfarrer Klaus Rückert, Persönliche Mitteilung)

Erst in einer späteren Sitzung, 3 Wochen nach meinem Kongreßvortrag (»Das unerwünschte Buch«), einigte man sich über den Text der Gedenktafel:

» Den Opfern von Verfolgung, Euthanasie, Krieg, Gefangenschaft, Vertreibung. «

Für die Einbeziehung der Anstaltsopfer in die Gedenkstätte bei der Pfarrkirche stimmten von 25 Bürgervertretern nur 14. Das knappe Ergebnis kommentierte ein Ratsmitglied mit der saloppen Bemerkung: »Ich mag auf Gedenktafeln ungern Fremdwörter« (Süddeutsche Zeitung, 21. 10. 1986, Alfons Kraus).

Auch Pflegepersonen hatten sich zum Vorhaben, der Opfer gemeinsam zu gedenken, gereizt geäußert.

» Als eine ältere Abteilungsärztin und ihr Pfleger vor 2 Jahren lasen, daß ich einen Kreuzzug zum Volkstrauertag im Gedenken an die Euthanasieopfer im BKH plane, erklärten mir beide sinngemäß: »Was haben Sie da für einen Schmarren vor, lassen Sie die Vergangenheit ruhen.«

Über einen meiner katholischen Kollegen hörte ich, daß einige ältere Pfleger zu ihm gesagt hätten, ich solle die Finger davon lassen, das ginge mich nichts an.

Unsere Pfarramtssekretärin ... sagte mir: »Ich wohne schon 22 Jahre in Haar und habe das noch von keinem gehört. Mir hat nie jemand etwas davon gesagt.«

Eine Küchenschwester meldete sich telefonisch zum Sachverhalt, d. h. zur Hungerkost: »Das, was in der Zeitung steht, daß so viele verhungert sind, das stimmt gar nicht. Ich war damals in der Küche beschäftigt, und wir haben gegen die Anordnung der Direktion immer wieder Fett ins Essen getan. Deshalb können die Zahlen nicht stimmen. So viele sind da nicht gestorben«. Auf meine Entgegnung, ich hätte die Zahlen aus ihrem Buch, sagte sie: »Ich weiß es besser, ich war doch damals dabei. Warum fragen Sie nicht mich? « (Brief von Pfarrer Klaus Rückert)

Ein kleiner Trost, daß, wie öfters bezeugt, Fett in die Suppe gemogelt wurde. Doch was bringen heimliche Zutaten, wofür die Hungerkost doch die Voraussetzung war, wenn das Gewicht weiter und weiter fällt? Die Zahlen hätte die Schwester aus dem Buch ersehen können, das sie tadelte, doch nicht las.

In diesen Stimmen werden Enthüllungen über Pfleglingstötung als nie gehört oder als übertrieben, ja als Verleumdung abgetan, während jener Haarer Kommunalpolitiker die Ermahnung, sich durch das Buch »wissend« zu machen, schweigend annahm. Heute ist das Buch bei Leuten, die ihr NS-Trauma nicht verwinden, noch immer unerwünscht. Es wirkt wie ein Seismograph, der verhaltene Abwehr spürbar macht.

Was kann man aus den Schreckenstaten lernen, wie kann man vorbeugen? Der Verlauf wucherte von Eskalation zu Eskalation. Wir wissen, daß der Funke »Gnadentod« von einer Gruppe auf die andere übersprang. Außer »unheilbar Kranken«, wie in Hitlers Dekret vorgesehen, wurden allein aus der Anstalt Eglfing 721 körperlich gesunde, psychisch bis auf mäßigen Schwachsinn nicht auffällige Pfleglinge zur Vernichtung abtransportiert. In den Sog gerieten Sicherungsverwahrte, dazu ohne diagnostisches Federlesen jüdische Pfleglinge. Als im August 1941 die Transporte in den Osten gestoppt wurden, fand der Drang weiterzumachen neue Stätten und neue Methoden: an Ort und Stelle letale Schlafmittelinjektionen sowie Hungerkost. Überrannt wurden die diagnostischen Haltsignale und Altersgrenzen der Kinderfachstation: ein verkrüppelter Schwachsinniger war 36, ein anderes Kind 45 Jahre alt.

In Zukunft könnte mit Freigabe der Lebensverkürzung auf einem Sektor, etwa auf Wunsch von Sterbenden, von neuem eine Eskalation einsetzen derart, daß Angehörige um Erlösung bitten, oder daß Anwälte sich auf einen Präzedenzfall berufen und gleiches Recht für Unheilbare dieser oder jener Art fordern usf. Mit Ausbreitung amtlich zugelassenen Tötens entstünde ein Vertrauensverlust. Mißtrauen gegen Arzt und Krankenhaus, ja gegen Angehörige. Ältere Leute, deren Zahl zunehmen wird, könnten, sobald Merkschwächen und konfuses Handeln auffallen, ihres belauerten Daseins nicht mehr froh werden. Um Progression und Verunsicherung vorzubeugen, kann die Maxime nur heißen: Wehret den scheinbar humanen Anfängen.

Auch besteht, was unheilbar Kranke betrifft, kein zwingender Grund, einem – meist inkonstanten – Tötungsverlangen nachzugeben. Durch bereitwilliges Ausschöpfen unserer Mittel, zumal der pharmakologischen, sind wir imstande, unheilbares Leiden zumindest zu erleichtern. Zwar zweifelte Jaspers, vor über 7 Jahrzehnten Assistent an der Psychiatrischen Klinik Heidelberg, an der Steuerbarkeit der Spritze:

» Wie handelt der Arzt, wenn sein Patient in unerträglichen Schmerzen auf den Tod zu geht? ... Wie wenn die Spritze, die die Schmerzen nimmt, schließlich eine so hohe Dosis braucht, daß sie zur tödlichen Spritze wird? «

So fatal, wie der Philosoph befürchtete, ist die Situation heute nicht. Die Spanne zwischen maximal erlaubter und letaler Dosis, vorsorglich groß gehalten, läßt genügend Spielraum für effektive Therapie. Statt die Maximaldosis aber ins Maßlose zu steigern, kombiniert man heute verschieden angreifende Pharmaka, die damals nicht bekannt waren. Unerträglichen Schmerzen ausgeliefert zu sein, wäre ein pharmakologischer Anachronismus.

Aus anthropologischer Abwehr hatte man bald nach dem Krieg gefordert, man solle den Patienten als Person ernstnehmen, als Partner im Verhältnis Arzt/Patient. Wesentlich, so Werner Leibbrand 1946 in einer Aufsatzsammlung, ist die »Rückgewinnung des Sinnes für die menschliche Existenz schlechthin«, weg von der »herzlosen Eingleisigkeit biologischen Denkens«. Viktor von Weizsäcker (1947) macht die traditionelle Medizin zum Sündenbock, weil sie »in sich selbst keine Hemmung ... keinen Schutz und keine Warnung« enthalte.

» Wenn nun der Arzt einen Wert des diesseitigen, zeitlichen Lebens annimmt, ohne Rücksicht auf einen ewigen Wert, dann kann in der Tat dieses zeitliche Leben auch an sich so unwert sein, daß es Vernichtung verdient. «

Sicher gewährt christliche, überhaupt transzendente Haltung einen Schutz davor, daß geistig extrem Behinderte ins Animalische herabgewürdigt und gar getötet werden. Doch auch bei biologischer Orientierung können heillos Gestörte als menschliche Eigenwesen anerkannt und als Glieder der Gesellschaft, des Staates toleriert werden.

Ein 1986 der naturwissenschaftlichen Medizin angelastetes »Menschenbild«, »das den Begriff des Subjekts, der Person, der Seele und des Geists ausschließt« (Pauleikoff), ist eine Abstraktion vom Menschen, den es nicht gibt. Bestehen aber bleibt die Mahnung, sich in Nächstenliebe auf den Mitmenschen Patient zu besinnen.

Existenz-philosophisch hat Jaspers das uns eingepflanzte 5. Gebot »Du sollst nicht töten« mit der Eindringlichkeit eines alttestamentlichen Propheten ins Mysterium Mensch transzendiert:

>> Kann ein Mensch durch eine von ihm errichtete Instanz entscheiden, ob gewisse Arten von Menschen (Kranke, Rassen) wegen ihrer Eigenschaften, wegen ihrer Untauglichkeit zu möglichen Zwecken, wegen ihrer Belastung für den Staat und die Wirtschaft, wegen ihrer Minderwertigkeit nicht leben sollten? Hier gibt es nur ein Entweder – Oder. Die Grundsatzentscheidung, in der das Bewußtsein des Menschseins sich ausspricht, ist zwar erst im Abendlande aufgrund des biblischen Menschenbildes zu voller Klarheit gelangt. Hier aber ist der Mensch sich seines Menschseins selber ganz bewußt geworden. Er anerkennt im einzelnen Menschen die Menschheit. Der Mensch ist das Wesen, das nie gleichgültig, nie nur Mittel ist, sondern immer Selbstzweck bleibt ... Er hat das Bewußtsein seiner Einzigartigkeit in der Welt, für sich selbst und für jeden andern Menschen. Aber in seiner Einzigartigkeit weiß er sich zu klein: Er hat sich nicht selbst geschaffen, er begreift nicht seine Herkunft. Sein Anspruch, über das Leben von Menschen zu verfügen, ist auch Verrat seines eigenen Menschseins. <<

Doch noch so fundierte humane Gesinnung, weder Immunisierung gegen abgründige Impulse in uns selber noch Wissen um den »Fluch der bösen Tat«, könnten für sich allein eine neue totalitäre Flut aufhalten.

Da den Krankentötungen rassistisch-politische Motive zugrundeliegen, muß einem Rückfall vor allem auf politischem Wege vorgebeugt werden. Die Idee der Krankentötung war kein NS-Spezifikum. Schon zur Zeit des ellbogenstarken Frühkapitalismus hatten Gesellschaftsdarwinisten, sog. Sozialdarwinisten, im Zug der Devise: »Das Starke stützen, das Schwache stoßen« z.T. infernalische Ausrottungspläne ausgebrütet. Später hatten Binding und Hoche ätzende Hetze hinzugetan. Doch es geschah nichts. Erst Hitlers schlagkräftig schillernde Parolen erreichten auf dem Hintergrund lähmender Arbeitslosigkeit die Massen. Dabei war Hitlers »Mein Kampf« keine Kopie von Darwins »Kampf ums Dasein«. Aus Blutvergießen in tierischem Selbsterhaltungstrieb wurden über Naturgesetze hinweg Rassenhaß und Völkermord. Im Beschimpfen nicht nur der Juden, auch der Geisteskranken (»blöde blickende Idioten«, »tobsüchtige Irre«) verrät sich gelenkte Stimmungsmache für den Mob aller Klassen. Die Suggestion drang durch. Hellhörige warteten auf ein Euthanasiegesetz. Andere handelten, ohne zu fackeln, in vorzeitigem Führerverständnis.

Einen rationalen Grund hatte der Krankenmord nicht. Anfang des Krieges fehlte es weder an Raum noch an Nahrung noch an Personal. Auch bestand keine Fortpflanzungsgefahr. Die Pfleglinge waren kaserniert, sterilisiert. Mitleid als Tötungsmotiv schied bei der Mehrzahl der Pfleglinge ohnehin aus. *Warum denn töten?* Darin, daß Hitler 6 Wochen nach der Niederwerfung Polens sein Gnadentoddekret auf den Tag des Kriegsbeginns zurückdatierte, spürt man einen irrationalen Grund, einen Brückenschlag zwischen Heldentod und Gnadentod, eine Art Dankopfer für die gefallenen Helden. Die Animosität gegen Geistesschwache einerseits und den Stolz auf die Soldaten andererseits brachte der Eglfinger Anstaltsdirektor in einen alogisch-finalen Zusammenhang:

>> Für mich ist die Vorstellung untragbar, daß beste, blühende Jugend an der Front ihr Leben lassen muß, damit verblödete Asoziale und unverantwortliche Antisoziale ihr gesichertes Dasein haben. <<

Zwar war das Daseinsrecht der Schwachen lange schon vor der Sterilisationsära auch von Hitler selber angezweifelt worden. Doch erscheint die Hypothese, man habe auf den Krieg gewartet, um, von der Öffentlichkeit unbemerkt, Pfleglinge ausmerzen zu können, für sich allein betrachtet, nicht ausreichend. Der Krieg war nicht nur Gelegenheit, er war auch Motiv. Auf Hitler als obersten Befehlshaber dürften die Verluste nach 6 Wochen Krieg wie eine Mahnung gewirkt haben, durch Ausrottung Geisteskranker den Gefallenen einen ihrem Opfer gerechten, gesunden Volkskörper zu hinterlassen. So wurden Blutopfer koordiniert. In diesem durch den Krieg auflodernden rassenbiologischen Fanatismus haben die »Lebensunwerten«, ob sterilisiert oder nicht, sobald an der Front die Besten fallen, das Recht auf ihr Dasein verloren.

Im Gegensatz zu jenen lichtscheuen, das Leben der Hilflosen mißachtenden Staatsverbrechen basiert unser demokratisches Selbstverständnis auf offenen, ja einklagbaren Grundrechten eines jeden Bürgers. Solche rechtlichen, menschenrechtlichen Sicherungen sind im Grundgesetz (23. Mai 1949) festgeschrieben:

Art. 1 (1):	Die Würde des Menschen ist unantastbar. Sie zu achten und zu schützen, ist Verpflichtung aller staatlichen Gewalt.
Art. 2 (2):	Jeder hat das Recht auf Leben und körperliche Unversehrtheit ... In diese Rechte darf nur aufgrund eines Gesetzes eingegriffen werden.
Art. 3 (1):	Alle Menschen sind vor dem Gesetz gleich.

Im Recht auf Leben, Freiheit, Gleichheit ist die Menschenwürde garantiert. Ein Grundgesetz, auf das wir stolz sein können.

Zur Festigung unserer demokratischen Gesellschaft im politischen Umgang miteinander erinnert Dolf Sternberger an die Toleranzedikte im Europa des 17./18. Jahrhunderts, als die Staatspolitik sich von der Kirchenpolitik emanzipierte. Toleranz sei »so etwas wie ein Dogma der Humanität«. Alle »Leidenschaft der Toleranz« aber höre auf vor der Intoleranz. »Keine Duldung den Feinden der Duldung.«

Eine letzte Vorbeugung, ein Wunsch an die junge Generation: weiterschreiben nicht nur in Büchern, Zeitschriften, auch in Zeitungen, die gelesen werden, damit die Front derjenigen, die verdrängen, in Trotz verharren, umdenken lernt und keine Legende entsteht.

Literatur

1   Ärztl. Mitteilungen (1961) Approbation wird nicht entzogen. Gemeinsame Erklärung der Hamburger Gesundheitsbehörde u. der Ärztekammer Hamburg. Ärztl Mitteilungen Jahrgang 46, S 234
2   Bundesgerichtshof (1960) Urteil vom 6. 12. 1960 (nicht 18. 1. 61, wie in Ärztl. Mitteilungen 1961, S. 1175 irrtümlich angegeben), abgedruckt in Neue Jurist Wschr 1961, S 276
3   Jaspers K s. Vorwort zu »Selektion ...«
4   Leibbrand W (1946) Um die Menschenrechte der Geisteskranken. In: Leibbrand W (Hrsg) Die Egge. Nürnberg
5   Pauleikoff B (1986) Ideologie und Mord. Pressler, Hürtgenwald
6   Platen-Hallermund (1948) Die Tötung Geisteskranker in Deutschland. Verlag der Frankfurter Hefte, Frankfurt/M
7   Schmidt G (1961) Zu der gemeinsamen Erklärung der Hamburger Gesundheitsbehörde u. der Ärztekammer Hamburg. Ärztl Mitteilungen 46, S. 1175
8   Schmidt G (1983) Selektion in der Heilanstalt 1939 – 1945, Neudruck. Suhrkamp Taschenbuch, Frankfurt/M
9   Schmidt G (1985) Vom Rassenmythos zu Rassenwahn und Selektion. Nervenarzt 56:337 – 347
10 Sternberger D (1947) Toleranz als Leidenschaft für die Wahrheit. Die Wandlung II, S 231
11 Weizsäcker V von (1967) »Euthanasie« und Menschenversuche. Lambert Schneider, Heidelberg

Vom Rassenmythos zu Rassenwahn und Selektion[7]

Gerhard Schmidt

---

7   Persönliche Bezugsquelle ist eine Nachkriegsdokumentation über die »Selektion in der Heilanstalt 1939–1945« (Eglfing-Haar)

Vom Rassenmythos zu Rassenwahn und Selektion[8]

Zusammenfassung. Im Resumee profiliert sich eine rassenpolitische Linie, die im 19. Jahrhundert naturwissenschaftlich mit Darwin, geisteswissenschaftlich etwa mit Gobineau begann und zur Zeit des Frühkapitalismus in den sog. Sozialdarwinismus, einen nahezu klassenkämpferischen Gesellschaftsdarwinismus überging. Es grassierte das Schlagwort »Kampf ums Dasein«. Groteske Vernichtungspläne gegen sozial Schwache erhielten ihre scheinbar naturgegebene Rechtfertigung. Hitler, voller sozialer und patriotischer Ressentiments, klammerte sich an den ins Mythische verblassenden Rassenglauben, bis sich nach dem verlorenen ersten Weltkrieg ein Wahn von der Herrenrasse kompensatorisch bildete. All jene Aggressionen sind ein Geschwätz, allenfalls ein rudimentärer Anfang im Vergleich zum organisierten und kaschierten Massentöten von Anstaltspfleglingen als Artschwachen und Juden als Feinden der »arischen« Rasse. Man erfährt, wie die Anwendung des Gnadentoddekrets ins Uferlose ausartete, wie Patienten, verwurzelt im Anstaltsmilieu, behindert einzig durch Intelligenzschwäche (Debilität), en masse ausgemerzt wurden oder wie Kinder, vertrauensvoll in die sog. Fachabteilung gebracht, hinterrücks ein für alle Mal »behandelt« wurden. Im Blick auf die Gegenwart wird davor gewarnt, die NS-Pfleglingstötung als irrelevant abzutun. Die Eskalation, die im NS-Reich das Unheil so immens vergrößert hatte, droht, sich zu wiederholen. Denn auch aus altruistischen Motiven, dazu aus Furcht, selber einmal hilflos zu werden, kann ein Erlösungsvorschlag den andern nach sich ziehen. Gegen jeden Versuch, aussichtlos Schwerstkranke zu töten, erscheint, von grundsätzlichen Erwägungen abgesehen, die Ausschöpfung psychischer und medikamentöser Hilfen ein vertrauenbildender Ausweg für Patient und Arzt.

- **Rassenmythos vom 19. bis Anfang des 20. Jahrhunderts**

Ahnherr des Rassenmythos unserer Tage ist Arthur Graf Gobineau [8]. Sein »Essai sur l'inégalité des races humaines« erschien in Frankreich 1853, in Deutschland 1897. Er erklärt die Geschichte, Weltgeschichte unter dem Aspekt der Rassen, ihrer Reinheit und Mischung. Alle Zivilisation stamme von der weißen Rasse, den arischen Familien, den germanischen Ariern. Wie ein Idol erscheint Gobineaus Darstellung von der Führerrolle des Ariers.

» Monopol der Schönheit, der Intelligenz und der Kraft «

» ..hart gegen die eigene Person, ist er auch erbarmungslos gegen andere «

» .. daß der Mann darin alles und das Volk gar wenig bedeutet. Man gewahrt hier das Individuum, ehe man der Masse .. ansichtig wird. «

Nach Graf Gobineau ist Rassenreinheit eine Garantie für Überlegenheit und Herrschaft, Rassenmischung dagegen Grund für Unterlegenheit. Mischungen würden die niederen Rassen verbessern, die höheren verschlechtern. Der Grandseigneur sah schwarz.

» Der bereits so oft geteilte und immer wieder geteilte Bestand an arischem Blute .. steuert mit jedem Tage mehr dem Endziele seiner Aufsaugung zu. «

» Die betrübende Aussicht ist nicht der Tod, es ist die Gewißheit, daß wir ihn entwürdigt erreichen werden. «

---

8   Bereits erschienen in:
    Gerhard Schmidt: »Selektion in der Heilanstalt 1939 – 1945«. Stuttgart: Evangelisches Verlagswerk GmbH, 1965.,
    und als Taschenbuch in:
    Gerhard Schmidt: »Selektion in der Heilanstalt 1939 – 1945«. Frankfurt am Main: Suhrkamp Taschenbuch, 1983.

Was trotz oder mit Rassenmischung möglich war, zeigt das Beispiel der USA. Ihnen hatte Gobineau – Mitte des vorigen Jahrhunderts – keine Erneuerung, keine Zivilisation, keine Eroberungskraft zugetraut.

>> Karthago hat einen Glanz verbreitet, den New York schwerlich erreichen wird. <<

>> Dieses Volk, das sich jung nennt, ist das alte Volk Europas .. auf der langen tristen Fahrt, welche die Auswanderer in ihre neue Heimat hinüberträgt, gestaltet die Luft des Oceans sie nicht um .. die einfache Verpflanzung .. regeneriert Rassen nicht, die mehr als zur Hälfte erschöpft sind. <<

Gegen Gobineaus Prognose vom Untergang des Ariertums erhob sich positivistisch-unbeschwert H.St. Chamberlain [3], in seinen »Grundlagen des 19. Jahrhunderts« (1899 I.u. II. Aufl.). Man dürfe nicht »einen hypothetischen Arier als Ausgangspunkt nehmen, einen Menschen, den wir .. aus den fernsten, unverständlichen Sagen zusammenleimen.« In der Tat, das angebliche Rassenzeichen arisch stammt aus der Linguistik. Daraus bezog ganz Nazi-Deutschland seine Rassenstempel.

>> Es gibt arische und semitische Sprachen, aber es ist unwissenschaftlich, von arischer Rasse, arischem Blut und arischen Schädeln zu sprechen << (Max Müller, 1872 zit. Girard)

Für Chamberlain, Richard Wagners Schwiegersohn, war die europäische Kultur eine »spezifisch germanische«. Sein Germanenkult übertrifft den des Tacitus (»Germania«).

>> .. daß der Germane eine der größten Mächte, vielleicht die allergrößte, in der Geschichte der Menschheit war und ist .. Die heiligste Pflicht des Germanen ist, den Germanen zu dienen. <<

»Die heiligste Pflicht«, das klingt, als ob Hitler spräche. Nicht ohne Seitenhiebe auf den »Humanitätswahn« werden Ausrottungskriege gerechtfertigt.

>> .. sehen wir die Germanen ganze Stämme und Völker hinschlachten oder langsam durch grundsätzliche Demoralisierung hinmorden, um Platz für sich selber zu bekommen .. wird jeder zugeben müssen, daß sie gerade dort, wo sie am grausamsten waren – wie z. B. die Angelsachsen in England, der deutsche Orden in Preußen, die Franzosen und Engländer in Nordamerika – dadurch die sicherste Grundlage zum Höchsten und Sittlichsten legten. <<

Solche Idealisierung grausamer Unterwerfungen kann als Freibrief für Konquistadoren aller Zeiten verstanden werden, so der NS-Plan, unter Dezimierung der Bevölkerung ein Großgermanisches Reich bis weit in den Osten zu errichten. Unseriös ist u.a. Chamberlains Behauptung, selbst in Friedenszeiten werde unter den Rassen, etwa Juden und Deutschstämmigen, ein stummer Kampf auf »Leben und Tod« ausgefochten. Das stimmt nur soweit, als dieser Kampf einseitig und durch Pogrome geführt wurde. Borniert endlich ist der Versuch, die Existenz eines antijüdischen Rasseninstinkts an Kindergeplärr beweisen zu wollen.

>> .. daß nämlich ganz kleine Kinder, besonders Mädchen, häufig einen ausgesprochenen Instinkt für Rasse besitzen .., daß Kinder, die noch keine Ahnung haben, was ein Jude ist .. zu heulen anfangen, sobald ein echter Rassenjude oder eine Jüdin in ihre Nähe tritt! .. <<

Aus Gobineaus elitärem Ariermythos wurde bei Chamberlain ein chauvinistischer Germanenkult mit Antisemitismus.

Die *naturwissenschaftliche* Quelle der Rassenideologie sind Charles Darwins biologische Untersuchungen. 20 Jahre zurückgehalten, kam seine erste Schrift 1859 heraus (»Die Entstehung der Arten durch natürliche Auslese oder die Erhaltung der bevorzugten Rassen .. im Kampf ums Dasein«).

» Ich glaube, es läßt sich nachweisen, daß eine .. niemals irrende Kraft in der Natürlichen Zuchtwahl (dies ist der Titel meines Buches) tätig ist, welche ausschließlich zum Besten eines jeden organischen Wesens auswählt « (zit. Sternberger)

Das ist ein Glaubensbekenntnis des Naturforschers. Bestärkt durch die Resonanz seiner Schriften, findet Darwin sekundär auch die Zivilisation nach biologischen Gesetzen bestens eingerichtet. Da haben wir wieder die beste aller möglichen Welten, die einst Leibniz als prästabilierte Harmonie der Monaden erklärt hatte. Darwinismus ist nach Dolf Sternberger [14]:

» Rechtfertigung der Macht durch sich selber, des Erfolgs durch sich selber, der Gewalt durch sich selbst .. die einfachste Theodizee« (Gottesbestätigung), »es ist überhaupt gar kein Unrecht in der Welt .., da ja überall diejenigen, welche den Sieg davontragen, dadurch unwidersprechlich beweisen, daß sie die Fähigsten, die Stärksten, die am besten ‚Angepaßten‘ und das heißt die Besten sind. «

Bei dieser Übertragung tierbiologischer Forschungen auf die menschliche Gesellschaft werden somatische Merkmale wie stark und schwach mit sittlichen Werten wie gut und böse gleichgesetzt.
  Unabsehbar ist Darwins Einfluß auf den Geist der Zeit. Für den Frühkapitalismus, der freie Bahn forderte, war er das biologische Kraftsymbol. Zu ihm bekannten sich namhafte Naturwissenschaftler wie Ernst Haeckel (»Natürliche Schöpfungsgeschichte« 1879) und Wilhelm Ostwald, Nobelpreisträger für Chemie, Vorsitzender des Monistenbundes. Der Philosoph Friedrich Nietzsche [16] verkündete unter Umkehr der Werte eine nichtswürdige »Moral für Ärzte«, – Sonderfall der »Herrenmoral«.

» Der Kranke ist ein Parasit der Gesellschaft. In einem gewissen Zustande ist es unanständig, noch länger zu leben. Das Fortvegetieren in feiger Abhängigkeit von Ärzten und Praktiken, nachdem der Sinn vom Leben, das Recht zum Leben, verlorengegangen ist, sollte bei der Gesellschaft eine tiefe Verachtung nach sich ziehen. Die Ärzte wiederum hätten die Vermittler dieser Verachtung zu sein – nicht Rezepte, sondern jeden Tag eine neue Dosis Ekel vor ihren Patienten. Eine neue Verantwortlichkeit schaffen, die des Arztes, für alle Fälle, wo das höchste Interesse des Lebens ... das rücksichtloseste Nieder- und Beiseitedrängen des entarteten Lebens verlangt – zum Beispiel für das Recht auf Zeugung, für das Recht, geboren zu sein, für das Recht, zu leben .. «

Die Gefahr, daß wachsender Schutz der Schwachen die »Tüchtigkeit unsrer Rasse« bedroht, witterte 1895 Alfred Plötz [18]. Mit dem Ziel negativer Auslese scheuten die Schreibtischstrategen schon damals keinerlei Unterdrückungs- und Vernichtungsvorschläge: Verhinderung jeglicher Sozialgesetzgebung und Hilfe, Kürzung der Lebensmittelrationen oder im Krieg Einsatz als Kanonenfutter. Unter der Voraussetzung, die Starken überdauern, bildete die Hoffnung auf Verbreitung der Tuberkulose, d. h. auf ein bakterielles Kampfmittel, den Höhepunkt der Infamie (»Der Tuberkelbazillus ist der Freund unserer Rasse«). Auch an direkte Tötung (Einschläferung) namentlich von Neugeborenen war gedacht (vgl. Fritz Bolle [2] »Darwinismus und Zeitgeist«). Andererseits trieb die positive Auslese (Förderung der Starken) biologischpatriarchalische Blüten: Vielweiberei zum Zweck der Zuchtwahl. Hundert reinrassige Männer auf tausend reinrassige Frauen als Gebärmaschinen:

>> Zur Erneuerung der germanischen Rasse wollte W. Hentschel einen Menschengarten (»Mitgartbund«) gründen, um darin die Bäume des Lebens zu pflanzen. « (Conrad-Martius [4])

Tötungsvorschläge der Kranken wegen wurden mit Interessen der Gesellschaft verbunden. Den Anfang solcher zweigleisigen Motivierung machte ein Buch von A. Jost [9]: »Das Recht auf den Tod« (1895), wobei, abgesehen vom Zustand der Kranken, ihre Nutzlosigkeit zum Kriterium dieses Rechts gemacht wird. Jahrzehnte später schrieb Ernst Mann [12] sowohl eine »Moral der Kraft« wie die »Erlösung der Menschheit vom Elend«. Als ob das Elend auf der Welt aus ein paar unheilbar Kranken bestünde.

Für die Mischung hier aus biologischen, da aus wirtschaftlichen, sozialen, klassenkämpferischen, staatlichen Motivationen wird der Begriff Sozialdarwinismus gebraucht. Ein in sich widersprüchlicher Begriff. Darwinismus schließt individuell-soziale Fürsorge aus; individuell-soziale Fürsorge schließt Darwinismus aus. Unter der Bezeichnung Sozialdarwinismus versteckt sich die Gefahr, daß Machenschaften von oben durch das Wörtchen »sozial« euphemistisch zugedeckt werden, wie man das von NS-Schönfärbereien kennt. Statt dieses schillernden Ausdrucks sollte man von Gesellschafts-, ja Klassenkampf-Darwinismus sprechen.

Nach dem verlorenen Krieg (1914–1918) warben aus völkischem Interesse Hoche und Binding [1], ein Psychiater und ein Jurist, um »die Freigabe der Vernichtung lebensunwerten Lebens«. Synonym mit dem Wort lebensunwert wird ein Arsenal aggressiver Begriffe gebraucht wie geistig Tote, leere Menschenhülsen, Ballastexistenzen, das Motiv Mitleid dagegen verworfen. Eiskalt folgert Hoche:

>> Mitleid ist den geistig Toten gegenüber im Leben und im Sterbefall die an letzter Stelle angebrachte Gefühlsregung. Wo kein Leiden ist, ist auch kein Mitleiden. «

Dieser Disqualifikation von Pfleglingen als lebenden Leichnamen sei ein Wort von Pfarrer Bodelschwingh aus Bethel entgegengehalten:

>> Wenn Sie mich fragen würden, ob ich unter unseren 5000 Kranken auch nur einen einzigen wüßte, von dem ich sagen müßte, daß bei ihm der letzte Funke erloschen sei, so müßte ich ehrlich sagen: Ich weiß keinen. « (30. Januar 1929 in Lübeck zum Thema: »Lebensunwertes Leben«)

Binding preist mit einem Unterton wohl doch von Mitleid den Heroismus, »unheilbar Blödsinnige« zu töten.

>> In Zeiten höherer Sittlichkeit – der unsern ist aller Heroismus verloren gegangen – hat man diese armen Menschen wohl amtlich von sich selber erlöst. «

Was heißt hier Heroismus? Da für den Täter jede Lebensgefahr wegfällt, dürfte die Courage der Selbstüberwindung gemeint sein, die darin liegen kann, Hilflose zu töten. Dann wäre Heroismus ein unfreiwilliges Einverständnis unmenschlichen Handelns.

Man fragt sich, warum »geistig Tote«, die doch nicht leiden, beseitigen? Aus ärztlicher Ethik? Ein Arzt, der Kranke – zumal ohne Leidensmotiv – tötet, überschreitet Ziel und Sinn der Therapie. Hoche und Binding [1] nannten auch ökonomische Gründe. Ist aber ein Arzt, ein Jurist kompetent, wirtschaftliche oder finanzielle Aufwendungen als »schwere Belastung« des Staates festzustellen? »Getragen von dem professoralen oder nationalen Hochmut jener Zeiten« (Jaspers), bildete sich die »höhere Sittlichkeit« einmal aus Intoleranz gegen Pfleglinge, dann (s. S. 134) aus falsch verstandenem Patriotismus.

■ Rassenmythos im NS-Staat

Der Nationalsozialismus übernahm den Ideengehalt des Gesellschafts-Darwinismus ohne eigene Not. Er brachte krankenfeindliche Impulse aus der Jahrhundertwende in entschlossener Sprache auf die Straße, um sie zu gegebener Zeit in verstellter Sprache zu realisieren. In den zwanziger Jahren, in Reden und in seinem Buch, bekannte sich Hitler offenherzig zur Selektion, d. h. »zur unbarmherzigen Absonderung einmal unheilbar Kranker«, zur Ausmerzung der »Schwächeren« und »Schlechteren« zugunsten der »Stärkeren« und »Besseren«. Das sind Töne, die man seit langem kannte, nun ins Drohende gesteigert. Demnach erlischt mit Verfall der Kampfkraft, also auch mit dem Lebensalter, das Recht zu leben.

>> Wenn die Kraft zum Kampf um die eigene Gesundheit nicht mehr vorhanden ist, dann endet das Recht zum Leben auf dieser Welt des Kampfes. << (Hitler, »Mein Kampf«)

Ins Riesige ging Hitlers Geburten- und Ausmerzbilanz, als wäre er ein Tierzüchter mit legendären Herden.

>> Würde Deutschland jährlich eine Million Kinder bekommen, und 700–800 000 der Schwächsten beseitigen, dann würde am Ende das Ergebnis vielleicht sogar eine Kräftesteigerung sein. << (Nürnberger Parteitag 1929, zit. Fest [6])

Andererseits war von Sterilisation die Rede, dies nicht in finsterer, nein in schwärmerischer Weise.

>> Die Forderung, daß defekten Menschen die Zeugung anderer ebenso defekter Nachkommen unmöglich gemacht wird, ist eine Forderung klarster Vernunft und bedeutet in ihrer planmäßigen Durchführung die humanste Tat der Menschheit. << (»Mein Kampf«)

Die Sterilisation (nicht Kastration) scheute das Licht nicht. Sie wurde 1933 im Gesetzblatt verkündet und damit Gesetz. Aufs ganze gesehen, war sie ein Behelf, ein Friedensprovisorium mit dem Ziel, zuerst einmal kranken Nachwuchs zu stoppen.

Des Aufsehens wegen wurde die Krankentötung (Selektion) auf den Kriegsfall vertagt, wie Hitler 1935 in einer Unterhaltung mit dem Reichsärzteführer, damals Dr. Wagner, vorausgesagt hatte.

>> Daß, wenn ein Krieg sein soll, er diese Euthanasiefrage aufgreifen und durchführen werde, .. daß ein solches Problem im Kriege zunächst glatter und leichter durchzuführen ist, daß offenbare Widerstände, die von kirchlicher Seite zu erwarten waren, in dem allgemeinen Kriegsgeschehen nicht diese Rolle spielen würden wie sonst .. << (Dr. Karl Brandt, s. Mitscherlich u. Mielke [15])

Bis nach Eglfing-Haar drang das Gerücht, ein Euthanasiegesetz werde kommen (s. u.). Das Warten auf den Krieg als Gelegenheit gar zu Abrechnungen mag eine Ansichtskarte illustrieren, eine versteckte Warnung, die ich am 16.4.34 erhielt, mit Hitler in Verfolgerpose (Oberkörper geduckt, Augen zugekniffen, rechte Hand krallenartig vorgestreckt) sowie mit der gedruckten Unterschrift:

» Wenn an der Front die Besten fallen, werde ich das Ungeziefer aus seinen Schlupfwinkeln holen und die verräterischen Burschen an den höchsten Galgen hängen. **«** (So etwa war der Wortlaut. Eine ähnliche Äußerung in »Mein Kampf«)

Nach alldem sollte der Eroberungskrieg als Tarnkappe im Innern dienen, um Anstaltspfleglinge als Rassenübel und Juden als Rassenfeinde unauffällig beseitigen zu können. Schon nach dem ersten Weltkrieg hatte Binding [1] den »grellen Mißklang zwischen Opferung des teuersten Gutes der Menschheit .. und der größten Pflege nicht nur absolut wertloser, sondern negativ zu wertender Existenzen« grimmig beklagt. In der NS-Motivation ging die Abneigung gegen Defektkranke tief ins Irrationale. Eines war, wie es scheint, das Ärgernis, im eigenen Lande Idioten zu begegnen, was den Stolz des Herrenmenschen kränkte, besonders wenn hypochondrische Ängste im Hintergrund lauerten. Ein anderes war das primitive Zeremoniell, den Verlust gesunden Blutes an der Front durch Opferung kranken Blutes daheim ausgleichen zu wollen. Doch nicht die Beseitigung tabubehafteter Gruppen konnte hier helfen. Helfen können hätte allein die Verhinderung des Krieges.

Somit war die Selektion rational eine auf den Krieg angewiesene Maßnahme, irrational eine Art Blutreinigungskult, beides unabhängig von der Zulänglichkeit oder Unzulänglichkeit des Erbgesundheitsgesetzes. Töten im Kampf ums Dasein stand primär im Gesichtsfeld der NS-Darwinisten.

Im Krieg verstummten Offenheiten und Drohungen. Keine Rede von einem Euthanasiegesetz. Im Gegenteil: Heimlichkeit, Verschwiegenheit, Verstellung, Schönfärberei, ein ausgeklügeltes Lügensystem erlaubten eine ziemlich reibungslose Durchführung des mörderischen Programms. Dazu einige persönliche Beiträge:
Zitat aus einem Brief eines Psychiaters:
»Wohl im Jahre 1938 sollte ich mich .. um den Direktorposten der Heilanstalt .. bewerben, habe es aber aus einer unbestimmten Angst nicht getan. Im Krieg habe ich dann etwas fast Komisches erlebt: Als ich meinem Vorgesetzten von entsprechenden Nachrichten aus meiner Heimat berichtete, hat er bei mir ‚induziertes Irresein‘ vermutet. Dabei war er bei der zivilen SS gewesen ..«
4. Ich selbst hatte während des Krieges einen Oberarzt der Anstalt Eglfing-Haar, der für München zuständigen Aufnahmeanstalt, zweimal zu verschiedenen Zeiten gefragt, ob an Gerüchten über Verschwinden von Kranken etwas Wahres sei. Beide Male war ihm angeblich nichts bekannt.
5. Ein Medizinalpraktikant der Psychiatrischen Klinik München-Schwabing, NS-Aktivist, bei Kriegsbeginn eingezogen, bzw. nach Polen abkommandiert, berichtete bei seinem Neujahrsurlaub 1939/40 sichtlich befangen: In der Warschauer Gegend habe man Anstaltskranken die Matratzen weggenommen und zwei Anstaltsärzte, auf deren Schreibtisch ein Buch Kurt Schneiders, unseres Chefs lag, ohne Erklärung abgeholt. Dieser junge Arzt, ein eifriger Pg., wich also, mit Unmenschlichkeiten konfrontiert, erschüttert zurück.

Die Begriffe *Gnadentod* und *Euthanasie* waren euphemistische Schlagwörter. Laut Führerdekret wurden Reichsleiter Bouhler und Dr. med. Karl Brandt

» unter Verantwortung beauftragt, die Befugnisse namentlich zu bestimmender Ärzte so zu erweitern, daß nach menschlichem Ermessen unheilbar Kranken bei kritischster Beurteilung ihres Krankheitszustandes der Gnadentod gewährt werden kann. «

Demnach sollte Kranken ihres Zustandes wegen der Tod gewährt werden, eine Geste scheinbar aus Barmherzigkeit. In Hitlers Umgebung hatte man seltsam unrealistische Vorstellungen von Geisteskranken:

» Das Leben des Geisteskranken hat für diesen selbst und seine Umgebung und für seine Angehörigen jeden Zweck verloren und bedeutet nur noch Qual und Leid. « (Viktor Brack, Kanzlei des Führers, zit. Alice Platen-Hallermund [17], Nürnberger Ärzteprozeß)

Eine qual- und leidvolle Zwecklosigkeit, vorgegeben, um die Vernichtung als Wohltat zu rechtfertigen. Nur ein psychiatrisch Unerfahrener oder ein Angeklagter in Beweisnot kann davon ausgehen, daß die Masse der Geisteskranken und -schwachen unter ihrem Zustand unsagbar leidet. Wann gibt es Patienten, die vor Qual nicht leben und nicht sterben können? Zustände von Schmerz, Unruhe, Verzweiflung lassen sich medikamentös und ärztlich behandeln. Hitlers landesväterliche Gnadentodattitüde war ein Aushängeschild, um im Schutz barmherziger Motive die Reinheit der Rasse mit mörderischer Gewalt zu erzwingen (s.u.).

Die Datumsmanipulation beim Gnadentoddekret, das nach Überwältigung Polens auf den 1. September, den Tag des Kriegsbeginns, zurückdatiert wurde, weist ihrerseits auf jenen symbolischen Zusammenhang zwischen Verlusten an der Front und Pfleglingsselektion. Der 1. September wird zur Nahtstelle im Kampf gegen äußere Feinde und gegen Unangepaßte im Innern.

Euthanasie, dies griechische Wort, das sanften Tod bezeichnet, auf deutsch Sterbehilfe, ist die wahrhaft humane, ärztliche Aufgabe, Sterbenden das Sterben zu erleichtern (s.u.). Doch waren Moribunde für NS-Belange uninteressant. Wer schickt schon Sterbende auf den langen Weg in die Gaskammern. Trotzdem hat das wohlklingende Wort Euthanasie eine solche Faszination, daß selbst die Vorstellung vom Gnadentod, der Qual voraussetzt, nicht konkurrieren kann. Das Wunderwort wurde zum euphemistischen Begriff für die gesamte NS-Selektion.

In Wahrheit erlitten die Kranken – heimlich, gar bei Nacht, ohne jedes Lebewohl aus ihrem Anstaltsmilieu gerissen, nackt in die Gaskammern gepfercht – einen »Tod ohne Gnade« (Dietrich Strothmann [25]), s. die ratlosen Anfragen der Angehörigen (»Selektion in der Heilanstalt«) [22].

Die Vernichtung von *Neugeborenen, Kleinkindern* mit »erb- und anlagebedingten schweren Leiden« begann scheinbar mit dem Antrag eines Vaters (Knauer), sein Kind, »das blind geboren war, idiotisch schien und dem außerdem ein Bein und ein Teil eines Armes fehlte« (*Mitscherlich und Mielke* [15]), zu töten. Dieses Gesuch, genehmigt durch Hitler persönlich, nachdem sein Leibarzt Dr. Brandt sich vermutlich im Frühjahr 39 in der Leipziger Universitätsklinik (Prof. Catel) von dem Befund überzeugt hatte, war weder Anfang noch Grund der Kindervernichtung. Es war ein Einzelfall, selbst wenn ein oder das andere Gesuch bald darauf gefolgt sein sollte. Die systematische Tötung sowohl von Erwachsenen wie von Kindern blieb dem nahen Krieg mit seinen Tarnungschancen vorbehalten (s.o. Gespräch mit dem Reichsärzteführer 1935).

Gleichwohl brachte der Fall Knauer Bewegung in die bis dahin schleppende, unklare Anzeigepflicht. Bei Meldungen, die sich aus Ausführungen zum Gesetz zur Verhütung erbkranken Nachwuchses ergaben (5. Dezember 1933 RGBl I 1021), blieb zweifelhaft, ob Mißbildungen oder sonstige Anomalien erblich seien. Vollends diffus verloren sich Vorschriften der Reichsärzteordnung, Angaben zu beschaffen, »die für die Pflege der Gesundheit, des Erbguts und der Rasse des deutschen Volkes von Bedeutung sind« (13. Dezember 35). Konkret dagegen war die diagnostisch detaillierte Meldeverordnung für »mißgestaltete usw. Neugeborene«, bald auf Kleinkinder ausgedehnt, vom 18.8.39 (Idiotie sowie Mongolismus, Mikrocephalie, Hydrocephalus, Lähmungen einschl. Littlescher Erkrankung). Doch auch dieser Vorkriegserlaß galt mehr der »Folgezeit« als der Gegenwart.

» Der Reichsausschuß wird in der Folgezeit an die Amtsärzte, in deren Bezirk das .. Kind wohnt, herantreten und ihnen mitteilen, in welcher Anstalt das Kind Aufnahme finden kann. « (RMdI, 18.8.39)

Ja, es verging fast ein Jahr, ehe am 1.7.40 (RMdI) in der Landesanstalt Görden die erste »Kinderfachabteilung« (»Jugend-Psychiatrische Fachabteilung«) eröffnet wurde. Das war der Beginn der organisierten, systematischen Kindertötung.

Die Schwierigkeit der Erfassung kam daher, daß viele dieser Kinder daheim bei den Eltern untergebracht waren. Ihnen mußte – im Gegensatz zum Verfahren bei Anstaltsinsassen – der Ort der »Behandlung« mitgeteilt und auch der Zweck erklärt, d.h. attraktiv vorgetäuscht werden. Wie schwer es war, für neue Kinderabteilungen im geschlossenen Anstaltsgewand Vertrauen zu gewinnen, enthüllen die gleißnerischen, am Ende erpresserischen Reklamen des Reichsinnenministeriums, dreimal im Lauf von drei Jahren.

» Es ist beabsichtigt, .. mit allen Mitteln der ärztlichen Wissenschaft eine Behandlung der Kinder durchzuführen, um sie davor zu bewahren, dauerndem Siechtum zu verfallen (18.8.39).

.. Eltern wird hierbei zu eröffnen sein, daß durch die Behandlung .. eine Möglichkeit bestehen kann, auch in Fällen, die bisher als hoffnungslos gelten mußten, gewisse Heilerfolge zu erzielen (1.7.40).

Den Eltern muß gesagt werden, daß durch eine rechtzeitige Anstaltsunterbringung ihnen und dem Kind am besten gedient sei, daß bei Verweigerung der Anstaltsunterbringung geprüft werden müsse, ob nicht .. eine Überschreitung des Sorgerechts zu erblicken ist. « (20. Sept. 1941)

Heilaussichten, letzte wissenschaftliche Erkenntnisse, alles war Schwindel. Das Wort »Behandlung« war Deckwort für Töten. Sobald die »Ermächtigung« zur »Behandlung« eintraf, wurde nach einem ausgeklügelten Verteilerplan mit wiederholten kleinen Luminaleinläufen zunehmend Schläfrigkeit erzeugt, so daß am Ende auf dem Leichenschein die Diagnose Lungenentzündung (Bronchopneumonie) ihre Richtigkeit hatte. Wer fragte schon nach einer chemischen Untersuchung. 322 Kinder wurden in Eglfing-Haar getötet. »Nur wenige starben eines natürlichen Todes« (Dr. Eidam). Etabliert war diese Fachstation in Eglfing-Haar nicht anders als eine normale Krankenstation mit Kinderbetten. Irgendwo stand ein primitives Röntgengerät. Zwischen flehenden Müttern und dem ideologisch verschanzten Direktor entwickelte sich ein Briefwechsel voller Abgründe [22].

Es gab auch *NS-Anverwandte*, die den rassistischen Charakter der Ausrottung erkannten und auszunutzen verstanden. In Eglfing-Haar forderte ein Halbdutzend Eltern, speziell Väter den Tod ihrer verunstalteten oder psychisch defekten Kinder. Ein Vater bat den Direktor, »Euthanasie anzuwenden«, weil er es für seine »größte Pflicht« halte, seinen »Stammbaum in Reine aufrechtzuerhalten«. Bestärkt durch seine Führerrede, wandte er sich an den Ortsgruppenleiter und den Gauleiter. Ein anderer Vater hatte sich zu dem »Standpunkt durchgerungen, daß nur das Lebensfähige zum Leben berechtigt ist«. Wieder einer fragte auch im Namen seiner Frau, ob es »nicht vielleicht am besten wäre, ein solches Kind aus dem Volkskörper auszuscheiden, da das, glaub ich, auch im Sinn des Staates liegt«. Damit daß ein Vater sich als »ärmster Geschäftsmann« ausgab, der »größtmögliche Hilfe« brauche, verriet sich materielles Interesse als persönliche Triebfeder. Was immer an Motiven zusammenkam, der rassistische Ungeist der Zeit hatte Schule gemacht, hier freilich bei wenigen.

Inhumane *Ausstrahlungen des Vollzugs* konnten schon beginnen, bevor die NS-Busse zumal in den kleineren Anstalten auch bei hellem Tag eintrafen. Sensibel aufhorchend, umherspähend, Schlimmes und Schlimmstes ahnend, reagierten vor allem Debile, mit Furcht und Zittern, Davonlaufen und Sich-verstecken. Sofern durchsickerte, was passieren werde, war die Angst da. Eine von der Selektion verschonte Mitpatientin aus der Landesfürsorgeanstalt Taufkirchen beschrieb die überstürzte Flucht, sobald ein verdächtiges Auto auftauchte.

» Wir haben immer so Angst gehabt. Wir haben bissel was gehört, daß die SS die Leute ins Auto geschmissen hat .. da sind wir durch den Wald, sind umeinand gelaufen. Dann sind wir in eine Sandgrube geflüchtet .. In den Scheunen haben wir uns ein paar Mal versteckt. Das Odelloch haben wir uns ausgesucht, da wär niemand runtergestiegen. Wir haben mindestens 3 Wochen nicht mehr schlafen können vor lauter Angst. «

Eine Schwester faßte zusammen:

» Wie die damals kommen sind, am Josephitag, da sind's ganz dick hinauf in die Sandgruben, was hat laufen können, 25, 30 schon. Geweint haben's, zittert haben's, sind kniet in der Sandgrube. Sobald jemand im Auto kam, haben sich's forchten. «

Eine andere Schwester hatte die Schrecken des Abtransports aus Taufkirchen leibhaftig in Erinnerung.

» Man war mit denen so verwachsen. Gweint haben sie halt. Die eine hat so gejammert, die hat recht geschrien .. Ich seh's heut noch, wie wir rumstanden um den Omnibus. Die einen haben geweint. Es war furchtbar. Theres, die hat's gespannt, daß was ist. Die hat soviel geschrien: lat mi da, lat mi da. «

»Herzzerreißendes« auch bei der Verschleppung aus Ursberg (Anstalt der St. Josephskongregation).

» Manche haben sich hingehängt an die Schwestern, die Schleier abgerissen. Das war furchtbar .. Wir haben ihnen Sakramente geben lassen. Es war fürchterlich, unbeschreiblich .. das war was Herzzerreißendes .. Der *gewalttätige Abschied* von der Anstalt, wo sie doch daheim waren. Der Albert B. ist in die Knie gesunken .. die meisten haben geweint. Der kleine 15-jährige St. hat von dem Moment an keinen Bissen mehr gegessen, war leichenblaß. Der hat kein Wort mehr gesprochen, einen nicht mehr angeschaut. **《** (Ursberger Schwester April 46)

Angesichts solcher Verschleppungsreaktionen darf man schließen, nicht »geistig Tote«, vielmehr Todgeweihte mit Gespür für das Unheimliche, Unsagbare lebten in Angst und versuchten zu entrinnen, – ein in der drohenden Situation normales Verhalten.

■ **NS-Rassenwahn**

Sobald ein Einzelner oder eine Gruppe sich mit dem abstrusen Ideengehalt des Mythos identifiziert und unkorrigierbar engagiert, wird daraus Wahn, sei es durch Fremd-, sei es in Autosuggestion. Beide Entstehungsweisen überschneiden sich, so daß hier mehr die Übertragung von außen, da mehr die innere Aneignung vorherrscht.

a. Hitlers autosuggestiver Wahn

Biographisch reicht Hitlers Kenntnis der Rassenideologie zurück bis in die Wiener »Lehr- und Leidensjahre« (1907–13). Er las »Broschüren« populär-wissenschaftlicher Art.

》 In den neunziger Jahren des 19. Jahrhunderts schossen .. die rassenhygienischen und sozialdarwinistischen Schriften wie Pilze aus dem Boden. **《** (Conrad-Martius [4])

In dem frustrierten jungen Mann, der Kunstmaler hatte werden wollen, ohne familiären Hintergrund, kontaktschwach sein Leben fristete, nährte sich die tröstliche Kompensation eines Weltbilds der Stärke, einer darwinistisch-chauvinistischen Weltanschauung, die, wie es heißt, »zum granitenen Fundament meines derzeitigen Handelns wurde« (»Mein Kampf«). Ganz graniten war dies Fundament anfangs wohl nicht. Im Anhören jüdisch-sozialdemokratischer Redner scheint sich ein Gefühl der Inferiorität eingeschlichen zu haben. »Man wußte nicht, was man mehr bestaunen sollte, ihre Zungenfertigkeit oder ihre Kunst der Lüge« (»Mein Kampf«). Im »Anschauungsunterricht der Wiener Straße«, sobald »Kaftanträger« auftauchten, bei deren Geruch ihm schon schlecht wurde (»Mein Kampf«), aber sonnte er sich im Dünkel seiner Rasse. Bestätigend wirkte die Ausstrahlung des antisemitischen Bürgermeisters Lueger (Girard).

Hitlers Judenhaß verschlimmerte sich durch Krankheitsfurcht. Er sinnierte über Syphilis, die »Volksseuche«, sowie über ein mysteriöses jüdisches Blutgift, ein jüdisches Virus. An solch ein Horrorgift zu glauben, verrät außer der Animosität die Anfälligkeit des Hypochonders. Furcht vor Krankheiten, namentlich Erbkrankheiten, ist der tiefere Grund für sein Rassenreinheitsideal.

》 Die schlimmsten Folgen dieser Massenverseuchung kann man auf der einen Seite in den Irrenanstalten finden, auf der andern Seite aber leider in unsern Kindern. **《**

》 Wer kann denn wissen, ob er nun gesund oder krank ist. **《**

An der Westfront im ersten Weltkrieg (1914–18) schien der Wiener Traum vom Aufstieg der germanischen Herrenrasse zeitweise wahr zu werden. Doch erst mit der Dolchstoßlegende nach der Niederlage bildete und steigerte sich ein trotziges Nun-erst-recht der Revanchegefühle. »Hinter Gittern« in Landsberg, wo er nach dem mißlungenen Münchner Putschversuch (1923) einsaß und wie ein Star, getragen von Erwartungen seiner Anhänger, sein Buch schrieb, überkam ihn als lebend Davongekommenen die Gewißheit, von der Vorsehung verschont und berufen zu sein, – Hitlers Jordanerlebnis, wie Eitner [5] schreibt. Anders als Mose, der das verheißene Land nicht betrat, ging er über den Jordan und säte Tod und Verderben. Nationalismus mit Eroberungsinstinkten und Rassismus mit Juden- und Krankenhaß verbanden sich mehr und mehr zu einem sein Volk und sein Ich glorifizierenden Größenwahn, einem aus Zeit und Schicksal emotional gewachsenen Wahn.

Im Vergleich zum Wahn sind *Überzeugungen* zumal wissenschaftlicher Art *korrigierbar*, wenigstens im Prinzip. Während Gobineau die Möglichkeit eines Irrtums in seinen Voraussetzungen einräumte, so daß »die gesamte, in diesen Blättern auseinandergesetzte Theorie falsch« sein könnte, verrannte sich Hitler immer tiefer in seinen Wahn. Für ihn war Nationalsozialismus:

» nicht nur eine politische Bewegung, er ist mehr noch als Religion; er ist der Wille zur neuen Menschenschöpfung. « (Rauschning [19])

Das Wort »mehr noch als Religion« zielt über den Glauben hinaus auf das Machbare. Nicht bloß durch NS-Ideologie, auch durch Züchtung sollte die Rasse erneuert werden (Aus »Mitgartbund« wurde »Lebensborn«).

Noch 1945 im Berliner Bunker, als die Stadt unter russischem Artilleriefeuer lag, stellte Hitler in seinem Testament die höhere Wirklichkeit seines Rassenwahns über die Niederlage.

» ... verpflichte ich die Führung der Nation. .. zur peinlichen Einhaltung der Rassengesetze und zum unbarmherzigen Widerstand gegen den Weltvergifter aller Völker, das internationale Judentum. «

Final hat man von diesem Testament den Eindruck, die Niederlage sollte durch Flucht in die Nachwelt heruntergespielt werden. Biographisch zeigt sich der Schlußpunkt einer Entwicklung vom vage schwankenden Ariermythos bis zum egozentrisch fixierten Rassenwahn, der selbst im totalen Zusammenbruch und in tödlicher Bedrängnis nicht aufgibt.

b. der propagandistisch induzierte Wahn

Unter Hitlers Reden brausten Stürme der Massensuggestion, etwa am 30. Januar 39 im Reichstag, als er für den Fall eines neuen Weltkrieges die »Vernichtung der jüdischen Rasse in Europa« voraussagte (s. Krausnick [10]), daraufhin tosender Beifall (ARD Januar 83, »Europa unterm Hakenkreuz«). In Resonanz von zündender Rede und Entflammbarkeit passierte es, daß die verhetzte Menge, sofern eine Entscheidung sich hinzögerte, ihrerseits ihn aufzustacheln suchte. Laut im Chor hörte man das Mahnwort: »Führer befiehl, wir folgen dir!« oder leise den Tadel: »Führer, das ist Schwäche«, als der Befehl zum Einmarsch in ein Nachbarland auszubleiben schien. So warf die Stimme der Mitgerissenen ihre Führervernarrtheit kriegstreiberisch in die Waagschale.

Funken aus dem Trommelfeuer der gesamten Propaganda konnten suggestiv überspringen und hier und da sich als Wahn niederschlagen. Ein Beispiel solcher Wahnansteckung ist der Direktor der Anstalt Eglfing-Haar. Er sagte im August 1937 Probleme der »Irrenanstalten« voraus, – für einen Psychiater ein erstaunlich abwertendes Wort:

» Ich weiß, daß diese Zusammenarbeit imstande sein wird, auch schwere Probleme der Irrenanstalten, die in nächster Zeit gelöst werden müssen, so zu meistern, daß wir vor dem Führer und vor unserem Gewissen bestehen können. «

Unter seiner Regie wurden erbbiologische Kurse ab 1938 zu rassen-biologischen Schulungs-kursen erweitert: zusammen 192 Kurse mit 21 142 Teilnehmern aus Partei, Parteigliederungen und Behörden. Im Crescendo zur alten Zeit, als Anstaltskranke zur Besichtigung freigege-ben wurden, dienten die NS-Demonstrationen der Horror-Propaganda. Wenn eifrige Hörer den Direktor fragten, warum man solche Kranke überhaupt noch ernähre, war der Zweck der Schulung erreicht. Doch hatten die Vorführungen auch unbeabsichtigte Wirkungen.

» Nimmer vergessen«, konnte Lehrer Lohner, »wie der Direktor in der fleischigen Hand das wimmernde Gerippe, umgeben von den andern verhungernden Kindern«, mit Kennermiene seine »einfache und natürliche« Methode, »allmähliche Verringerung der Rationen, demonstrierte. « (Mitscherlich u. Mielke [15])

Eine Kursteilnehmerin, frühere Hilfsschullehrerin, schrieb mir:

» Er zeigte einige ausgemergelte Geschöpfchen und sprach von ihnen so voll Haß, als wären sie seine persönlichen Feinde. «

Der Eindruck der Lehrerin trügt nicht. Jene hilflosen »Geschöpfchen« hielt der Kursleiter wahrhaftig für Volksschädlinge, die er haßte und auszumerzen trachtete.

Persönlich überwachte der Direktor die »Kinderfachstation«, gab auch selber Todessprit-zen. Am 8. April 45 wurden zwei Flüchtlingskinder aus Schlesien, Ruth und Maria, eingeliefert. Bei ihnen fiel der Kampfhandlungen wegen jede Meldung weg. Das eine Mädchen starb am 30. April, das andere am 1. Mai 45. Beide waren auf der langen Flucht vor den Russen behü-tet worden. Bei diesen Kindern war der Direktor Ankläger, Richter und Vollstrecker in einer Person. Mit solchem Weitertöten, als die US-Armee vor München stand, und sein Führer die Selbstmordbilanz zog, fällt jeder Verdacht weg, er habe aus Übereifer gehandelt, etwa um sich zu profilieren. Ohne Zweifel brachte dieser alte Kämpfer seiner wahnhaften Mission die letzt-möglichen Opfer. Wieviel induzierte, wahnhaft-besessene, wieviel kleine Hitler mag es gege-ben haben?

Bei der Einfühlbarkeit dieses zeitgeborenen, persönlichkeitsgewachsenen Wahns sind auch hohe Grade zelotischen Eiferns nicht gleichbedeutend mit strafrechtlicher Zurechnungsunfä-higkeit. Hitler selber war nachweislich imstande, zu lavieren, abzuwarten und, wie angedeutet, seine Vernichtungspläne Zeit und Umständen anzupassen.

■ **Aus der Selektion lernen?**

Mit dem Nationalsozialismus sind die Krankentötungen vorbei. Sind sie endgültig vorbei? Si-cher, es droht keine Wiederholung im alten Geist und Stil. Doch beruhigt man sich zu leicht mit Hinweis auf die NS-Kriminalität. Was damals geschah, war verbrecherisch. Was heute an-steht, wird gesetzlich geregelt. Diese Argumentation verkennt die Gefahr, wie Beschluß und Durchführung existentiell tangierender Aufgaben eigengesetzlich eskalieren können. Nicht vereinbar mit der Voraussetzung »kritischster Beurteilung« (S. 340) war bereits die Hektik der Erfassung. In sechs Wochen mußten massenhaft Meldebogen zumal von kleineren, meist karitativen Anstalten ausgefüllt sein. Ärztliche Untersuchungen an Hand der Bogen wurden fix abgewickelt.

»Er hat bei einem Teil sich gleich ein Kreuz gemacht .. So bei einem kleinen Teil .. erklärte er, den möcht ich dann nachher sehen. Er hat denn so ein paar Fragen gestellt. Das war ganz kurz geschehen, längstens zwei Minuten bei einem gebraucht. « (Bericht einer Schwester in Ursberg. Frühjahr 46)

» Er hatte die Meldebogen bei sich, ließ die Leute rufen. Das ging schnell .. da haben viele ihr Kreuz bekommen. « (Paulus Stift, Neuötting)

» Eine Grippekranke, die hat nicht gleich Antwort geben können, weil sie in dem Moment nicht reden konnte, hat er gesagt, die kommt mit « (Taufkirchen bei Erding)

Auch der Austausch der Papiere unter den Obergutachtern ging rapid. Einer schickte dem andern Fotokopien oft 3, 4 Stapel zu je 25 Blatt. Die Durchsicht war in einigen Stunden geschafft (Mitteilung der Sekretärin des Direktors). Untersuchung und Begutachtung, dürftig schon den Fragen nach, verliefen flüchtig, oft ohne Ansehen der Person.

Diagnose, Zustand »Art der Beschäftigung«, von der Person des Kranken zu schweigen, wurden lässig oder voreingenommen vermerkt. Nach meiner Statistik 1945/46, gestützt auf Schilderungen von Pflegern und Pflegerinnen, die ihre Patienten damals noch gut in Erinnerung hatten, nach dieser Statistik waren etwa ein Drittel der aus Eglfing abtransportierten Pfleglinge, darunter viele aus karitativen Häusern, körperlich gesund, auch psychisch wenig alteriert bis auf *leichten Schwachsinn*, der sich von der physiologischen Dummheit kaum abgrenzen läßt. Ins Anstaltsmilieu eingegliedert, freuten sie sich ihres bescheidenen Daseins, waren in der Regel gut lenkbar und mehr oder weniger fähig, unter Anleitung zu arbeiten. Nach einer Apologie der Ursberger Anstaltsärztin Dr. Gerstering spiegelt eine dürftige Arbeitsleistung mehr das schlechte therapeutische Niveau der Betreuer als den Status der Betreuten. Die Bilanz an debilen Pfleglingen, die vergast wurden, erreicht die unfaßliche Zahl von 721 Personen allein in Eglfing-Haar (mit Zubringeranstalten).

Mit Wohlbefinden so vieler Pfleglinge ist der Legendenbildung vorgebeugt, man habe Kranke um ihrer selbst willen erlöst. Die Selektion hatte sich verselbständigt, lief im Wettstreit ärztlicher und nicht-ärztlicher Bevollmächtigter auf Hochtouren. Im Nürnberger Ärzteprozeß wurde bezeugt, daß Reichsleiter Bouhler »bezüglich der Person Bormanns von allem Anfang an Mißbrauch befürchtete« (Mitscherlich und Mielke [5]), und daß während eines Krieges »da und dort einzelne Gauleiter diese Frage aufgreifen würden und ohne Steuerung in ihrem Gau zur Durchführung bringen könnten« (Kaul, zit. Jan Menges [13]). Diese Furcht war, wie man weiß, begründet. Seltsam, warum Hitler sich die Zügel aus der Hand nehmen ließ. Wahrscheinlich hatte er, unterschriftsscheu auch sonst, schon bei der Formulierung des Dekrets sich Beschränkungen auferlegt, um eines Tages als väterlicher Volksführer erklären zu können, nur das habe er gewollt, was zum Besten der Schwerstkranken war.

Der Trend zu Massentötungen über die Markierung im Dekret hinweg hatte *Ausnahmen*, d.h. er erlahmte im Fall von *Altersgeistesschwachen* und kriegsversehrten Hirntraumatikern. Daß Menschen mit Verdiensten um die Familie oder gar ums Vaterland getötet werden sollten, schuf Unbehagen auf Seiten der Eingeweihten selber. Auf eine Anfrage der St. Josephskongregation Ursberg (30. November 39) gab das Reichsinnenministerium am 19. Dezember 39 eine wenig hilfreiche Antwort:

» Die Frage, ob auch solche Personen zu melden sind, die sich wegen Altersversorgung .. in Anstaltspflege befinden, kann nicht allgemein beantwortet werden. Ausschlaggebend ist hierbei immer der Geisteszustand der einzelnen Personen. In Zweifelsfällen bitte ich, auf dem Blatt die Leistungsfähigkeit genau zu schildern. «

Eilfertig wurde »eine große Anzahl körperlich und geistig Siecher erfaßt, bei denen dieses Siechtum eine Folge ihres fortgeschrittenen Alters ist« (15. Januar 1940). Das Ergebnis überrascht. Die Schonung wurde offensichtlich. Aus Eglfing-Haar wurden nur 8, aus der Anstalt Gabersee nur 7 Altersgeistesschwache beseitigt, d.h. 1,1 % der Opfer. Während im Merkblatt des Meldebogens I »senile Erkrankungen« ohne Kommentar genannt wurden, kam es später zu Erklärungen, wenn nicht zum Wegfall der Rubrik. Eine Anweisung vom 10.3.1941 forderte »größte Zurückhaltung bei Senilen«. Ähnlich ataktisch verlief die Erfassung kriegsversehrter Hirntraumatiker. Auf dem Index für Kinder endlich standen »Lähmungen einschließlich Littlescher Erkrankung«, was ohne psychische Beeinträchtigung sehr bald nicht gelten sollte. Wie »Zurücknahme und Abänderung von Kriterien dokumentieren, herrschte eher Polypragmasie als System. Ein Programm, worin es um Leben und Tod Tausender von Menschen geht, wurde improvisiert« (aus »Selektion in der Heilanstalt« [22]).

Als im August 41 wegen Beunruhigung in der Bevölkerung sowie aus Transportgründen, weil der Überfall auf Rußland vorbereitet werden mußte, Verlegungen und Vergasungen von Kranken aufhörten, gab es gleichwohl keine Umkehr in der Gesinnung. Unbeeindruckt stellt man sich auf Tötung ausschließlich durch Medikamente um. Kinder wurden nach wie vor durch Luminaleinläufe »eingeschläfert«, von mir berichtet am 20. November 1945 im Bayerischen Rundfunk. Trotz der Einschränkungen fand sich auch in dieser *zweiten Vernichtungsphase* Gelegenheit, zu eskalieren. Ja man überbot in der »Kinderfachabteilung«, die dem angeberisch frisierten »Reichsausschluß zur wissenschaftlichen Erfassung von erb- und anlagebedingten schweren Leiden« unterstellt war, die ursprünglichen Richtlinien in vielfacher Weise:

1. diagnostisch: Außer den meldepflichtigen Leiden (s.o.) wurden »schwere Epilepsien und mittlere Schwachsinnszustände« erfaßt und »behandelt« (Stationsarzt Dr. Eidam).
2. therapeutisch: im Lauf der Zeit wurde bei Kindern, bei denen die »Ermächtigung« zur »Behandlung« nocht nicht erteilt war, jegliche Therapie, selbst Gymnastik untersagt (Stationsarzt Dr. Eidam).
3. durch Überschreiten der oberen Altersgrenze (3 Jahre); das nicht nur in Eglfing. Über die Hälfte der Kinder waren im schulpflichtigen Alter, ein Mädchen war 16. Nicht verirrt hatte sich ein Idiot über 30 und ein Kretin über 40, deren Leben anderswo nicht beendet werden konnte. In der »Kinderfachabteilung« fanden sie ihre Ruh, – mit oder ohne »Sonderermächtigung«.
4. durch Mißachtung des Verfahrensgangs: Gegen Kriegsende legte der Anstaltsleiter sich die Befugnis zu, nach eigenem Ermessen zu entscheiden und zu töten (s.u.).

Auch in andern »Kinderfachabteilungen« wurden, wie angedeutet, die Tötungskriterien erweitert, gewiß auf Weisung von oben; nur fragt es sich, wieweit die Basis mit ihrer Erfahrung (s.u.) den Anstoß gab. Rivalitäten unter den Beauftragten konnten die Zahl der Opfer weiter in die Höhe treiben. Prof. Catel, ein renommierter Obergutachter, wollte die Selektion auf großhirnlose, »geistig tote« Kleinkinder beschränken, mußte aber feststellen, wie Fabian von Schlabrendorff [21], sein Verteidiger hervorhebt, »daß die Nazis sich überhaupt nicht um die Gutachten kümmerten«. Die Lawine vergrößerte sich und drohte, ihre Väter zu überrollen.

Im Lauf der Zeit wurde auch das Selbstzahlertabu durchlöchert:

» Selbstzahler konnten zuerst bleiben .. Wir haben bei jeder Verpflegung immer wieder einige, zehn bis zwanzig, fest zu unseren Lasten genommen; oder wo wir wußten, daß Angehörigen einen kleinen Teil beitragen konnten. « (Ursberg)

Demnach konnte man anfangs in kleineren Anstalten Kranke loskaufen, dafür zahlen, damit sie leben dürfen. So sozialistisch war der Nationalsozialismus.

Im »Übermut der Ämter« ersann man eine neue, bestens tarnbare Tötungsmethode. Nach Beratung mit den Anstaltsdirektoren (s.o.) heißt es in einem Rundschreiben des Bayerischen Innenministeriums (30. Oktober 1942) scheinbar besorgt, es lasse »sich nicht länger verantworten, daß sämtliche Insassen der Heil- und Pflegeanstalten die gleiche Verpflegung erhalten«. An sich ist nichts dagegen einzuwenden, daß man arbeitenden Pfleglingen reichlicher Kost gibt als Bettlägerigen. Doch bestand im November 1942 keine Veranlassung, ministeriell-reglementierend in die Anstaltsküchen einzugreifen. Erst zwei Jahre später verfügte das Reichsernährungsministerium eine Herabsetzung der kalorienreichen Krankenkost auf das Niveau des Normalverbrauchers. Daraus folgt, das Bayerische Innenministerium war »zu Lasten« der nutzlosen Esser vorgeprescht, d.h. in der Sprache des Direktors: »Wir geben ihnen kein Fett, dann gehen sie von selber«. Ausgesuchte Kranke, darunter auch tuberkulöse, wurden in sog. *Hungerhäuser* verlegt, ein Wort, das den Zweck unmißverständlich kennzeichnet. An direkten und indirekten Folgen der Aushungerung starben in den beiden (zeitweise drei) Häusern innerhalb von 2½ Jahren 444 Patienten. Nach dem Krieg fand man in den meist lautlosen Sälen ausgemergelte, todmatte Elendsgeschöpfe. Trotz aller Kachexie hatten ihre Selbstschilderungen eine unerfindbare, unvergeßliche Aussagekraft (s. »Selektion in der Heilanstalt 1939–1945« [22]).

Nach all den Beispielen schnellte die Eskalation auch in der zweiten, ausschließlich medikamentösen Vernichtungsphase über das im Hitler-Dekret festgelegte Maß hinaus. Der inneren Haltung nach entsprang dies Weitermachen aus Widerspruch und Trotz, aus dem Versuch, einmal Angefangenes zu Ende zu bringen, nachzuholen, was nachzuholen möglich war.

Nach dem *Muster* der rassistischen Selektion, doch über ihr Auswahlprinzip und über ihre Vernichtungsmethoden hinweg wurden bald nach Kriegsbeginn polnische Anstaltsinsassen liquidiert (s.S. 134, 3. Zitat). Faktisch ging es um Konfiszierung von Raum, psychologisch um Gleichschaltungsnihilismus: wozu sollen polnische Geistesschwache leben, wenn deutsche sterben müssen. Ob 1941 das Personal der NS-Selektion, soweit für die Vergasung von Juden übernommen, sich als altgedient und rigoros hervortat und seinerseits die Schrecken vergrößerte? Dagegen waren Sterilisationspläne und Sterilisierungen im Osten, bzw. in Konzentrationslagern sowohl methodisch wie in der Zielsetzung weit entfernt vom Gesetz zur Verhütung erbkranken Nachwuchses. Man erwog eine »unbemerkte Sterilisierung als eine wirkungsvolle Waffe« zumal gegen Kriegsgefangene (Dr. Pokorny an Himmler, zit. Mitscherlich und Mielke [15]), – eine Waffe, die den fremden Volkskörper dezimieren, doch die Arbeitsfähigkeit der Betroffenen bewahren sollte. Solche und andere medizinische Experimente an Menschen sind weniger dem Rassismus als dem Chauvinismus zuzuschreiben (s.S. 130 Chamberlain über Genozid), wobei die hybride, inhumane Gesinnung hier wie da sich kaum unterscheidet.

Die Erklärung, wie *die Täter* durchzuhalten vermochten, liegt in Führerglaube, Verhetzung auf der einen, Gehorsam, Furcht vor des »Mächt'gen Druck« auf der andern Seite. Zwei Tätertypen profilierten sich. Der Direktor aktiv-rührig, erfüllt von der Vernichtungsmission, daneben der selbstunsichere, durchsetzungsschwache Stationsarzt. Nach der Niederlage erhängte er sich in amerikanischer Haft. Psychiatriegeschichtlich hält Ralf Seidel [23] die »Tradition der staatstragenden Funktion der Irrenpflege« für eine Voraussetzung ihrer NS-Radikalisierung. Kürzlich hat C. Scharfetter [20] eine Schrift über »Delegierte Destruktivität« vorgelegt, dabei auf Experimente über Grausamkeit und Gehorsam hingewiesen. Aus Gewöhnung wird Verrohung, auch ein Drang zum Weitermachen, wenn nicht Lust am Töten. Man erinnere sich an Schillers Wort im »Wallenstein«: »Das eben ist der Fluch der bösen Tat, daß sie fortzeugend immer Böses muß gebären«; so das makabre Sakrileg im Rückblick auf 10 000 Vergasungen in einer Hessischen Anstalt:

» .. zur Feier der 10 000sten Leiche wurde das ganze Personal in den Vorraum des Krematoriums befohlen, wo eine nackte Leiche mit Blumen geschmückt vor dem Verbrennungsofen aufgebahrt lag. Klein hielt eine kurze Ansprache .. ein anderer .. hatte sich eine Jacke umgekehrt angezogen und hielt im singenden Ton eine Leichenrede ... «
(Platen-Hallermund [17])

Hier treiben Henkersknechte »mit Entsetzen Scherz« (Schiller), als ob sie, verstrickt in Mord am laufenden Band, sich selbst zu bestätigen versuchen, – ein Zeichen, daß unmenschliches Tun auch den Täter nicht heil davonkommen läßt.

Einen humanen Kontrast zeigt der Widerstand eines, wie er angab, den Staat bejahenden Arztes (Dr. Hölzel), der, als er im Kinderhaus töten sollte, seinem Direktor schrieb:

» .. es ist ein andres, staatliche Maßnahmen mit voller Überzeugung zu bejahen, ein andres, sie *selbst* in letzter Konsequenz durchzuführen ... denn was mir die Arbeit im Kinderhaus so lieb gemacht hat, war ... inmitten unserer oft so fruchtlosen Arbeit, hier in vielen Fällen zu helfen und wenigstens zu bessern ... «

Das ist therapeutischer Idealismus zu helfen, wenn auch heilen aussichtlos erscheint, auch wenn es ideologisch verpönt ist.

Heute werden Bestrebungen, aktiv Sterbehilfe zu leisten oder Geistesschwache, -kranke zu erlösen, offen diskutiert. Zwar ist der Hackethal-Sturm im Blätterwald zur Zeit abgeflaut. Doch haben Lauter (München) und Meyer (Göttingen) [11] warnend auf Tötungsvorschläge von USA-Autoren hingewiesen. Demnach plädiert Ruth Russel (»Freedom to die«, 1975) dafür, defekte Kinder »auf Verlangen (request) der Eltern, senil Demente und chronisch Geisteskranke ... auf Verlangen ihres gesetzlichen Vormundes zu töten.« M. Kohl (»Beneficient Euthanasia« 1975) begründet die Tötung ohne Einwilligung von Schwerstbehinderten mit der Idee, daß niemand deswegen leiden solle, »weil er seine Zustimmung nicht geben kann.« Neuerdings will der Bundestagsabgeordnete Hans de With sich dafür einsetzen, daß die Diskussion über Sterbehilfe nicht am Parlament vorbeigehe (»Klarheit in der Frage der Sterbehilfe verlangt«; Notiz Cornelsen, Frankf. Rdsch. 19. Juli 84).

Auch unter demokratischen Verhältnissen entdeckt man in Erlösungsvorschlägen Eskalationsstufen etwa von der Tötung auf Verlangen bis zur Tötung ohne Einwilligung sowohl bei Schwerstkranken wie bei Sterbenden. Außerdem führen diagnostische Abgrenzungsschwierigkeiten leicht zu subjektiver Auslegung und damit je nach Engagement des Gutachters zur Überschreitung dessen, was im Entwurf eines Gesetzes vorgesehen ist analog dem Ausarten der NS-Selektion. Mit Einbeziehung »senil Dementer« in den Kreis der zu Erlösenden übertrifft Ruth Russel die NS-Praxis, wonach senil Geistesschwache mehr und mehr verschont wurden. Ob diese Selbstkorrektur erfahrener »Nazis« nicht zu denken gibt?

Erlangt einmal ein Antrag auf Tötung irgendeiner Patientengruppe Gesetzeskraft, bald folgt unter Berufung auf den Präzedenzfall ein Antrag für die nächste, angeblich nicht minder erlösungsbedürftige Gruppe und so fort. Dann wird der Tod zur ultima ratio des Arztes. In der doppelten Funktion sowohl des Heilens wie Vernichtens ruiniert der Arzt das Ansehen seines Standes:

» Was würde es für das Selbstverständnis des Arztes bedeuten, wenn nicht nur Heilen und Helfen, sondern auch (bewußtes) Töten zu seinem ‚Behandlungsauftrag' gehörte?. « (Joachim E. Meyer [14]

Haben wir die Todesstrafe abgeschafft, um hintenherum die Tötung als medikamentösen Eingriff zu legalisieren? Das wäre ein Bankrott ärztlichen Handelns und Verlust der Unbefangenheit des Kranken.

Gegen die Tendenz, Sterbenden durch Abkürzung des Lebens zu helfen, sollte die wahrhaft ärztliche Euthanasie, ihnen ihren Zustand zu erleichtern, intensiv ausgeschöpft werden. Damit der moribunde Patient sich nicht hilflos und aufgegeben fühlt, sollten, soweit das nicht ohnehin geschieht, je nach Zeitdauer häufig rezidivierende Arztbesuche, die Vertrauen und Zuversicht schaffen, zur Pflicht gemacht werden. Bei Beschwerden und Schmerzen braucht die Höchstdosis einer Arznei nicht unbedingt tabu zu sein, da sie weit unter der letalen Dosis zu liegen pflegt. Eine solche Kombination wiederholten Zuspruchs und medikamentös wohlbemessener Hilfe dürfte jenen radikalen Forderungen den Grund entziehen. Nicht Abkürzen, auch nicht Verlängern, Erleichtern ist das Ziel ärztlicher Sterbehilfe.

Literatur

1   Binding K, Hoche A (1920) Die Freigabe der Vernichtung lebensunwerten Lebens. Leipzig
2   Bolle F (1962) Darwinismus und Zeitgeist. Z Religions- u. Geistesgeschichte, Bd 14
3   Chamberlain HSt (1942) Grundlagen des 19. Jahrhunderts, 28. Aufl. Bruckmann, München
4   Conrad-Martius Hedwig (1955) Utopien der Menschenzüchtung. Der Sozialdarwinismus und seine Folgen. München
5   Eitner HJ (1981) Der Führer. Hitlers Persönlichkeit und Charakter. Langen Müller, München Wien
6   Fest J (1975) Hitler, Propyläen
7   Girard P, Poliakov L, Delacampagne CH (1984) Über den Rassismus. Klett-Cotta
8   Gobineau A (1907) Versuch über die Ungleichheit der Menschenrassen. 3. Aufl. Stuttgart
9   Jost A (1895) Das Recht auf den Tod. Göttingen
10 Krausnick H (1982) Judenverfolgung in »Anatomie des SS-Staates«. Bd 2 dtv Dokumente, 3. Aufl
11 Lauter H, Meyer JE (1982) Mercy killing without consent. Historial comments on a controversial issue. Acta Psychiatr Scand
12 Mann E (1922) Die Erlösung der Menschheit vom Elend. Weimar
13 Menges J (1977) »Euthanasie«. In Het Derde Rijk, Haarlem
14 Meyer JE (1978) Tötung ohne Einwilligung. ZRP, Heft 8
15 Mitscherlich A, Mielke F (1947) Das Diktat der Menschenverachtung. Lambert Schneider, Heidelberg
16 Nietzsche F (1973) Werke Bd 2, S. 939 ff (Götzendämmerung) Hansa, München
17 Platen-Hallermund Alice (1948) Die Tötung Geisteskranker in Deutschland. Frankfurt a.M.
18 Plötz A (1895) Grundlinien einer Rassenhygiene. Die Tüchtigkeit unsrer Rasse und der Schutz der Schwachen. S. Fischer, Berlin
19 Rauschning H (1940) Gespräche mit Hitler. Zürich New York
20 Scharfetter C (1984) Ein Anliegen der Menschheitserziehung: Delegierte Destruktivität. Schweiz Arch Neurol Neurochir Psychiatr Heft 2
21 Schlabrendorff v F (1979) Begegnungen in fünf Jahrzehnten. Wunderlich, Tübingen
22 Schmidt G (1983) Selektion in der Heilanstalt. Ev. Verlagswerk 1965. Neudruck Suhrkamp Taschenbuch
23 Seidel R (1983) Psychiatrie im Deutschen Faschismus. Psychiatrie-Verlag, Heft 4
24 Sternberger D (1974) Panorama oder Ansichten vom 19. Jahrhundert. Suhrkamp Taschenbuch
25 Strothmann D (1966) Tod ohne Gnade. Die Zeit 11

Nachruf

In memoriam Professor Dr. Gerhard Schmidt 1904-1991[9]

Am 05.04.1991 verstarb Professor Gerhard Schmidt, emeritierter ordentlicher Professor für Psychiatrie und Neurologie, erster Träger der Wilhelm-Griesinger-Medaille der Deutschen Gesellschaft für Psychiatrie und Nervenheilkunde, im Alter von 86 Jahren in seinem Haus in Pogeez am Ratzeburger See.

Professor Schmidt wurde am 22.11.04 in Nörenberg, Pommern, geboren. Seine Reifeprüfung legte er 1924 am Marienstiftsgymnasium in Stettin ab. Er studierte in Berlin, Würzburg und Düsseldorf zunächst ein Jahr Philosophie, dann 5 Jahre Medizin und bestand 1930 die ärztliche Prüfung; im selben Jahr beendete er seine medizinische Dissertation. Nach unterschiedlichen ärztlichen Tätigkeiten als Praktikant und Assistent an verschiedenen Kliniken in Kiel, Greifswald und Berlin war er 1937-1945 an der Deutschen Forschungsanstalt für Psychiatrie (Kaiser-Wilhelm-Institut) und der psychiatrischen Klinik des Städtischen Krankenhauses München-Schwabing unter Kurt Schneider tätig.

Gerhard Schmidt wurde Psychiater und Neurologe, in erster Linie aber doch Psychiater. Seine Ausbildung stand in der Tradition der Heidelberger phänomenologischen Psychiatrieschule, die Namen aufweist wie Karl Jaspers, Hans Gruhle und Kurt Schneider. Insbesondere Kurt Schneiders Lehre lebte in Gerhard Schmidt fort. Dieser ehemalige Chef aus seiner Münchner Zeit war sein eigentlicher psychiatrischer Lehrer. Wie Schneider neigte auch Schmidt dazu, alles Überflüssige fortzulassen, stringent und direkt zum Kern durchzudringen, auch wenn er sich dabei manchmal kompromißlos zeigte.

Nachdem er im Krieg als Assistent bei Schneider tätig gewesen war, leitete er 1945 und 1946 als nicht nationalsozialistisch Belasteter kommissarisch das psychiatrische Krankenhaus Haar, bei München, wo er die furchtbaren Folgen der Euthanasiemaßnahmen des vergangenen Regimes vorfand, das Grauen in den Hungerhäusern der Anstalt mit eigenen Augen sah. Er wich diesem Erleben nicht aus, sondern konfrontierte sich mit all dem Unfaßbaren, das geschehen war. Damals entstand sein Buch *Selektion in der Heilanstalt 1939-1945*. Dieses Buch, das von Karl Jaspers eingeleitet wurde, war nicht nur eine psychiatrische, sondern zugleich auch eine politische Veröffentlichung. Als Gerhard Schmidt 1986 in Bayreuth die Wilhelm-Griesinger-Medaille der Deutschen Gesellschaft für Psychiatrie und Nervenheilkunde entgegengenommen hatte, stellte er in seiner Dankrede das Schicksal seines Buches dar und berichtete, wie renommierte Fachkollegen die Veröffentlichung dieses Buches zu unterdrücken versuchten, so daß er jahrelang keinen Verleger fand und es erst 1965 erscheinen konnte. Nachdem in den 80er Jahren das öffentliche Interesse an den Fragen der Euthanasie geweckt war, wurde es 1983 als Taschenbuch bei Suhrkamp neu aufgelegt und ist inzwischen weit verbreitet. In dem Buch gab Gerhard Schmidt eine knappe, das wesentliche der verbrecherischen Aktionen darstellende Schilderung jener Ergebnisse; Fakten und Dokumente ohne jede Umschweife, doch von erschütternder Wirkung.

Die Tätigkeit in Haar blieb in seinem Leben allerdings eine kürzere Episode, denn bereits zum 1.1.1947 wurde Prof. Schmidt zum städtischen Chefarzt in Lübeck ernannt; 18 Jahre später, 1965, übernahm er den Lehrstuhl für Psychiatrie und Neurologie in der neuen Lübecker Medizinischen Fakultät.

In den Jahren nach dem Krieg hat Prof. Schmidt unter schwierigsten Bedingungen Psychiatrie und Neurologie in Lübeck vertreten. Die damaligen Verhältnisse kann man sich heute kaum noch vorstellen: ständiges Improvisieren bei bescheidenster Ausstattung in diagnostischer und therapeutischer Hinsicht, zeitliche Beanspruchung, die für die heutigen Mitarbei-

---

9   Horst Dilling. »Der Nervenarzt« (1992), Band 63, Seite 255-256.

ter undenkbar wäre, zeitweilige Tätigkeit ganz ohne Oberarzt nach Todesfall oder Wechsel. – Nach seiner Emeritierung am 31.03.73 hat Schmidt die Klinik noch bis September 1974 geleitet, bis sein Nachfolger, Prof. Gerd Huber, hier beginnen konnte.

Gerhard Schmidt war ein im besten Sinne des Wortes neugieriger Mensch, den die Patienten, ihre Konflikte und besonders ihre Symptome brennend interessierten. Er hat sehr patientennah gearbeitet, nicht nur als Therapeut und behandelnder Arzt, sondern auch als Gutachter. Dieser Bereich fesselte ihn auch wissenschaftlich ganz besonders. Immer aber stand für ihn über seinem Tun die Verpflichtung zu einem klaren ärztlichen Ethos mit festgefügten Vorstellungen, wie Psychiatrie aussehen muß, wie ein Psychiater zu handeln habe. Wissenschaftlich gehörte Prof. Schmidt zu denen, die, wie viele Wissenschaftler früherer Generationen, im eigenen Studierzimmer bedeutende Arbeiten verfaßten, die aber nicht auf den Gedanken kamen, mit anderen gemeinsam eine Arbeit zu schreiben oder ein wissenschaftliches Team zu gründen.

Zwei Themen haben Gerhard Schmidt stets besonders fasziniert, nämlich der Wahn und der Todestrieb. Bereits 1940 publizierte er eine umfassende Übersicht über die deutschsprachige Literatur zum Wahn, um dann mit eigenen Arbeiten hervorzutreten, so mit einer später oft zitierten Arbeit zum Liebeswahn. Diese Arbeiten stehen somit in der Tradition der Heidelberger Psychiaterschule, insbesondere seines Lehrers Kurt Schneider. – Zu erwähnen sind auch einige Arbeiten über forensische Themen, so etwa über Kleptomanie, über Inzest, zu Verbrechen in Schlaftrunkenheit und über Kindstötung.

Die Arbeiten über Tod und Selbstmord führte Gerhard Schmidt auch nach seiner Emeritierung intensiv weiter; dabei verstärkte sich seine leidenschaftliche Beschäftigung mit literarischen Gestalten. Er schrieb über den Doppelselbstmord eine Serie von Arbeiten; er schrieb pathobiographische Aufsätze über Goethe und Kleist und publizierte insbesondere auch das Buch *Die Krankheit zum Tode* mit dem Untertitel »Goethes Todesneurose«. Vielleicht ist bezeichnend, daß Schmidts letztes Buch nicht mehr fertig werden konnte; sein Thema war Heinrich von Kleist, dessen Biographie und Werk perfekt und fragmentarisch zugleich wirken, dessen neurotische Störungen und dessen Selbstmord »zu zweit« ihn faszinierte.

Gerade auch in seinen literarischen Interessen, in seinem Interesse für Philosophie und Kunst fand Professor Schmidt eine aufgeschlossene und kongeniale Gesprächspartnerin in seiner Ehefrau, die für ihren in vieler Hinsicht zurückhaltenden und im Umgang oft geradezu scheuen Mann einen lebendigen Kontrapunkt darstellte. Sie verstarb vor ihm nach jahrelanger, liebevoller Betreuung durch ihren Mann. In seinem letzten Lebensjahr, dem Jahr seiner Krankheit, war er ein vorbildlicher Patient, ein dankbarer Kranker, trotz schweren Leidens meist eher gut gestimmt, der Tiefsinniges und auch Witziges zu sagen wußte, trotz der großen Schwierigkeiten, die ihm zeitweise das Sprechen bereitete. Er wußte sich dem Tode gegenüber, wünschte ihn sich herbei, und trotzdem genoß er in kurzen Augenblicken die »verbliebene Zeit«, wie er es nannte. Vielleicht unbeabsichtigt vorweggenommen hat Gerhard Schmidt Momente des eigenen Leidens in seiner Arbeit »Vom Rassenmythos zu Rassenwahn und Selektion«, die 1985 in *Der Nervenarzt* erschien. In dieser Arbeit hat er sich einerseits mit den Hintergründen der sog. Euthanasie der Nationalsozialisten auseinandergesetzt, andererseits aber ganz persönlich auch zur »wahrhaft ärztlichen Euthanasie« geäußert, eine Darstellung ärztlicher Haltung, die als Vorbild dienen kann: »Das ist therapeutischer Idealismus zu helfen, wenn auch heilen aussichtslos erscheint, auch wenn es ideologisch verpönt ist.« Und er fährt dann fort:

»Haben wir die Todesstrafe abgeschafft, um hintenherum die Tötung als medikamentösen Eingriff zu legalisieren? Das wäre ein Bankrott ärztlichen Handelns und Verlust der Unbefangenheit des Kranken. Gegen die Tendenz, Sterbenden durch Abkürzung des Lebens zu helfen, sollte die wahrhaft ärztliche Euthanasie, ihnen ihren Zustand zu erleichtern, intensiv ausgeschöpft werden.

Wir verabschieden uns von einem Arzt, Wissenschaftler und Lehrer, dem die deutsche Psychiatrie vor allem durch sein unerschrockenes Eintreten für die Wahrheit über das dunkelste Kapitel deutscher Psychiatrie viel zu verdanken hat.

Prof. Dr. H. Dilling (Lübeck)

1   Erfahrungen an 700 Selbstmordversuchen (1938) Nervenarzt 11 : 353-358
2   Gestaltwandel von Massenreaktionen auf Kriegs- und Nachkriegsüberlastung (1954) Fortschr Neurol Psychiatr 22 : 125-129
3   Über den Selbstmord als Katastrophenreaktion (Selbstmordepidemie 45) (1968) Bibl Psychiatr Neurol 137 : 84-90
4   Die Krankheit zum Tode. Goethes Todesneurose (1968) Forum der Psychiatrie, Heft 22. Enke, Stuttgart
5   Der Todestrieb bei Heinrich von Kleist (1970) München Med Wochenschr 112 : 758-763
6   Todesangst und Todestrieb. Depression und Todesthema. Kulturpsychologische Spiegelungen (1973) Therapiewoche 23, 46 : 4380-4388
7   Der Wahn im deutschsprachigen Schrifttum der letzten 25 Jahre (1949) Zentralbl Ges Neurol Psychiatr 97 : 113-192
8   Die Verbrechen in der Schlaftrunkenheit (1943) Z Neurol 176 : 208-254
9   Zur Psychopathologie des Alpdrucks (1943) Z Neurol 177 : 84-113
10 Liebeswahn (1950) Fortschr Neurol Psychiatr 18 : 623-634
11 Vom Rassenmythos zu Rassenwahn und Selektion (1985) Nervenarzt 56 : 337-347
12 Selektion in der Heilanstalt 1939-1945 (1983) (Suhrkamp Taschenbuch 945.) Suhrkamp, Frankfurt a.M.

Binding: Stürtz, Würzburg, Germany